全国中医药行业高等教育"十二五"规划教材

全国高等中医药院校规划教材（第九版）

针刀医学基础理论

（新世纪第二版）

（供针刀医学、针灸推拿学等专业用）

主　编　张天民（湖北中医药大学）

副主编　张红星（武汉市中西医结合医院）

　　　　张　莉（北京中医药大学）

　　　　杨恩来（山西中医学院）

　　　　姜国华（黑龙江中医药大学）

中国中医药出版社

·北　京·

图书在版编目（CIP）数据

针刀医学基础理论 / 张天民主编. —2 版. —北京：中国中医药出版社，2012.10（2019.2重印）
全国中医药行业高等教育"十二五"规划教材
ISBN 978-7-5132-0985-4

Ⅰ.①针… Ⅱ.①张… Ⅲ.①针刀疗法 – 中医药院校 – 教材 Ⅳ.① R245.31

中国版本图书馆 CIP 数据核字（2012）第 120570 号

中 国 中 医 药 出 版 社 出 版
北京市朝阳区北三环东路 28 号易亨大厦 16 层
邮政编码 100013
传真 010 64405750
三河市同力彩印有限公司印刷
各地新华书店经销

＊

开本 787×1092 1/16 印张 13.25 彩插 1.5 字数 311 千字
2012 年 10 月第 2 版 2019 年 2 月第 3 次印刷
书 号 ISBN 978-7-5132-0985-4

＊

定价 38.00 元
网址 www.cptcm.com

全国中医药行业高等教育"十二五"规划教材
全国高等中医药院校规划教材（第九版）

《针刀医学基础理论》编委会

前　言

　　全国中医药行业高等教育"十二五"规划教材是为贯彻落实《国家中长期教育改革和发展规划纲要（2010－2020年）》、《教育部关于"十二五"普通高等教育本科教材建设的若干意见》和《中医药事业发展"十二五"规划》，依据行业人才需求和全国各高等中医药院校教育教学改革新发展，在国家中医药管理局人事教育司的主持下，由国家中医药管理局教材办公室、全国中医药高等教育学会教材建设研究会在总结历版中医药行业教材特别是新世纪全国高等中医药院校规划教材建设经验的基础上，进行统一规划建设的。鉴于由中医药行业主管部门主持编写的全国高等中医药院校规划教材目前已出版八版，为便于了解其历史沿革，同时体现其系统性和传承性，故本套教材又可称"全国高等中医药院校规划教材（第九版）"。

　　本套教材坚持以育人为本，重视发挥教材在人才培养中的基础性作用，充分展现我国中医药教育、医疗、保健、科研、产业、文化等方面取得的新成就，以期成为符合教育规律和人才成长规律，并具有科学性、先进性、适用性的优秀教材。

　　本套教材具有以下主要特色：

　　1. 继续采用"政府指导，学会主办，院校联办，出版社协办"的运作机制

　　在规划、出版全国中医药行业高等教育"十五"、"十一五"规划教材时（原称"新世纪全国高等中医药院校规划教材"新一版、新二版，亦称第七版、第八版，均由中国中医药出版社出版），国家中医药管理局制定了"政府指导，学会主办，院校联办，出版社协办"的运作机制，经过两版教材的实践，证明该运作机制符合新时期教育部关于高等教育教材建设的精神，同时也是适应新形势下中医药人才培养需求的更高效的教材建设机制，符合中医药事业培养人才的需要。因此，本套教材仍然坚持这个运作机制并有所创新。

　　2. 整体规划，优化结构，强化特色

　　此次"十二五"教材建设工作对高等中医药教育3个层次多个专业的必修课程进行了全面规划。本套教材在"十五"、"十一五"优秀教材基础上，进一步优化教材结构，强化特色，重点建设主干基础课程、专业核心课程，加强实验实践类教材建设，推进数字化教材建设。本套教材数量上较第七版、第八版明显增加，专业门类上更加齐全，能完全满足教学需求。

　　3. 充分发挥高等中医药院校在教材建设中的主体作用

　　全国高等中医药院校既是教材使用单位，又是教材编写工作的承担单位。我们发出关于启动编写"全国中医药行业高等教育'十二五'规划教材"的通知后，各院校积极响应，教学名师、优秀学科带头人、一线优秀教师积极参加申报，凡被选中参编的教师都以积极热情、严肃认真、高度负责的态度完成了本套教材的编写任务。

　　4. 公开招标，专家评议，健全主编遴选制度

本套教材坚持公开招标、公平竞争、公正遴选主编原则。国家中医药管理局教材办公室和全国中医药高等教育学会教材建设研究会制订了主编遴选评分标准，经过专家评审委员会严格评议，遴选出一批教学名师、高水平专家承担本套教材的主编，同时实行主编负责制，为教材质量提供了可靠保证。

5. 继续发挥执业医师和职称考试的标杆作用

自我国实行中医、中西医结合执业医师准入制度以及全国中医药行业职称考试制度以来，第七版、第八版中医药行业规划教材一直作为考试的蓝本教材，在各种考试中发挥了权威标杆作用。作为国家中医药管理局统一规划实施的第九版行业规划教材，将继续在行业的各种考试中发挥其标杆性作用。

6. 分批进行，注重质量

为保证教材质量，本套教材采取分批启动方式。第一批于2011年4月启动中医学、中药学、针灸推拿学、中西医临床医学、护理学、针刀医学6个本科专业112种规划教材。2012年下半年启动其他专业的教材建设工作。

7. 锤炼精品，改革创新

本套教材着力提高教材质量，努力锤炼精品，在继承与发扬、传统与现代、理论与实践的结合上体现了中医药教材的特色；学科定位准确，理论阐述系统，概念表述规范，结构设计更为合理；教材的科学性、继承性、先进性、启发性及教学适应性较前八版有不同程度提高。同时紧密结合学科专业发展和教育教学改革，更新内容，丰富形式，不断完善，将学科、行业的新知识、新技术、新成果写入教材，形成"十二五"期间反映时代特点、与时俱进的教材体系，确保优质教育资源进课堂，为提高中医药高等教育本科教学质量和人才培养质量提供有力保障。同时，注重教材内容在传授知识的同时，传授获取知识和创造知识的方法。

综上所述，本套教材由国家中医药管理局宏观指导，全国中医药高等教育学会教材建设研究会倾力主办，全国各高等中医药院校高水平专家联合编写，中国中医药出版社积极协办，整个运作机制协调有序，环环紧扣，为整套教材质量的提高提供了保障机制，必将成为"十二五"期间全国高等中医药教育的主流教材，成为提高中医药高等教育教学质量和人才培养质量最权威的教材体系。

本套教材在继承的基础上进行了改革与创新，但在探索的过程中，难免有不足之处，敬请各教学单位、教学人员以及广大学生在使用中发现问题及时提出，以便在重印或再版时予以修正，使教材质量不断提升。

国家中医药管理局教材办公室

全国中医药高等教育学会教材建设研究会

中国中医药出版社

2012年6月

编写说明

新世纪全国高等中医药院校规划教材《针刀医学基础理论》第一版问世已近5年，其既是针刀医学系列规划教材中的基础入门课程，也是针刀医学理论体系学习中最重要的课程，将对学生系统掌握针刀医学的基础理论知识，进一步学习针刀医学打下良好的基础。

5年来，针刀医学领域取得了长足进展，针刀医学在基础理论与观念上也有新的发展和进步。因此，对第一版《针刀医学基础理论》进行认真的审视，吸收新知识代替已经滞后的内容，修订和补充第一版教材中相关章节的缺陷与不足，为《针刀刀法手法学》、《针刀影像诊断学》、《针刀治疗学》、《针刀医学护理学》提供理论指导成为本教材编写者面临的责任。

《针刀医学基础理论》第二版在编写思路上，除继承了第一版教材中之精华部分外，对针刀医学的哲学思想及其基础理论也进行了系统详尽的阐述。本教材以力学因素对人体生理病理的影响作为主线，论述了人体的力学解剖结构——人体弓弦力学解剖系统的组成及作用，慢性软组织损伤的力学病理构架——网眼理论；在具体内容编排上，增加了针刀解剖学基础及慢性内脏疾病病因病理学理论两个章节，修订了针刀的机械作用原理以及针刀的治疗原理，充实了在慢性软组织损伤、骨质增生以及慢性内脏疾病发生发展过程中力学因素所起的基础性作用的内容，重新归纳和总结了针刀医学与经络理论的关系。

本教材第一章由张天民、沈峰执笔；第二章由张天民、杜月光执笔；第三章由张天民、姜国华、邵水金执笔；第四章由张天民、张红星、倪卫东执笔；第五章由张天民、杨恩来、张树剑、王秀云执笔；第六章由张天民、王俊华、贾春生、杨洁执笔；第七章由张天民、姚韧敏、赵和平、崔清国执笔；第八章由张莉、姜劲挺、王培育、李红科执笔。

在本书后期校对过程中，湖北中医药大学的王宗佼、龚重九、姚先宝、周朝进、胡昭端作了大量细致的核对与校正工作，在此表示衷心的感谢。

由于修订时间仓促，本教材难免有疏漏之处，恳请各院校师生和广大读者提出宝贵意见，以便今后再版时修订提高。

《针刀医学基础理论》编委会
2012年7月

目　录

第一章　绪　论

第一节　概　述

针刀医学是将中医学的基础理论和西医学的基本理论融为一体，再创造而产生的新的医学理论体系。在针刀医学基础理论指导下，应用针刀来治疗疾病的方法，称为针刀疗法。凡是以针的方式刺入人体，在人体内又能发挥刀的治疗作用的医疗器械称为针刀。它将针灸针和手术刀有机结合起来，既能起到切割、剥离等手术刀的作用，又能通过针刺手法对穴位进行刺激。

针刀医学的研究内容可分为两个方面：一是基础研究，包括探索软组织改变的形成机制、致病作用、作用机制和作用规律以及针刀干预的作用效应、作用机制和作用规律；二是临床应用研究，包括制定相关适应证标准、诊断标准，设计、改进和规范手术入路、治疗术式，进行针刀术后康复以及疗效评价等。

第二节　针刀医学发展简史

一、针刀疗法的形成

1976 年，朱汉章教授接诊了一位手掌外伤病人，患者手掌部肌肉、筋膜广泛粘连致使手指不能自由屈伸，四处求医，仍无法根治。朱教授用注射器针头松解开其手掌部肌肉、筋膜的粘连，患者手指立刻可以伸直，并且 3 天后可以干活。其后朱汉章教授经过思考发明了针刀这种器械以及针刀疗法。此后针刀疗法经历了不平凡的艰难历程。伴随着朱汉章教授艰辛的探索和临床经验的积累，在 1978 年这一全新的研究领域被江苏省卫生厅列入重点科研课题。1984 年，江苏省卫生厅组织数家省级大型医院在对针刀疗法进行严格临床论证的基础上通过了专家鉴定，标志着"针刀疗法"正式步入全面推广和实施阶段。同年，在江苏省卫生厅、省科协和省科技厅的支持下，在南京创立了以"针刀疗法"为特色的金陵中医骨伤科医院。

1987 年，经江苏省政府批准，在南京举办了第一期全国针刀疗法培训班，针刀疗法正式走向全国。从 1987 年至今，先后举办全国和地方性培训班 500 多期，接受培训的医务人员达数万人，遍布全国（包括台湾省在内）31 个省、直辖市及自治区。1991年，这项新技术走出国门，开始为世界人民的健康服务。通过出国讲学和学术交流等方式，培训了数百名来自泰国、马来西亚、新加坡、俄罗斯、日本、美国、印度尼西亚、澳大利亚、意大利、巴西和南非等 20 多个国家和地区的医生。在全面推广应用和大量临床实践的基础上，朱汉章教授三易其稿，著成《小针刀疗法》一书，于 1992 年 6 月以中、英文两种版本正式出版发行。

1990 年 5 月，"中国小针刀疗法研究会"成立，并在深圳召开了首届全国小针刀疗法学术交流会。该学术团体的成立，标志着小针刀疗法学术思想体系开始形成。1991年 4 月，第二届全国小针刀疗法学术交流大会在沈阳召开，并且成立了"中华中医药学会小针刀疗法专业委员会"，同时在一些省、市相继成立了分会，从而有力地推动了这一新学科的发展。1993 年 10 月，第三届全国小针刀疗法学术交流大会在北京隆重召开。全国人民代表大会常务委员会副委员长、当代医学泰斗吴阶平教授，以及尚天裕、王雪苔等著名医学专家光临指导，掀开了针刀医学史上光辉的一页，成为针刀医学发展史上的里程碑。在这次大会上，正式提出创立针刀医学新学科的理论构想和初步框架，并得到有关权威专家热情的支持和鼓励。会后，正式成立了中华中医药学会针刀医学分会。1994 年 7 月，国家成立了中国中医研究院长城医院，专门从事针刀医学的临床和科研工作，任命朱汉章为院长。

二、针刀医学理论体系的创立

针刀疗法从 1976 年诞生以来，通过数万名医务工作者的临床运用和多项研究成果，针刀疗法的理论和临床操作技术日趋完善，2002 年朱汉章教授编著出版《针刀医学原理》。2003 年 9 月，由国家中医药管理局组织的"针刀疗法的临床研究"大型成果听证、鉴定会，将"针刀疗法"正式命名为"针刀医学"，与会专家一致认为针刀医学作为一门新兴学科已基本成熟，建议进入大学的正规教育。

2004 年由教育部组织的有 4 位院士参加的关于"针刀医学原创性及其推广应用的研究"的鉴定会，进一步肯定了"针刀医学在理论、操作技术、器械方面都是原创性的成果，特别是在诊疗技术方面达到了世界领先水平"。2004 年 11 月，在北京中医药大学召开了世界中医药联合会针刀专业委员会暨第一届学术经验交流会，创建了针刀医学走向国际的学术平台。2004 年 3 月，由朱汉章教授组织全国 37 所医学院校的专家、教授编写出版新世纪全国高等中医药院校创新教材《针刀医学》上、下册；2007 年 8月又组织编写了新世纪全国高等中医药院校针刀医学系列规划教材（共 5 本，即《针刀医学基础理论》、《针刀医学诊断学》、《针刀刀法手法学》、《针刀治疗学》和《针刀医学护理学》）。本套规划教材的出版问世，标志着针刀医学作为一门新兴学科走进了全国高等医药院校，标志着针刀医学理论体系基本创立。

2006 年 9 月湖北中医药大学率先招收了 53 名针灸推拿学针刀医学方向的五年制大学本科生，开启了针刀医学本科学历教育之先河。2003 年开始，北京中医药大学、湖北中医药大学、南京中医药大学等国内多所高校陆续招收了数十名针刀专业硕士研究生，为针刀医学的发展壮大储备了雄厚的人才基础。2005 年，以北京中医药大学朱汉章教授任课题负责人的"针刀松解法的临床与基础研究"获国家重点基础研究 973 计划资助，正式开始对针刀医学的实验研究。

三、针刀医学发展与创新

（一）理论体系的发展与创新

近年来，针刀医学理论体系不断发展，在针刀医学四大基础理论即闭合性手术理论、慢性软组织损伤新的病因病理学理论、骨质增生新的病因病理学理论、关于电生理线路的学说的基础上，将生物力学与人体解剖结构有机结合起来，提出了人体弓弦力学解剖系统以及慢性软组织损伤病理构架的"网眼理论"。该创新理论强调了力学因素对慢性软组织损伤、骨质增生以及慢性内脏疾病发生发展过程中的基础作用；补充和完善了针刀医学基础理论的缺陷和不足；为针刀诊治疾病提供了形态病理学基础；将针刀技术从"盲视"手术变成了"非直视"手术，从源头上杜绝了针刀医疗事故的发生。更重要的是将针刀治疗从"以痛为输"的病变点治疗提升到对疾病病理构架整体治疗的高度上来，显著提高了针刀疗法的治愈率，降低了针刀治疗后的疾病复发率。对针刀医学的纵深发展意义重大。

（二）针刀刀具的发展与创新

在针刀器械方面，亦有很多创新和发展。除了朱汉章教授发明的系列闭合性手术针刀外，在针刀医学理论的指导下，又派生出了很多种针刀器械。具代表性的有以下几种：水针刀，不仅具有针刀的切割分离功能，可以在病灶区进行切割、分离、减张、减压，还具有水针的注射功能，可在针刀松解治疗的同时注射止血、消炎、抗粘连药物。该刀具能在发挥针刀切割作用基础上更有效地止血、消炎以及防止组织出现新的粘连。火针刀，是在小针刀的基础上，对其外形进行了改进，集切割分离功能与温热治疗功能于一体，在松解组织粘连、减少针刀切割组织后的渗血、促进创伤部位的组织修复等方面具有一定的优越性。其他还有微型外科手术带刃针具、药线刀、九针刀、小宽刀、弹拨针、微剪针刀等十多种针刀器械。这些针刀器械各有特点，而且针刀刀具的创新，填补了针刀器械单一的缺陷，进一步扩大了针刀的治疗范围，同时提高了针刀的治疗效果。

第三节 针刀医学的学科特点

一、针刀医学是中西医结合的产物

针刀医学在对世界上两大主流医学，即东方医学（主要指中医学）和西医学进行全面深入的研究后发现，它们是在不同的历史背景下运用不同的思维模式发展的医学理论体系。正是由于具有不同的思维模式，使东西医学形成了一种完全对立的格局。针刀医学弄清了东西医学形成对立格局的原因所在，也就找到了东西医学融合的方法和结合点。首先，在思维方法上进行融合和结合。针刀医学既用形象思维的方法，又用抽象思维的方法来认识人体的生理、疾病的病因和病理机制。从力学层面重新认识疾病的发生及发展规律，解开了慢性软组织损伤、骨质增生性疾病及慢性内脏疾病的病因和病理机制之谜。其次，在治疗原理及治疗方法上进行融合。针刀医学将西医的开放性手术变成闭合性手术，也就是将西医的外科手术治疗方法和中医的针刺治疗方法融为一体。中医针刺治疗是用金属制成的针刺入人体进行治病，无需切开皮肤就可以达到人体的深层部位而不损伤人体的组织形态，但是它对人体内的病变组织不能进行切开、剥离、松解等手术治疗；而西医的外科手术虽然可以对人体内部病变组织进行切开、剥离、松解甚至摘除等治疗，但同时也要切开皮肤和相关的组织才能进行。针刀治疗既可达到切割、松解、剥离、切开病灶的目的，又无需大范围切开皮肤和相关组织，也就避免了外科手术后遗症和并发症的产生，这是对中医的针刺疗法和西医的外科手术疗法的一种有机融合。针刀医学又运用现代科学的最新成果，创造了一整套关于闭合性手术的理论，从而使融中医针刺疗法和西医外科手术疗法为一体的闭合性手术疗法成为可以直接应用于临床的、可操作的一种新的医疗技术。

二、针刀医学是中西医结合的典范

针刀医学打破了中西医对立的局面，实现了变不治为可治，变难治为易治，变痛苦型治疗为几乎无痛苦治疗，变难愈为速愈，变开放性手术治疗为闭合性手术治疗。针刀医学将中医的宏观整体思想和西医的微观局部理念有机结合起来，既从宏观整体层面掌握疾病的发生发展规律，又从微观局部层面确定疾病的病变部位，应用针刀进行准确的松解。

下面以强直性脊柱炎为例来说明针刀医学从病因、病理机制、疾病的治疗及疾病的康复等方面将中西医有机结合的过程。

针刀医学根据人体弓弦力学解剖系统分析疾病的发生发展规律，认为强直性脊柱炎首先是脊柱软组织慢性损伤后引起脊柱弓弦力学解剖系统的力平衡失调，使脊柱的应力不能正常传导，出现骨连接处（如上、下椎体，关节突关节，椎板，棘突等）的应力集中，人体为了传达、分散应力，骨连接处的软组织出现粘连、瘢痕和挛缩，如果病情继续发展，粘连、瘢痕和挛缩也不能分散这种病态的应力时，就会在这些软组织附着于骨的位置出现硬化、钙化、骨化，最终引起脊柱的骨性融合，脊柱骨性融合以后，不能将应力按正常的力学途径传达到四肢，导致脊－肢弓弦力学解剖系统、四肢弓弦力学解剖系统的力学失调，最终引起全身关节的骨性融合。这种病理机制将中医学的整体观念及西医局部病变有机结合起来，将中医宏观整体的诊断方法与西医局部精确的病变诊断方法有机结合，既从宏观层面判断和预测疾病的发生发展过程，又能准确确定疾病的病变部位，为针刀治疗提供依据。在针刀治疗方面，将中医整体调节理念与西医局部治疗有机结合，采用针刀分次对脊柱弓弦力学系统、脊－肢弓弦力学系统病变关键点的软组织进行准确有效松解，然后通过针刀术后手法进一步松解其粘连和瘢痕，从而阻止病变发展，改善病变部位的应力异常，重新建立力学传导。对脊柱骨性融合的患者，应用专用针刀凿开部分骨性融合的棘上韧带、棘间韧带，通过针刀微创闭合性手术治疗，可以调节脊柱及四肢的病态力学传导，为人体自我修复和自我调节创造条件。对严重的骨关节畸形患者，针刀治疗可以有效避免人体正常组织的大面积损伤，同时有效纠正脊柱及四肢关节的畸形。

三、针刀医学是中医针灸现代化集中表现形式

针刀医学来源于中医学，是对传统中医疗法的继承和发展，是传统中医疗法与时俱进的产物，也是中医现代化的典范。

1. 针刀器械与九针的关系

（1）针刀器械与九针 针刀器械分多种型号，但其形状基本一致，均由针刀柄、针刀体、针刀刃3部分构成。针刀体细长，似毫针而略粗，前端有平刃，尾段有扁平的针柄，并且针刀柄和针刀刃在同一平面内。针刀器械的形状特殊，既像针，又有刃，形似针，实为刀，所以取名针刀，意为形状像针的刀。因为有刃的存在，所以针刀器械具有切割功能，在古代九针中有与之颇为相似的针具。《内经》记载九针，其中的镵针、铍针比较特殊，虽然名为针，但具有刀的功能。镵针、铍针都有刃，都有切开的功能，在形态和功能上镵针、铍针都与针刀器械有相似之处，因此可认为针刀器械与古九针暗合，有异曲同工之妙。

（2）针刀器械是对九针中带刃针的发展 《灵枢·九针论》："镵针者，取法于员针，去末寸半，卒锐之，长一寸六分，主热在头身也……铍针，取法于剑锋，广二分半，长四寸，主大痈脓，两热争者也。"镵针形如箭头，用于浅刺出血，铍针形如宝剑，用于刺破痈疽。可见镵针、铍针适用于人体浅层组织的切开，临床应用一般不超过浅筋膜层。针刀器械来源于镵针、铍针等带刃针，但在结构和功能上有所发展。与镵针、铍针相比，针刀器械在结构上的特点：一是前端有较窄平刃，只有1mm宽，二是尾端的针刀柄与针刀刃在同一平面内。该结构特点决定了它能够在不形成较大切口的情况下刺入人体较深层次，在深层次进行切开操作，临床常用于病变肌、腱、腱围结构的小范围切开和钝性分离，通常深达肌层，有时可深达骨面。另外由于针刀柄与针刀刃在同一平面内，可通过调整针刀柄来控制针刀刃的切割方向。所以针刀器械的出现丰富了针灸器械的类型，拓宽了针灸治疗的范围。

2. 针刀治疗理论与经筋理论的关系

（1）经筋理论概述 《灵枢·经筋》对十二经筋进行了详细的描述。"肌肉解利"是经筋的生理常态，经筋病主要表现为筋急、筋纵和特殊经筋病3个方面。其中筋急为病多表现为十二经筋的痹症，以经筋牵掣、拘挛、疼痛、转筋、强直和关节运动障碍为主要特征。一般观点认为经筋包括神经和肌、腱、腱围结构、筋膜、韧带、关节囊等软组织，筋急为病多为软组织损害。经筋病按病位划分可分为经筋所过局部的经筋本身病候与内脏病候，《灵枢·经筋》首先提及手足六筋病——经筋所过部位支转筋痛的局部

病候，其中阴器扭痛、舌卷、耳中鸣痛等亦属于经筋所过的局部病症，此外在手三阴筋病中还出现胸痛息贲、胁急吐血、伏梁唾血脓等内脏病候。

（2）针刀治疗理论与经筋理论的关系　通过对经筋理论的深入探讨以及临床经验的总结，针刀医学提出软组织在人体内占有重要地位，以软组织改变为切入点横向看待疾病的发生和发展，并以软组织松解术为手段治疗疾病。针刀医学认为软组织纤维化、增生、肥厚等多种原因可引起软组织的力学发生变化，如长度缩短、相对运动受限、张力增高或者腔隙内压增高等异常力学改变能够参与或者导致某些疾病的发病过程。软组织异常力学改变能够对局部和外周产生影响。①对局部的影响：过高的软组织张力或腔隙内压，造成局部组织慢性缺血性损害而引起疼痛。②对外周的影响：这些异常性质改变也能通过影响病变软组织附近的神经、血管、骨关节、特殊器官等参与某些疾病的发病过程。通过对病变软组织的微创松解可以解除其对神经、血管、骨关节等组织器官的影响，达到治疗疾病的目的。越来越多的研究显示软组织改变可参与某些疾病的发病过程，例如：纤维化的软组织带来的缺血和牵张刺激使局部神经末梢敏感性增高，是软组织压痛点和痛性结节形成的原因之一；周围神经卡压综合征的重要原因之一就是软组织改变，可通过针刀手术切开减压治疗；牵系学说认为椎动脉型颈椎病的发病机制与椎动脉周围的纤维粘连带有关，由于反复的急慢性损伤形成颈椎周围软组织粘连，可导致颈椎错位，引起椎动脉扭曲，产生相关的临床症状，也可采取针刀手术松解颈段粘连；髌外侧支持带挛缩可改变髌股关节力线，与髌股关节骨性关节炎关系密切，针刀手术同样可以切开外侧支持带松解手术达到治疗目的。

（3）针刀松解部位的选择与"以痛为输"的关系　《灵枢·经筋》强调"以痛为输"，即在疼痛点、痛性结节或者条索点进行治疗，收到良好的效果。可见"以痛为输"是治疗经筋病的基本原则之一。但"以痛为输"的治疗有效率高而治愈率低的现象普遍存在，而且由于经筋的解剖定位不清，极大地阻碍了经筋理论的发展和临床应用。针刀医学在研究经筋理论的基础上，提出疾病的形成不是一个点的问题，而是通过人体弓弦力学解剖系统在病变部位形成以点成线、以线成面、以面成体的立体网络状病理构架。痛点治疗只是治疗点之一，更重要的是要破坏疾病的病理解剖构架才能治愈疾病。

（4）针刀治疗与经筋刺法的关系　针刀治疗是采用针刀将病变的软组织切开松解，使病变软组织减张减压或延长长度，破坏疾病的病理构架，解除其对血管、神经、骨关节的影响。针刺治疗经筋病的方法可分为火针治疗、单针多向刺、多针刺3类。《灵枢·经筋》反复提到"燔针劫刺，以知为数，以痛为输"，指出经筋挛急疼痛可用火针治疗。一般认为火针治疗具有针和灸的双重作用，可振阳气、通经络、行气血、散风寒。火针治疗有软组织松解作用：第一，火针直径较粗，甚至有三头火针，因此火针治疗形成的伤口较大，软组织松解效果比毫针好；第二，高温具有扩大伤口和止血作用，类似外科手术所用电刀即通过高频电流对组织加热，实现对组织的分离和凝固，从而起到切割和止血的作用。多针刺是在病变局部用多支毫针刺入，一般认为可增强刺激，促使针感放散传导，《灵枢·官针》记载有傍针刺、齐刺、扬刺等刺法，是治疗经筋病的常用手法。一般认为单针多向刺可扩大刺激范围，加强针感，有关刺法有恢刺法、分刺法、合谷刺法等。

针刀与针灸治疗的相同点在于两者都是作用于人体软组织。针刀与针灸针的不同点是后者以得气为主，达到疏经通络的目的，以点的刺激治疗病变；针刀治疗点是明确的人体解剖结构，针刀是以短线切割切开、松解病变软组织。在针法和刀法操作方面也不一样，针灸针可以以针尖为圆心作顺向或者反向的捻转，达到补泻目的；而针刀则不能随意捻转，因为针刀刃的作用是切割，针刀刀法操作必须与重要神经血管走行方向一致，否则就可能切断神经血管，造成医疗事故。针法的合谷刺法通过一个针孔向不同的方向刺入，以得气为有效。针刀提插刀法也可以通过一个针孔向不同方向进行切割，但必须搞清楚刀下的组织结构，是筋膜、肌肉、韧带还是关节囊，根据不同的病变切割不同的解剖组织，才能达到治疗目的。

应该说针刀治疗是对上述经筋病刺法的发展。首先，针刀治疗将经筋理论中的病变定位从"以痛为输"的病变点治疗提升到对疾病病理构架治疗的高度上来。其次，针刀治疗以人体解剖结构为基础，将针灸针刺法中某些模糊的概念进行了解剖学的量化。如《针灸大成·火针》："切忌太深，恐伤经络，太浅不能去病，唯消息取中耳。"何为太浅？何为太深？到达什么层次为适中？与人体的解剖关系是什么？针刀治疗是在人体弓弦力学解剖系统的基础上，对疾病进行准确定位，并确定针刀需要松解的人体解剖结构。根据病情对病变部位的不同软组织如筋膜、韧带、肌肉、关节囊、滑囊等分别进行松解或者切割，这为进一步研究经筋理论提供了解剖形态学基础。

3. 针刀医学将中医人文医学模式中的抽象部分现代化　中医经过数千年的总结，提出上病下治、左病右治的治疗方法，为不少病人解除了疾苦。头晕病人在头颈部治疗效果不好的情况下，在腰骶部进行针刀松解后症状往往得到有效缓解；左侧肩痛病人，当在左肩局部治疗效果不好时，在右侧肩部进行针刀松解后，左侧肩痛常可得到有效缓解。中医经筋相交理论早就解释了这种现象。"维筋相交"一词首见于《灵枢·经筋》："足少阳之筋……维筋急，从左之右，右目不开，上过右角，并跻脉而行，左络于右，故伤左角，右足不用，命曰维筋相交。"古人通过伤左边额角之筋，而引起右侧肢体瘫痪的现象出发，发现人体的经筋是左右交叉维系的，从而总结出"维筋相交"的理论学说，这与西医学神经交叉理论不谋而合。隋代医家杨上善在所辑的《黄帝内经太素》中补充道："筋既交于左右，故伤左额角右足不用、伤右额角左足不用"。这就更明确地说明了经筋是左右交叉的。清代医家张志聪在所著的《灵枢集注》中说："盖维者，一身之纲维，从左之右、右之左，上而下、下而上，左右上下相维，故名维筋相交。"这就阐明了"维筋相交"不仅左右交叉，而且上下相维，上部有病也可引起下肢瘫痪，下之病也可上冲为患。至于左右交叉取穴的刺法，在《内经》中就有"巨刺"和"缪刺"两种。上病治下，如头痛、眩晕刺足上太冲穴，腰背痛针委中穴；下病治上，如脱肛、阴挺灸百会穴，脘腹疼痛针内关、合谷等穴。又如口眼㖞斜，针灸治疗也采取左右交叉取穴。由于经络是在东方人文哲学的背景下形成的，与人体的解剖结构缺乏内在联系，所以这样说法不能被西医学所接受。针刀医学通过分析人体弓弦力学解剖系统后发现，上病下治、左病右治与人体力学解剖结构有必然联系。头晕症状与大脑供血不足有密切关系，椎动脉是为脑部供血的主要动脉，如果椎动脉扭曲，必然导致大脑供血不足，引发头晕。人体解剖结构显示，椎动脉2段行经颈椎横突孔中，3段行经寰椎椎动脉沟，当颈椎错位（如颈椎生理曲度变直）时必然导致横突错位，最终引起椎动脉扭曲；但颈椎骨本身是不可能错位的，只有当附着在这些颈椎上面的软组织出现拉力异常时，才会牵拉颈椎引起错位。脊柱由颈段、胸段、腰段、骶段4部分组成，为了适应重力以及人体的活动，从矢状面上观察脊柱呈曲线状，颈、腰曲向前，胸、骶曲向后。脊柱所形成的曲线，与附着在脊柱上面的骶棘肌有密切关系（骶棘肌起于骶骨，分为3束，分别止于肋骨、横突、枕骨）。根据数学曲率原理，在一段曲线中，一个曲度的变化必然由另外两个曲度变化来代偿和调节。换句话说，颈椎生理曲度变直后，胸、腰椎的生理曲度就要变弯。通过针刀医学对人体力学解剖的研究，就不难解释为什么松解腰骶部可以治疗头晕了。针刀通过松解腰骶部软组织（骶棘肌等）的粘连和瘢痕，调节了整个骶棘肌的拉力，改善了腰段的生理曲度，从而间接改善了颈段的生理曲度，部分或者全部纠正了椎动脉的扭曲，使大脑血供增加，因而头晕症状缓解或者消失。

通过右肩松解治疗左侧肩痛的机理用针刀医学斜拉桥理论加以解释，就容易理解了。脊柱与四肢的连接就像斜拉桥（图1-1）。脊柱骨是桥塔，肢带骨（肩胛骨、髂骨）是桥台，连接脊柱与肢带骨的软组织是拉索，根据斜拉桥原理，一侧拉索拉力集中会引起桥塔的倾斜，同时引起对侧拉索的力学异常。当人体左侧肩部软组织（如肩胛提肌、斜方肌等）损伤后，出现疼痛、酸软等症状，人体通过粘连、瘢痕和挛缩进行自我修复和自我代偿，导致这些软组织的拉力增加，随着病情发展，最终引起脊柱的倾斜错位，对侧的肩胛提肌、斜方肌等形成粘连、瘢痕和挛缩。所以根据斜拉桥理论，针刀松解右侧肩部软组织的粘连和瘢痕，可以缓解左侧肩部的症状。

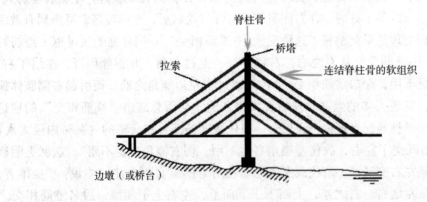

图1-1　斜拉桥示意图

通过对上述病例分析可以看出，针刀医学通过人体弓弦力学解剖系统使传统中医理论中的抽象理念更加具体化、现代化。

同理，中医很早就认识到内脏与脊柱周围的经络是有密切关系的。通过对脊柱周围经络穴位的刺激可以治疗很多慢性内脏疾病。但由于经络理论本身缺乏与人体解剖的内在联系，所以西医学者对经络的认识非常有限。针刀医学研究发现，内脏疾病与脊柱有必然的力学解剖联系。慢性内脏疾病产生的原因是内脏弓弦力学系统力平衡失调，导致内脏错位，引起内脏功能异常。

如慢性盆腔炎属中医"癥瘕"、"腹痛"、"带下病"、"痛经"、"不孕"等病证范畴，为妇科常见病、多发病。中医认为"湿浊"为其重要病因，"血瘀"为其主要病机。其发病主要是经行产后胞门未闭，风寒湿热之邪或虫毒乘虚内侵与冲任气血相搏结蕴积于胞宫，反复进退，耗伤气血，虚实错杂，缠绵难愈。表现为下腹坠胀、疼痛及腰骶部疼痛，常伴有月经不调、白带增多；子宫活动受限，在子宫及输卵管一侧或双侧可能触及囊状物，并有轻度压痛，盆腔结缔组织炎时，一侧或双侧有结状增厚、压痛或可扪到包块；还可伴有便秘等肠道症状。针灸采用针刺、艾灸、温针灸、穴位注射等方法，以气海、关元、归来、足三里、血海、三阴交、肾俞、脾俞等为主穴，收到良好疗效。针刀医学依据人体弓弦力学系统理论及疾病病理构架的网眼理论分析后认为，子宫前有膀胱，后有直肠，被四条韧带（即子宫主韧带、子宫阔韧带、子宫圆韧带和子宫骶骨韧带）固定于骶骨及骨盆，当腰骶部软组织慢性损伤后引起腰骶段脊柱弓弦力学系统力平衡失调，使脊柱错位，就会导致子宫失去正常的位置，继而引起膀胱、直肠失去正常的位置，形成网络状病理构架，引起子宫、膀胱、直肠的功能紊乱。通过针刀整体松解腰骶段脊柱及骨盆弓弦结合部（软组织在脊柱及骨盆的附着处）软组织的粘连和瘢痕，纠正脊柱错位，进而可纠正子宫、膀胱及直肠的错位，使子宫、膀胱、直肠的功能得到恢复。

综上所述，针刀医学关于中医现代化的研究，是在历史必然趋势的背景下，并有充分可能性、现实性的条件下开始和成形的。

四、针刀医学的产生预示着东西方文化大融合的时代已经到来

针刀医学的产生是中西医学融合的结晶，是历史的必然选择。当代伟人毛泽东曾明确号召我们"要将中西医结合起来，创造我国的新医学"，这是很有远见卓识的。我国几十年来在中西医结合方面所取得的重要成果，以及许多医学专家所付出的劳动和心血，为我们将中西医基础理论融为一体、创造新的医学理论体系打下了良好的基础。只要我们打开思路，改变研究方法，树立正确的目标，就能够达到目的。

中国人对西医学了如指掌，而对中医学又有很深的造诣；现代的中国人对西方的历史和文化非常熟悉，又从小就受到东方文化的熏陶，对东方文化的底蕴有着深刻的了解，就极容易将两种受不同思想文化影响所产生的中医学和西医学理论体系进行整体的研究和分析，而创造出新的医学理论体系。因为中医学没有能够在西方世界广泛应用和普及，所以西方人对中医学知之甚少，对东方文化的思想内涵也缺乏普遍的了解，因此西方人要想吸收东方文化的产物——中医学的优越性及其思维方法和西医学基础理论进行融合，创造出新的医学理论体系，简直是不可思议的。

由此可知，针刀医学产生于 20 世纪末的中国，是有着深刻的历史背景和思想文化根源的，它的产生也是历史的必然。

第四节 针刀医学存在的问题及解决办法

疗效是硬道理。针刀闭合性手术具有创伤小、操作简单等优点，为许多疾病提供了新的治疗手段，其适应证已从骨伤科发展到内、外、妇、儿、皮肤、五官科、美容整形等众多临床科学，未来发展空间会非常广阔，已具备发展针刀临床亚学科的条件。

针刀医学是一门新兴的前沿交叉医学学科，它的发展仅有 30 多年，所以，在针刀医学发展的过程中，还有一些问题亟待解决。例如针刀医学专业人才的缺乏，针刀医学高水平的基础研究和临床研究不足，以及针刀医学专业期刊的短缺致使针刀科研与其他学科的学术交流较少等。针对以上问题，提出以下两点解决办法。

一、加强针刀医学自身学科建设

首先，由于针刀医学是一门新的医学学科，近 20 年来进入了快速成长期，专业人才的缺乏已严重影响针刀医学的学科发展。针刀专业人才的素质和质量是针刀医学发展的关键。其次，应该加强针刀医学基础研究和临床研究。针刀医学提出了一系列新理论新认识，虽然被普遍应用于针刀治疗当中收到了良好的效果，但是仍然缺乏基础理论研究的支持。在今后的发展当中，应当逐步加强基础理论的研究来充分证明针刀医学一系列新理论、新认识的科学性。尽管针刀医学不断有新进展，临床疗效显著，开展高标准的临床研究也有了一定的普及程度，但是发展水平还远远不够。现有针刀文献引证水平不高，但仍可通过理论分析，判断不同疾病成为针刀疗法适应证的可能性。讨论一种疾病是否可能成为针刀治疗的适应证，应当从疾病的发病机制和针刀治疗作用开始。针刀器械最基本的功能是穿刺、小范围切开和小范围钝性分离，因此可用于软组织松解减压，如减低张力、松解挛缩、降低腔隙内压、解除相对运动受限等，也可用于组织损毁。因此，只有从理论上分析疾病的发病机制与针刀治疗作用相关时才可能成为针刀治疗的适应证。

在优势病种当中，运动系统慢性损伤主要是软组织的慢性损伤，日久产生瘢痕粘连、瘢痕挛缩等纤维化表现，针刀松解确实有效；肌、腱、韧带等软组织是构成脊柱和关节稳定性的重要因素，近年来人们也越来越重视脊柱和关节疾病与软组织的关系，甚至有学者提出"肌源性颈椎病期"的概念，因此从软组织松解的角度入手治疗颈椎病、颈源性疾病、腰椎间盘突出症、骨关节炎是可能的，但需进一步探讨理论依据。非优势病种是否能够成为针刀疗法的适应证也需要进一步探讨，如肛裂、前列腺肥大等。

对针刀治疗效果非常明显的优势疾病作严格的临床随机对照试验，是证明针刀医学有效性的有力工具。

二、加强针刀医学与中西医学的学术交流

针刀医学发展至今，迫切需要学术交流和宣传渠道，创办一本针刀医学专业期刊已迫在眉睫。否则，我们的学术观点只能分散发表在其他相关专业杂志上，信息资源分

散，形不成气候。

总之，针刀疗法是一门新技术，经过多年的发展已经具备了一定的优势病种，也正在不断地拓展适应证范围。针刀的本质是经皮微创软组织松解术，因此凡是与软组织改变有关的疾病都可能成为针刀治疗的适应证，但是应当本着大胆假设、小心论证的态度看待针刀治疗适应证。另外，基础研究文献仅占极小部分，表明针刀相关基础研究非常薄弱。针刀诊疗技术的发展也需要基础研究，所以只有重视基础研究，发展才能有后劲。

第二章 针刀医学解剖基础

第一节 人体与力的关系

一、人的基本属性与运动的关系

在哲学层面上，人类有两大属性。第一是人的自然属性，第二是人的社会属性。人的自然属性告诉我们，人为了生存，必须进行物质索取（比如衣、食、住、行），人类为了其自身的延续，必须自我再生产（性欲）；人的社会属性告诉我们，人的一切行为不可避免地要与周围的人发生各种各样的关系，比如生产关系、亲属关系、同事关系等。现实社会中的人，必然是一个生活在一定社会关系中的人。这种复杂的社会关系就决定了人的本质，形成了人的社会属性。从物理学角度来看，人的这两大基本属性都离不开一个共同点——运动，如人的衣、食、住、行是运动，人与人的沟通、合作需要语言、肢体运动。因此，运动是物质的固有性质和存在方式，是物质的根本属性，世界上没有不运动的物质，也没有离开物质的运动。同时运动具有守恒性，即运动既不能被创造也不能被消灭。人类的一切行为都离不开运动。

二、力是运动中不可缺少的最重要元素

力是一个物体对另一个物体的作用，物体间力的作用是相互的，力可以改变物体的运动状态，也可以改变物体的物理状态。人生活在地球上，首先会受到地心引力的影响。人要维持人体的正常姿势，包括卧姿、坐姿、站姿，就必须形成与重力相适应的解剖结构；其次，人体为了生存要劳动、运动，会受到各种力的影响。

三、人体是一个复杂的力学结构生命体

根据人类的自然属性、社会属性及运动属性得知，人体是一个复杂的力学结构生命体。比如，人体为了生存和自我保护，形成了类似于圆形的外形，这种近似圆形的形体结构最大限度地保护了人体免受外力的损伤。同时，人体将重要的结构均置于身体的内部或者内侧，比如，神经系统位于颅腔和椎管内，心血管系统位于胸腔内，四肢的重要神经血管位于肢体的内侧深层，以保证人体重要器官组织不受外力干扰和损伤。

第二节　骨杠杆力学系统

从物理学知识得知，一个直的或者曲的刚体，在力的作用下，能围绕一固定点或者固定轴（支点）作转动，并克服阻力而做功。这个刚体在力学上称为杠杆。

人体的骨骼是支架，连接骨骼的软组织是维持这个支架保持正常位置和完成运动功能的纽带。骨骼本身不具有运动功能，只有在软组织的牵拉作用下，才能完成运动功能。为了完成运动功能，人体根据其自身特点形成了骨杠杆力学系统。所谓骨杠杆力学系统，是指骨相当于一硬棒（刚体），它在肌肉拉力（动力）作用下，围绕关节轴（支点）运动，并克服阻力而做功。为了完成不同的生理功能，人体形成了不同类型的关节连结，如单轴关节、双轴关节和多轴关节（图2-1），以保证关节能够沿冠状轴面进行内收外展运动，沿矢状轴面进行屈伸运动，沿垂直轴面进行内旋外旋以及环转运动。

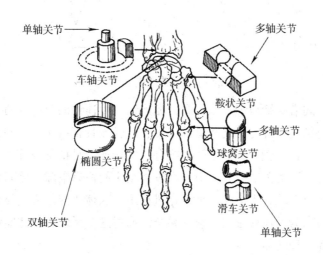

图2-1　骨杠杆系统示意图

综上所述，运动是人体的根本属性之一，力是人体运动的基本元素。所以，人体的力学结构就成为我们研究人体生理病理时的一个重要内容。那么，人体运动系统的力学结构是什么？这些力学结构的组成成分有哪些？它们之间的关系如何？力学结构如何影响疾病的发生、发展和转归？针刀治疗的原理是什么？不搞清楚这些问题，就不可能从学术的高度来认识针刀神奇的疗效，不可能解释针刀治疗众多临床疑难杂症的机理，不可能将针刀医学作为一门新兴的医学学科进行推广应用。经过30多年的临床实践，针刀医学将生物力学与人体解剖结构有机结合起来，提出人体具有运动力学解剖结构即人体弓弦力学解剖系统。

第三节　人体弓弦力学解剖系统

一、概论

一副完整的弓箭由弓、弦和箭三部分组成，弓与弦的连结处称为弓弦结合部，一副完整弓弦的力学构架是在弦的牵拉下，使弓按照弦的拉力形成一个闭合的力学系统。弦相当于物理学的柔体物质，主要承受拉力的影响；弓相当于物理学的刚体物质，主要承受压力的影响。射箭时的力学构架是在弦的拉力作用下，使弓随弦的拉力方向产生形变，最后将箭射出（图2-2）。

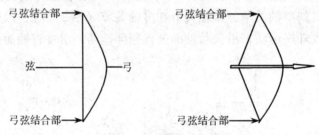

图2-2　弓弦组成示意图

人体骨与骨之间借结缔组织、软骨和骨相连结。骨连结的形成有两类：直接连结和间接连结。直接连结是指骨与骨之间借助韧带、软骨或骨直接相连，如椎弓间的黄韧带连结，前臂骨之间的骨间膜和颅骨之间的缝等。间接连结是指骨与骨之间由结缔组织相连结，这种骨连结又称滑关节或者关节，在骨连结中间留有空隙，因而可以进行广泛的运动。针刀医学研究发现，人类在逐渐进化过程中，人体骨连结方式类似弓箭形状的力学连接，故将其命名为人体弓弦力学解剖系统。通过这个系统，人体能够保持正常的姿势，完成各种运动生理功能。

（一）概述

1. 定义　人体弓弦力学解剖系统是以骨骼为弓，以连接骨骼的关节囊、韧带、肌肉、筋膜为弦，完成人体运动功能的力学解剖系统。

2. 分类　人体弓弦力学解剖系统由4部分组成，即四肢弓弦力学解剖系统、脊柱弓弦力学解剖系统、脊－肢弓弦力学解剖系统及内脏弓弦力学解剖系统。每个系统都是由单关节弓弦力学解剖系统组成的。这4个系统既是独立的力学解剖结构，完成各自系统内的力学传导，维持各自系统内的力学平衡，同时各系统之间又相互渗透、相互作用，使人体成为一个完整的力学解剖系统。比如，脊柱弓弦力学解剖系统的弓是脊柱骨骼，弦是与之相连接的软组织（关节囊、韧带、肌肉、筋膜），它的功能是维持脊柱的力学平衡；四肢弓弦力学解剖系统的弓是四肢骨骼，弦是与之相连接的软组织（关节囊、韧带、肌肉、筋膜），它的功能是维持四肢的力学平衡；脊－肢弓弦力学解剖系统的弓是脊柱骨、肩胛骨、髋骨、肱骨、股骨，弦是与之相连接的软组织，它的功能是通过软组织将脊柱弓弦力学解剖系统与四肢弓弦力学解剖系统连接起来，从而使脊柱与四肢的力能够相互传导、相互制约，维持脊柱和四肢的力学平衡；内脏弓弦力学解剖系统的弓是脊柱、胸廓、骨盆，弦是连接各个内脏的韧带、筋膜、肌肉，它的功能是维持内脏的平衡位置，从而保证各内脏器官的正常生理功能。内脏弓弦力学解剖系统与脊柱弓弦力学解剖系统及脊－肢弓弦力学解剖系统紧密相关，因为脊柱弓弦力学解剖系统、脊－肢弓弦力学解剖系统、内脏弓弦力学解剖系统都有一个共同的弓即脊柱，所以，脊柱弓弦力学解剖系统是否正常，不仅与脊柱弓弦系统本身有关系，还与脊－肢弓弦力学解剖系统及内脏弓弦力学解剖系统有直接关系，脊柱的力学异常除了引起脊柱本身的病变以外，还会引起内脏的病变。

根据其解剖和功能不同，4 个弓弦力学解剖系统又分解出若干子系统。如四肢弓弦力学解剖系统分为肘关节弓弦力学解剖子系统、腕关节弓弦力学解剖子系统、手部关节弓弦力学解剖子系统、膝关节弓弦力学解剖子系统、踝关节弓弦力学解剖子系统、足部关节弓弦力学解剖子系统；脊柱弓弦力学解剖系统分为颈段弓弦力学解剖子系统、胸段弓弦力学解剖子系统、腰段弓弦力学解剖子系统、骶尾段弓弦力学解剖子系统；脊－肢弓弦力学解剖系统分为肩关节弓弦力学解剖子系统、髋关节弓弦力学解剖子系统等。

（二）单关节弓弦力学解剖系统

单关节弓弦力学解剖系统是包括一个骨连结的解剖结构（图 2－3），由静态弓弦力学单元、动态弓弦力学单元和辅助装置 3 个部分组成。静态弓弦力学单元（静态单元）是维持人体正常姿势的力学解剖结构；动态弓弦力学单元（动态单元）是以肌肉的收缩为动力，使人体骨关节产生主动运动的力学解剖结构；动、静态单元共用一个弓（骨骼），只是弦不同，静态单元的弦是关节囊、韧带、筋膜，动态单元的弦是在静态单元的基础上加骨骼肌。故静态单元是动态单元的基础，维持人体静态力学平衡，如站姿、坐姿、卧姿，动态单元是静态单元表现形式，维持人体主动运动功能。两者相互作用，不可分割。静中有动，动中有静，动静结合，平衡功能。辅助装置包括两个部分：一是

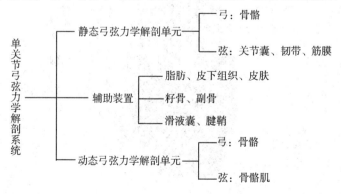

图 2－3 单关节弓弦力学解剖系统的组成构架示意图

保证人体弓弦力学解剖系统发挥正常功能的解剖结构，如脂肪、皮下组织、皮肤等；二是辅助特定部位的弓弦力学解剖系统发挥正常功能的解剖结构，如籽骨、副骨、滑膜囊及腱鞘等。

1. 单关节弓弦力学解剖系统的组成　单关节弓弦力学解剖系统由静态弓弦力学单元、动态弓弦力学单元、辅助装置构成。

（1）**静态弓弦力学单元**　骨与骨之间以致密结缔组织形成的关节囊及韧带连结方式称为关节连结。关节连结是人体保持姿势及运动功能的基本单位，是一个典型的静态弓弦力学单元。一个静态弓弦力学单元由弓和弦两部分组成，弓为关节两端的骨骼；弦为附着在两骨骼之间的关节囊、韧带或（和）筋膜，关节囊、韧带或/和筋膜在骨骼的附着处称为弓弦结合部（图2-4）。

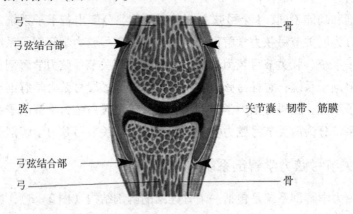

图2-4　静态弓弦力学单元示意图

由于关节囊、韧带及筋膜本身没有主动收缩功能，它们的作用是保持关节正常的对合面，同时又维持关节稳定性，所以，静态弓弦力学单元是维持人体正常姿势的固定装置。

（2）**动态弓弦力学单元**　一个动态弓弦力学单元由静态弓弦力学单元加上相应弓上的骨骼肌两部分组成，骨骼肌在骨面的附着处称为弓弦结合部（图2-5）。

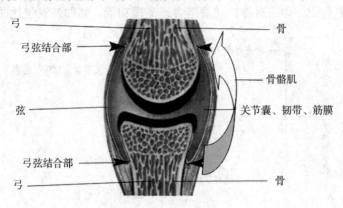

图2-5　动态弓弦力学单元示意图

　　由于动态弓弦力学单元以肌肉为动力，以骨骼为杠杆，是骨杠杆系统的力学解剖结构，骨骼肌有主动收缩功能，所以，动态弓弦力学单元是骨关节产生主动运动的力学解剖学基础。

　　（3）辅助装置　要完成人体运动功能，只有弓弦结构是不够的，还必须有保护弓弦力学解剖结构发挥正常功能的组织，包括皮肤、皮下组织、脂肪、籽骨、副骨、滑膜囊及腱鞘等。

　　①皮肤　皮肤指身体表面的组织，覆盖全身，是人体最大的器官，它使体内各种组织和器官免受物理性、机械性、化学性和病原微生物的侵袭。皮肤除承担保护身体、排汗和感觉冷热的功能外，还是最为敏感的压力感受器，对维持人体内外的力学平衡非常重要。在人体弓弦力学解剖系统中，支配、营养皮肤的神经血管均行经于软组织（弦）如肌肉、筋膜中，所以，如果软组织（弦）产生粘连、瘢痕和挛缩，就会影响皮肤的营养和神经支配功能，引起一系列皮肤疾病。针刀通过调节弦的力学平衡治愈皮肤病的案例就充分说明了这一点。比如，痤疮（青春痘）是一种损容性皮肤疾病，累及毛囊及皮脂腺，易反复发作。皮损主要发生于暴露部位，面部、前胸和背部。西医学研究认为，痤疮的发生与雄激素过度分泌、皮脂分泌增加、毛囊导管角化过度、痤疮丙酸杆菌感染、环境因素、遗传因素及皮脂膜破坏有关，所以应用激素治疗本病，但激素是一把双刃剑，在治病的同时，又可引起其他并发症和后遗症。针刀整体松解颈项部软组织及面部筋膜、肌肉的粘连和瘢痕，改善皮肤营养和神经支配功能，不用任何药物即可在短时间内治愈痤疮。

　　②皮下组织　从广义来讲，皮下组织是指脊椎动物真皮的深层，从狭义来讲是指真皮与其下方骨骼、肌肉之间的脂肪结缔组织。皮下组织从真皮下部延续而来，由疏松的结缔组织及脂肪小叶构成。皮下脂肪层是储藏能量的仓库，又是热的良好绝缘体，此外还可缓冲外来的冲击，保护内脏器官。除脂肪外，皮下组织也含有丰富的血管、淋巴管、神经、汗腺和毛囊。在人体弓弦力学解剖系统中，皮下组织将筋膜与皮肤分隔开来，一方面，人体深层软组织（肌肉、韧带）通过深筋膜的约束以维持圆形或者类似圆形，最大限度避免外力的损伤；另一方面，将皮肤与筋膜分隔以后，使皮肤可以独立完成它自身的功能，如保持弹性、分泌和排泄功能等。

　　③脂肪　除了我们已熟知的功能如供给能量、人体内三大组成物质（蛋白质、脂肪、糖类）之一、维持人体体温以外，针刀医学研究发现，脂肪的另一个重要功能是分隔，即将两层不同结构、不同功能的弦（软组织）分开，使它们能够完成各自的功能而又不会相互影响。比如，伸膝是膝关节的主要功能之一。髌韧带起于髌骨下极，止于胫骨粗隆，是固定髌骨的重要解剖结构，主要受纵向牵拉力的影响；膝关节前侧滑膜是膝关节囊的组成部分，其作用是分泌滑液、维持关节的润滑、保证关节的全方位运动功能，主要受到关节滑液张力的影响。从解剖层次上看，髌韧带位于浅层，膝关节前侧滑膜位于深层，由于它们所受到的力学大小不同、方向不同、作用点不同，如果没有脂肪将它们分开，必然会引起髌韧带与膝关节前侧滑膜的摩擦，最终导致两者粘连、瘢痕，影响膝关节的功能。脂肪的这一功能保证了在同一部位不同结构、不同方向的软组织同

时完成不同的生理功能。

④籽骨（副骨）　籽骨（副骨）的来源一直没有搞清楚。由于籽骨的形状类似于植物所结的种子，所以用籽来形容，对它的功能知之甚少。对副骨的描述则是人体内额外长出来的小骨。其实，籽骨（副骨）是人体弓弦力学解剖系统的辅助装置。它是人类进化过程中为了生存以及适应自然界的变化所形成的一个力学解剖结构。恩格斯说："形态学的现象和生理学的现象、形态和机能是互相制约的。"形态结构是组织器官功能活动的物质基础，功能变化是导致组织器官形态结构发展的重要因素。比如，髌骨是人体中最大的籽骨，它的形成和发展是人体从爬行动物发展成为直立状态的结果。爬行动物的四肢关节平衡支撑身体重量，但发展到直立状态的人类，人体躯干的重量通过脊柱、髋关节、膝关节到踝足，可见人体的重量主要通过下肢骨关节承担。膝关节是一个平面关节，它的功能主要是伸膝和屈膝。膝关节的活动度超过了90°达140°。在伸屈膝关节过程中，股四头肌是抵抗重量的最重要结构。当膝关节运动从0°到90°时，股四头肌腱与股骨髁前部的摩擦很小，当膝关节活动超过90°时，股四头肌腱与股骨髁的摩擦最大，股四头肌腱与股骨髁不断地摩擦，必然引起膝关节力平衡失调，长此以往，就会导致股四头肌腱的断裂。人体是一个复杂的力学结构生命体，故当肌腱与股骨的力平衡失调超过了人体的代偿限度，人体就会通过粘连、瘢痕和挛缩来加强股四头肌腱的力量，如果还不能代偿，人体就会通过硬化、钙化、骨化来对抗这种力平衡失调，髌骨就是人体自身代偿的产物。髌骨的形成使膝关节活动超过90°时，不再是肌腱与股骨的摩擦，而是髌骨与股骨髁的摩擦，同时，髌骨的形成将股四头肌由一个动态弓弦力学单元变成了股四头肌动态弓弦力学单元和髌韧带静态弓弦力学单元两个力学解剖单元，这样，伸膝的力也就从一个弓弦力学解剖单元变成了两个，以适应膝关节的功能。这种新的力学环境说明了结构与功能的有机结合，证明人体具有巨大的自我修复和自我调节能力，能够根据力学的变化，生成相应的解剖结构。副骨的形成也是如此。

⑤滑膜囊　滑膜囊是在一些肌肉起止点和骨面之间生成的结缔组织小囊，壁薄，内含滑液，可减缓肌腱与骨面的摩擦。这个细微的解剖结构没有得到足够的重视，医生常常因为滑膜囊炎而将其切除，导致不必要的后遗症和并发症。滑膜囊是人体弓弦力学解剖系统中的润滑结构。由于弓（骨骼）和弦（软组织）的组织结构不同，故弓弦结合部（软组织在骨面的起止点）是应力集中部，人体为了防止弓与弦的摩擦，就在弓弦结合部形成了分泌滑液的滑膜囊。根据生物力学原理，哪个部位受到的摩擦应力大，人体就会在该处设置防摩擦装置，故膝关节的滑膜囊最多。

⑥腱鞘　包于某些长肌腱表面，多位于腱通过活动范围较大的关节外。腱鞘由外层的腱纤维鞘和内层的腱滑膜鞘共同组成。腱滑膜鞘呈双层套管状，分内、外两层。内层紧包于肌腱的表面；外层紧贴于腱纤维鞘的内面。内、外层之间含有少量滑液，可起到约束肌腱的作用，并可减少肌腱在运动时的摩擦。

2. 单关节弓弦力学解剖系统的功能　单关节弓弦力学解剖系统的功能有两个，一是保证各骨连结的正常位置，二是完成各骨连结的运动功能，尤其是关节的运动功能。人体进化为直立行走，其关节连结的形状和关节受力方式也发生了变化。骨骼本身不能产生运动，关节是将骨骼连接起来的一种高度进化模式，只有骨骼肌收缩，才能带动关节的运动，从而完成关节运动。正常的关节是运动的基础，肌肉收缩是运动的动力。我们的骨骼肌都是超关节附着，即肌肉的两个附着点之间至少有一个以上的关节，肌肉收缩会使这些关节产生位移，完成特定的运动功能。静态弓弦力学单元保证关节的正常位置，动态弓弦力学单元使关节产生运动。所以将关节作为弓弦力学解剖系统的基本运动单位。

人体各部位的力学性能不同，所以构成了众多形状不同、功能不同的单关节弓弦力学解剖系统。主要有4个，即四肢弓弦力学解剖系统、脊柱弓弦力学解剖系统、脊－肢弓弦力学解剖系统和内脏弓弦力学解剖系统（图2－6）。

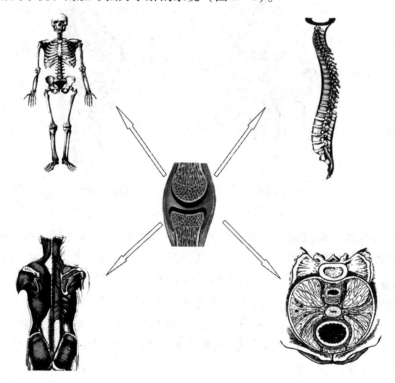

图2－6 人体四大弓弦力学解剖系统示意图

二、四肢弓弦力学解剖系统

由静态弓弦力学单元、动态弓弦力学单元和辅助装置组成。静态弓弦力学单元由弓（肱骨、尺桡骨、腕骨、掌指骨、股骨、髌骨、胫腓骨、跖趾骨）和弦（相应的关节囊、韧带、筋膜）组成。动态弓弦力学单元是在四肢静态弓弦力学单元基础上加上附着在肱骨、尺桡骨、腕骨、掌指骨、股骨、髌骨、胫腓骨、跖趾骨上的肌肉组成。

根据四肢关节的不同功能将四肢弓弦力学解剖系统分为肘关节弓弦力学解剖子系统、腕关节弓弦力学解剖子系统、手部关节弓弦力学解剖子系统、膝关节弓弦力学解剖子系统、踝关节弓弦力学解剖子系统、足部关节弓弦力学解剖子系统。现分述如下。

（一）肘关节弓弦力学解剖子系统

肘关节弓弦力学解剖子系统由静态弓弦力学单元和动态弓弦力学单元及辅助装置组成。肘部静态弓弦力学单元以肱骨、尺桡骨为弓，连结这些骨骼的关节囊、韧带、筋膜为弦，其功能是维持肘部的正常位置。肘关节动态弓弦力学单元是在肘关节静态弓弦力学单元的基础上加上附着于肱骨、尺桡骨的肌肉组成，其功能是完成肘关节的运动功能。

1. 静态弓弦力学单元——弓（图2-7）

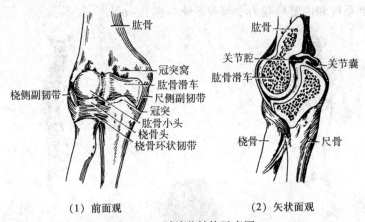

（1）前面观　　　　　　　（2）矢状面观

图2-7　肘关节结构示意图

（1）**肱骨远端**　扁而宽，前有冠状窝，后有鹰嘴窝，两窝之间仅有一薄层骨板相隔。鹰嘴窝的下方内侧部称肱骨内髁，即肱骨滑车；外侧部称肱骨外髁，即肱骨小头。内、外髁上部隆突部分称肱骨内、外上髁。内上髁为前臂屈肌总腱附着点，外上髁为前臂伸肌总腱附着点。滑车内嵴与内上髁之间为尺神经沟，有尺神经通过。内、外上髁与尺骨鹰嘴三点在肘关节伸直时呈一条直线，屈肘时则三点呈一等腰三角形。

（2）**桡骨近端**　包括桡骨头、桡骨颈和桡骨粗隆。桡骨头与肱骨小头构成肱桡关节，桡骨粗隆为肱二头肌腱止点。

（3）**尺骨近端**　包括冠突、鹰嘴及二者之间的半月切迹，与肱骨滑车构成肱尺关节。冠突外侧有桡切迹，与桡骨头形成桡尺近侧关节，环状韧带包绕桡骨头，以利于桡骨头在桡切迹做内旋转运动。

2. 静态弓弦力学单元——弦

（1）**关节囊**　肘关节囊，有时可称为肘关节滑膜囊。肘关节由肱尺、肱桡及桡尺近侧关节三个关节联合构成，由一个共同的肘关节囊所包被，故该关节常被视为一个关节。

肘关节囊的前壁，上起自肱骨内上髁的前面、桡骨窝及鹰嘴窝的上方，向下止于尺骨冠突的前面及桡骨环状韧带，并向两侧逐渐移行于桡、尺侧副韧带；肘关节囊的后壁，上起自肱骨小头的后面、肱骨滑车的外侧缘、鹰嘴窝及内上髁的后面，向下止于鹰嘴的上缘和外侧缘、桡骨环状韧带及尺、桡切迹的后面（图2-8）。正常肘关节内的润滑液为 3 ~ 4ml。

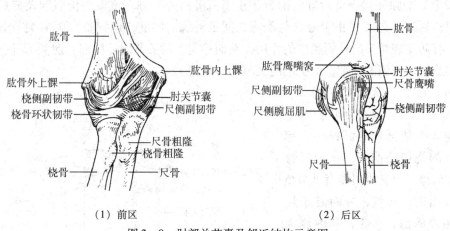

（1）前区　　　　　　　　　　　（2）后区

图 2 - 8　肘部关节囊及邻近结构示意图

（2）**尺侧副韧带**（图 2 - 9）　又称内侧副韧带，呈三角形，系关节囊的增厚部分。该韧带相当肥厚，以肱骨内上髁的前面和下面为起点，放射形向下分为前、后及横三束：前束，呈条索状，起自内上髁的前下方，止于尺骨冠突的尺侧缘；后束，呈扇形，起自肱骨内上髁下方略偏后，向前方止于半月切迹中后部及鹰嘴的内侧面；横束（亦称横韧带），起自尺骨粗隆后方与半月切迹，止于鹰嘴突与半月切迹后部（即冠突和鹰嘴突之间），其表面有一片斜形纤维束，一部分向外环绕桡侧副韧带后外侧并融入环状韧带，从而对桡侧副韧带的坚韧性起到加强作用；另一部分纤维则连接冠突、鹰嘴两者的边缘，称为库帕韧带。前束伸肘时紧张，后束屈肘时紧张，二者对维系和加强肘关节的稳定性起着主要作用；而横束可加深滑车切迹（滑车窝），亦加强尺侧韧带的后束，因此，尺侧副韧带具有防止肘关节外屈、外翻的作用。

（3）**桡侧副韧带**（图 2 - 9）　又称外侧副韧带，也呈三角形。该韧带亦较厚韧，起于外上髁的粗糙面，呈扇形分为三束，它并不抵止于桡骨，而是围绕桡骨头的前、外、后三面。该韧带连接肱骨外上髁的下部与环状韧带之间，止于尺骨的旋后肌嵴。

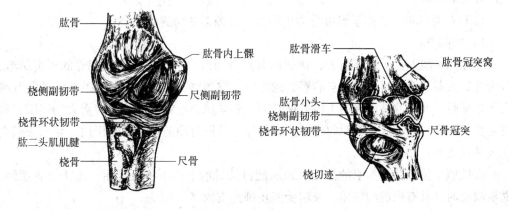

图 2 - 9　尺侧副韧带及桡侧副韧带示意图　　　图 2 - 10　桡骨环状韧带示意图

桡侧副韧带的前束对环状韧带前方的部分起到加强的作用，并融入于该韧带中；中束（浅束）加强环状韧带后方的部分，止于冠突的外下方，该束与伸肌腱及旋后肌密切交织；后束（深束）止于冠突与鹰嘴之间的外缘。因此，该韧带加强肘关节囊的外侧壁，有防止桡骨头向外侧脱位的作用，从而稳定了肘关节的外侧部。肘关节外伤或劳损常累及尺、桡侧副韧带，而引起肘关节的不稳定。

（4）桡骨环状韧带（图 2 - 9 ~ 图 2 - 11） 桡骨环状韧带为环绕桡骨头的强韧的纤维带，起自尺骨的桡切迹前缘，止于尺骨桡切迹后缘，该韧带对桡骨头 4/5 的关节面进行包绕，并附着于尺骨桡切迹的前、后缘，其内侧面有软骨做衬里，并且该韧带中有少部分纤维紧贴于桡切迹的下方而继续环绕桡骨，从而构成一完整的骨纤维软骨环。该韧带的上缘和外侧面与关节囊融合。由于环状韧带对桡骨头的包绕，使该处形成一上口大、下口小的杯盏

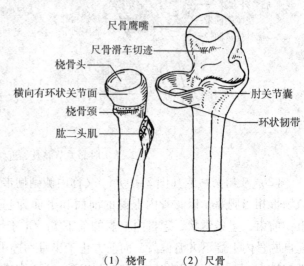

（1）桡骨　（2）尺骨

图 2 - 11　桡骨环状韧带及邻近解剖结构示意图

形结构，此种结构对桡骨头起到了有效的固定作用，从而可防止其滑脱。

（5）肘部深筋膜

①肘前区的深筋膜由臂筋膜延续而成，并向下延续为前臂筋膜。在肱二头肌腱的内侧有肱二头肌腱膜斜向内下方走行并与深筋膜愈着，使得深筋膜增厚。

②肘后区的深筋膜在肱骨内、外上髁及尺骨上端的后缘处，与骨膜紧密结合。

3. 动态弓弦力学单元　肘部动态弓弦力学单元由肘关节静态弓弦力学单元加上相应的骨骼肌组成。

（1）肘前肌群　肘前肌群可分为中间群、外侧群及内侧群三群。

1）中间群

①肱二头肌　位于臂部前方，该肌的起点分为两头：一头起自肩胛骨的盂上结节，称为肱二头肌长头；另一头起自肩胛骨的喙突，称为肱二头肌短头。两条肌束的肌纤维向下方移行，并于肱骨前方的上段处融合为一整块肌肉继续向下移行为粗大的肌腱，最终抵止于桡骨粗隆。肱二头肌收缩时，具有屈肘并同时使前臂旋后的作用。肱二头肌受肌皮神经支配。

②肱肌　位于肱二头肌的深面。该肌起自肱骨前面的下半段骨面，止于尺骨粗隆。肱肌收缩时，具有屈肘的作用。肱肌受肌皮神经支配。

③拇长展肌　该肌于肘肌及旋后肌止点处的下方起自尺骨和桡骨中部的背面及邻近的骨间膜，肌纤维行经于尺侧腕伸肌、指伸肌的深面，在拇短伸肌上方向下外方移行为

长肌腱，与桡侧腕短伸肌腱及桡侧腕长伸肌腱斜行交叉，并行于上述两块肌肉的深面，最后经腕背韧带深处行至手部，止于第一掌骨底的外侧。拇长展肌收缩时，具有外展拇指及全手的作用，并具有使前臂旋后的作用。拇长展肌受桡神经支配。

2）外侧群

①肱桡肌 起自肱骨外上髁上方和外侧肌间隔。于此肌内侧，自上而下分别为肱肌、旋前圆肌和桡侧腕屈肌，其深层为桡侧腕长伸肌。肱桡肌肌腹向下移行为肌腱，肌腱末端的外侧部分被拇长展肌与拇短伸肌腱所掩盖，止于桡骨茎突的基部。肱桡肌跨越肘关节，因此能起到良好的屈肘作用；当前臂旋前时该肌有旋后作用，而当前臂旋后时该肌又有旋前作用。肱桡肌受桡神经支配。

②旋后肌 起自肱骨外上髁及指伸肌腱，与尺骨腕伸肌起点愈着，并且该肌肌腱还与桡骨环状韧带及尺骨旋后肌嵴相连。该肌肌纤维斜向下外方移行，绕桡骨上端，止于桡骨上 1/3 段的前缘。旋后肌自前而后被肱桡肌、桡侧腕长伸肌、桡侧腕短伸肌、指伸肌及尺侧腕伸肌所遮盖。旋后肌收缩时，具有使前臂旋后的作用。旋后肌受桡神经支配。

③桡侧腕长伸肌 起自肱骨外上髁、外侧髁及臂外侧肌间隔。该肌肌纤维向下移行为长腱，于拇长展肌腱、拇长伸肌腱、拇短伸肌腱的深面与上述肌腱斜行交叉，并经腕背韧带的深面行至手背，止于第二掌骨底的背侧。桡侧腕长伸肌收缩时，主要起伸腕的作用，还可协助相关的肌肉进行屈肘、手外旋及使前臂旋后等运动。桡侧腕长伸肌受桡神经支配。

④桡侧腕短伸肌 起于肱骨外上髁和前臂骨间膜。该肌肌束向下移行为长而扁的肌腱，于桡侧腕长伸肌背面的内侧，止于第三掌骨底的背侧。桡侧腕短伸肌收缩时，主要起伸腕和外展手部的作用。桡侧腕短伸肌受桡神经支配。

⑤指伸肌 起于肱骨外上髁及前臂筋膜，该肌肌纤维向下移行，并分裂为四条长肌腱，于腕背韧带的上方与示指固有伸肌腱共同通过腕背韧带深面的骨性纤维管行至手背，分别抵止于第二至五指末节指骨底的背面。指伸肌收缩时，具有伸指和伸腕作用。指伸肌受桡神经支配。

⑥小指伸肌 起自肱骨外上髁的指伸肌腱上（实际上，该肌仅仅是指伸肌腱的一部分），该肌在指伸肌腱的内侧，于腕背韧带深面穿过，止于小指中节及末节指骨底的背面。小指伸肌收缩时，具有伸小指的作用。小指伸肌受桡神经支配。

⑦尺侧腕伸肌 起自肱骨外上髁、前臂筋膜及尺骨的后缘，该肌肌纤维向下移行为长肌腱，行经尺骨的后面及前臂背面最内侧的皮下，最后穿经腕背侧韧带的深面，止于第五掌骨底的背侧。尺侧腕伸肌收缩时，具有伸腕及使手内收的作用。尺侧腕伸肌受桡神经支配。

⑧拇长屈肌 起自桡骨前中部指浅屈肌起点与旋前方肌止点之间及邻近的骨间膜，有时还可有一束肌肉起自肱骨内上髁和尺骨。该肌肌纤维向远侧移行为长腱，并经腕管行至拇指末节指骨基底的掌侧。拇长屈肌收缩时，具有使拇指屈曲的作用，并能协助相关肌肉使腕关节作屈曲运动。拇长屈肌受正中神经支配。

⑨拇短伸肌　起自桡骨背面拇长展肌起点的下方及邻近的骨间膜，该肌肌纤维紧贴拇长展肌腱的外侧向下方移行，并与拇长展肌腱同行，止于拇指近节指骨底的背侧。拇短伸肌收缩时，具有伸拇指近节及外展拇指作用。拇短伸肌受桡神经支配。

3）内侧群

①旋前圆肌　该肌的起点分为两头：一头起自肱骨内上髁、臂内侧肌间隔和前臂固有筋膜，称为旋前圆肌的肱骨头；另一头起自尺骨鹰嘴窝，称为旋前圆肌的尺骨头（图2－12）。在两头之间有正中神经通过，而两头继续向下移行，并在正中神经的前面会合，其肌束斜向外下方，先于肱肌和肱二头肌腱的浅面走行，后于桡骨的掌侧面移行为扁平的肌腱，止于桡骨中1/3段的背侧缘及外侧缘。旋前圆肌收缩时，前臂作旋前运动而肘关节作屈曲运动。同时该肌还参与构成肘窝的内侧界。旋前圆肌受正中神经支配。

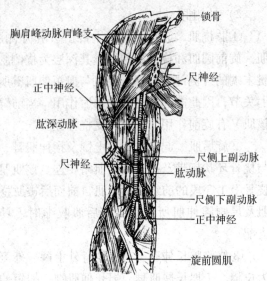

图2－12　旋前圆肌起点及其周围结构示意图

②桡侧腕屈肌　起自肱骨内上髁和前臂筋膜，该肌肌纤维斜向外下方移行为细长的肌腱。此腱穿经腕横韧带下面，并沿大多角骨沟移行至手掌，止于第二至三掌骨基底部的掌侧面。桡侧腕屈肌除有屈腕作用外，因其止点略向外侧偏斜，故还可使前臂作旋前运动及使手作外展运动。桡侧腕屈肌受正中神经支配。

③尺侧腕屈肌　该肌的起点分为两头：一头起自肱骨内上髁和前臂筋膜，称为尺侧腕屈肌的肱骨头；另一头起自尺骨鹰嘴和尺骨上2/3段的背侧缘，称为尺侧腕屈肌的尺骨头。尺神经恰通过两头之间。该肌肌纤维向下方移行为短肌腱，并经腕横韧带深面，止于豌豆骨，继续移行为豆沟韧带和豆掌韧带。尺侧腕屈肌收缩时，主要使腕关节作屈曲运动，此外，还可使肘关节作屈曲运动。尺侧腕屈肌受尺神经支配。

④掌长肌　起于肱骨内上髁和前臂筋膜，该肌肌腹较小，其肌纤维斜向下方移行为细长的肌腱，并经腕横韧带，止于掌腱膜。掌长肌的主要功能是协助相关的肌肉作屈腕运动，但也有使前臂旋前的作用。掌长肌受正中神经支配。

⑤指浅屈肌　该肌的起始端宽大，分为两头：一头起自肱骨内上髁和尺骨鹰嘴窝，称为指浅屈肌的肱骨头；另一头起自桡骨上1/2的掌侧面区域，称为指浅屈肌的桡骨头。两头的中间相互融合形成一腱弓。正中神经、尺动脉、尺静脉通过该腱弓的深面。该肌肌纤维向下移行为四条肌腱，分别附着于第二至五指的中节指骨底。指浅屈肌收缩时，除可屈指外，还可协助相关肌肉作屈肘和屈腕运动。指浅屈肌受正中神经支配。

⑥指深屈肌　该肌的起点与旋前方肌的起点相同，即尺骨下1/4的前缘部和尺骨前

缘、内侧面和邻近的骨间膜，止于第二至五指末节指骨底的掌侧。指深屈肌收缩时，具有屈指和屈腕的作用。指深屈肌第二、三指的肌腹由正中神经支配，而其第四、五指的肌腹则由尺神经支配。

⑦旋前方肌 起自尺骨下 1/4 段前缘，该肌肌纤维斜向外侧，并微向下方止于桡骨掌面下 1/4 段的骨面及其前缘。旋前方肌虽然不是肘部肌肉，但其具有使尺桡近侧关节旋转的作用，因此，旋前方肌收缩时，具有使前臂旋前的作用。旋前方肌受正中神经支配。

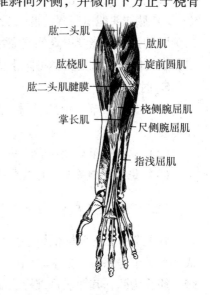

⑧拇长伸肌 起自尺骨中 1/3 段的后缘及邻近的骨间膜，该肌肌纤维在指伸肌腱的外侧向下方移行为长肌腱，并跨过桡侧腕短伸肌腱和桡侧腕长伸肌腱的浅面，最后经腕背韧带深处斜向拇指面，止于拇指末节指骨底的背侧。拇长伸肌收缩时，具有使拇指内收伸直以及使前臂旋后的作用。拇长伸肌受桡神经支配。

肘前区部分肌肉分布图如图 2－13 所示。

图 2－13 肘前区部分肌肉示意图

（2）肘后肌群

1）肱三头肌 因该肌肉具有近侧的长头、外侧头及内侧头而得名。长头位于该肌肉的中间，起自肩胛骨的盂下粗隆，沿其肌束下行，经小圆肌的前面、大圆肌的后面，然后在外侧头的内侧与之相融合，并掩盖部分内侧头；外侧头起自肱骨后上方外侧桡神经沟以上的区域及外侧肌间隔的上部，其上部居于长头的外侧，其下部遮盖了内侧头的一部分；内侧头起自肱骨后面桡神经沟以下的区域及内、外侧两个肌间隔。肱三头肌的三个头中，以内侧头的位置最深，仅其下部在长头的内侧和外侧头的内侧居于皮下。三个头向下移行而相互融合，并于肱骨后面的下 1/2 段移行为扁肌腱，抵止于尺骨鹰嘴上缘和两侧缘。在肌腱与鹰嘴之间有鹰嘴腱下囊，肌腱的外侧有起于外上髁的前臂伸肌群。

肱三头肌内侧头深面的少量肌纤维抵止于肘关节囊，而正是基于此结构，该肌才可起到伸肘的作用。又因其长头越过肩关节的后面，故肱三头肌还可同时使肱骨后伸及内收。肱三头肌受桡神经支配。

2）肘肌 该肌位于肘关节后面的外侧皮下，系一三角形短肌，上缘与肱三头肌的内侧头相结合。肘肌起自肱骨外上髁及桡侧副韧带，该肌肌纤维呈扇形向内移行，止于尺骨上端（上 1/4）的背面及肘关节囊处。肘肌收缩时，具有协助伸肘及牵引肘关节囊的作用。肘肌受桡神经支配。

4. 辅助装置

（1）皮肤 肘部的皮肤较薄，富有弹性。

（2）脂肪组织 肘外部有较少的脂肪组织，内侧则较为丰富，起缓冲保护作用。

（3）滑膜囊 肘关节的滑膜囊相比其他大关节较为简单，有两个滑膜囊，一个为尺骨鹰嘴滑膜囊，另一个为肱二头肌滑膜囊。

1）尺骨鹰嘴滑膜囊

①鹰嘴皮下滑膜囊　位于肘后皮肤和尺骨鹰嘴之间。

②肱三头肌腱下滑膜囊　位于肱三头肌腱止端深面，在该肌腱和尺骨鹰嘴之间。

2）肱二头肌滑膜囊　肱二头肌止于桡骨粗隆，正常人体的桡骨粗隆略偏内侧，肱二头肌的止腱与桡骨粗隆外侧缘相抵处有一滑膜囊性结构，称为肱二头肌桡骨囊，即肱二头肌滑膜囊。该滑膜囊可防止肱二头肌腱与桡骨之间因摩擦而造成的损害。

5. 肘部关节

（1）肱尺关节　由肱骨滑车与尺骨半月切迹构成，属于蜗状关节，是肘关节的主体部分。

（2）肱桡关节　由肱骨小头与桡骨头凹构成，属球窝关节。

（3）桡尺近侧关节　由桡骨头环状关节面与尺骨的桡切迹构成，属车轴关节。

（二）腕关节弓弦力学解剖子系统

腕关节弓弦力学解剖子系统由静态弓弦力学单元和动态弓弦力学单元及辅助装置组成。腕关节静态弓弦力学单元以尺桡骨下端、腕骨为弓，连结这些骨骼的关节囊、韧带、筋膜为弦，其功能是维持腕部的正常位置。腕关节动态弓弦力学单元是在腕关节静态弓弦力学单元的基础上加上附着于尺桡骨下端、腕骨的肌肉组成，其功能是完成腕关节的运动功能。

1. 静态弓弦力学单元——弓

（1）腕骨　共8块，大致分成远近两排，舟骨连接两排骨。

（2）桡骨下端　桡骨下端骨质疏松膨大，掌侧面光滑，有旋前方肌附着。背面稍为突起，有4个骨性腱沟，伸肌腱也由此通过。桡侧面为桡骨茎突，是肱桡肌的止点。尺侧面有尺切迹，与尺骨环状面构成桡尺远侧关节，为前臂下端活动的枢纽关节。桡骨下端的桡腕关节在正常情况下向掌侧倾斜10°～15°，向尺侧倾斜20°～25°（图2－14，图2－15）。

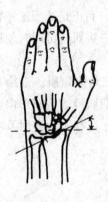
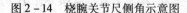
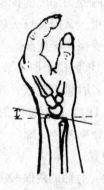

图2－14　桡腕关节尺侧角示意图　　　　图2－15　桡腕关节掌侧角示意图

（3）尺骨下端 尺骨下端狭小，呈圆柱形，末端较为膨大，称尺骨头，其前、外、后缘的环状关节面与桡骨的尺切迹相关节。头的下面与关节盘相贴，尺骨的背内侧向下突起为尺骨茎突。尺骨头的桡侧有半环状关节面，与桡骨下端的尺切迹构成桡尺远侧关节，当桡骨围绕尺骨作150°旋转时，尺、桡骨茎突在皮下均可以摸到，桡骨茎突比尺骨茎突长1~1.5cm。

2. 静态弓弦力学单元——弦 腕关节的关节囊及其韧带结构在各种解剖书中都有所描述，但在临床手术或尸体解剖中却很难辨认清楚。由于掌侧关节囊被一层具有光泽的组织所覆盖，而腕背侧关节囊壁的纤维与伸肌腱间隔紧密融合在一起，因此只有把表面的组织去除之后，才能看到关节囊本身的结构。从外表上看到的关节囊，纤维排列都是没有规律性的。掌侧关节囊较厚而且坚韧，但背侧、尺侧及桡侧则薄而松弛。掌侧韧带的纤维走向及排列从关节囊的内侧面明显可见。有些韧带起止点全在腕骨上，而有些则起自腕骨、止于腕骨以外的骨上（图2-16）。

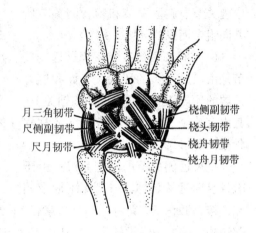

图2-16 腕掌侧主要韧带示意图

在解剖学上腕关节韧带有两种划分方式：外在韧带和内在韧带；腕掌侧韧带和腕背侧韧带。

（1）外在韧带 外在韧带是连接腕骨与桡骨、尺骨（桡腕韧带、尺腕韧带）和腕骨与掌骨（腕掌韧带）的韧带，可以分为桡腕韧带和腕掌韧带，其中桡腕韧带又分为桡侧副韧带、掌侧桡腕韧带、尺侧副韧带、背侧桡腕韧带。掌侧桡腕韧带包括浅韧带和深韧带，深韧带有桡舟头韧带、桡月韧带、桡舟月韧带。

（2）内在韧带 内在韧带起止点均在腕骨之上。其掌侧韧带较背侧韧带更厚而且坚韧。内在韧带有长的，包括掌侧腕骨韧带和背侧骨间韧带；短的，有掌侧、背侧、骨间韧带；中间的，有月三角韧带、舟月韧带、舟大多角韧带。根据其长度，允许腕骨间有不同的活动度。短的腕骨间韧带有坚韧的纤维，能将远排4块腕骨连结成一个独自的功能单元。

3. 动态弓弦力学单元 腕部动态弓弦力学单元由腕关节静态弓弦力学单元加上相应的骨骼肌组成。参见肘关节弓弦力学解剖子系统中的动态弓弦力学单元。

4. 辅助装置

（1）皮肤 腕前区的皮肤较薄而松弛，移动性较大。腕后区皮肤比前区厚，浅筋膜薄而松弛。

（2）脂肪组织 腕部的脂肪组织较少。

（3）腱鞘

①腕管部 由屈肌总腱鞘和拇长屈肌腱的腱鞘组成。两腱鞘均超过屈肌支持带近侧

和远侧各25mm，屈肌总腱鞘常与小指的指滑膜鞘相通，拇长屈肌腱鞘与拇指的指滑膜鞘相连。

②腕背部 由9条前臂伸肌肌腱的腱鞘组成，位于伸肌支持带的深面。

5. 腕部关节 腕关节为复合关节，它是由桡尺远侧关节、桡腕关节、中腕关节、腕掌关节和腕骨间关节所共同组合而成的（图2-17）。

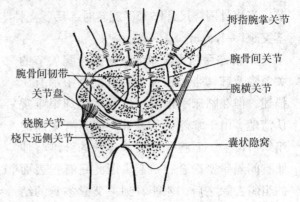

（1）桡尺远侧关节 桡尺远侧关节是由尺骨小头的环状关节面和桡骨远端的尺侧切迹共同组成的车轴关节。其内有一个三角纤维软骨盘（或称软骨板）相连结。

桡尺远侧关节的稳定系统：由于软骨盘向远端延伸，与尺侧副韧带相

图2-17 腕部关节示意图

互连接，并止于三角骨、钩骨和第五掌骨的基底部，因此，为了稳定桡尺远侧关节的内部结构，除三角纤维软骨外，还有其他组织参于其中，解剖学上统称为三角纤维软骨复合体。它包括尺桡关节的掌、背侧韧带，尺月韧带，腕尺侧副韧带，关节盘（三角软骨），半月板近似物和尺侧腕伸肌腱鞘。其外部结构有尺侧腕伸、屈肌腱，骨间膜，旋前方肌等。

（2）桡腕关节 桡腕关节是腕部的主要关节，由桡骨下端关节面以及三角纤维软骨与腕舟骨、三角骨和月骨组成，其关节腔较大，关节囊松弛。桡腕关节为一典型的二轴性椭圆形关节，由近侧和远侧两个面共同组成。该关节在体表的投影为通过桡、尺骨茎突凸向近侧1cm的弧线，桡骨下端的关节面和关节盘共同围成关节窝；月骨、舟骨和三角骨共同构成的关节头，借助关节囊和侧副韧带相互连结而成。

（3）腕骨间关节 腕骨间关节由远、近排腕骨所组成。关节腔呈"Z"形。近排腕骨中的豌豆骨属于关节外骨，它是尺侧腕屈肌腱的种籽骨，并不参与构成桡腕和腕间关节。

（4）中腕关节 该关节也可称为腕横关节，位于远、近两排腕骨之间，为一个变形的平面滑膜关节。它仍是腕骨间关节的一个组成部分。其位于远、近排腕骨之间，关节呈"⌒"形，桡侧半凸向远侧，尺侧半凸向近侧，活动灵活多样。但是，豌豆骨并不参与构成该关节。各列腕骨之间有韧带相连，所以腕横关节与桡腕关节、腕掌关节都互不相通。

（5）腕掌关节 腕掌关节即掌骨基底关节，由远侧腕骨的远侧关节面与5个掌骨基底关节面所形成。其可以分为两个部分，即拇指腕掌关节和第二至五腕掌关节。拇指腕掌关节是由第一掌骨基底的侧方凸形、前后凹形，包括大多角骨相对应的与其相反形态的关节面所共同构成的鞍状关节。第二至五腕掌关节由小多角骨与第二掌骨底相连，头状骨与第三掌骨底相连，钩骨与第四、五掌骨底相连。

（三）手部关节弓弦力学解剖子系统

手部关节弓弦力学解剖子系统由静态弓弦力学单元和动态弓弦力学单元及辅助装置组成。手部关节静态弓弦力学单元以掌骨、指骨为弓，连结这些骨骼的关节囊、韧带、筋膜为弦，其功能是维持手部的正常位置。手部关节动态弓弦力学单元是在手部关节静态弓弦力学单元的基础上加上附着于掌指骨的肌肉组成，其功能是完成手部的运动功能。

1. 静态弓弦力学单元——弓

（1）掌骨（图2–18）　掌骨为短管状骨，从桡侧向尺侧分别为第一至五掌骨。每一块掌骨都可以分为基底、体、头3个部分。掌骨基底接于腕骨，第一至三掌骨基底处各与一块腕骨构成关节，第四、五掌骨基底与钩骨共同组成关节。第一掌骨基底有鞍状关节面和大多角骨构成关节。

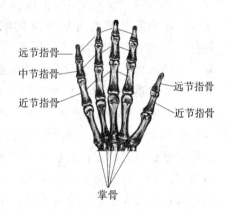

远节指骨
中节指骨
近节指骨
远节指骨
近节指骨
掌骨

图2–18　掌骨解剖结构示意图

（2）指骨　指骨共有14块，是短管状骨。拇指为2节，其余则为3节。每节指骨分为基底、体、指骨滑车（头）3个部分。指骨的皮质越向头部越厚，向基底部则逐渐变薄。中节指骨骨皮质外缘粗糙，或呈现波浪状。远节指骨的末端掌侧面有远节指骨粗隆存在。

2. 静态弓弦力学单元——弦

（1）关节囊　关节囊的远端附着在靠近指骨基底关节软骨边缘处，在关节囊掌侧部分的附着处，两侧较厚，中间则较薄。掌指关节的关节囊松弛，但是两侧均有侧副韧带和副侧副韧带加强。侧副韧带起自掌骨头两侧并偏向背侧，斜向掌侧，最后止于近节指骨基底的侧方偏掌侧，较厚。副侧副韧带则较薄，在侧副韧带的掌侧，呈扇状，止于掌板，最后与屈指肌腱鞘相连。掌板为纤维软骨板，其远端与近节指骨的基底部坚固地相连，而近端与掌骨颈相连则较薄。当掌指关节屈曲90°时，其侧副韧带及副侧副韧带处于紧张状态，伸直时则处于松弛状态（图2–19）。

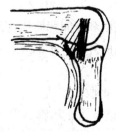

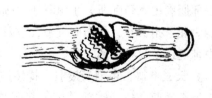

侧副韧带在关节屈曲90°时呈紧张状态　　　　　侧副韧带在伸直时呈松弛状态

图2–19　手指掌指关节示意图

（2）韧带

①侧副韧带　位于掌指或指间关节两侧，起于掌骨头侧方后结节与相邻骨凹，止于指骨底前面的侧方。

②掌侧韧带　位于两侧副韧带之间，附着于指骨底和掌骨之间。

③掌骨深横韧带　三条短而扁的纤维素，连结于第二至第五掌指关节的掌侧韧带。前方临界于蚓状肌和指骨肌，后方临界于骨间肌。

（3）手掌侧深筋膜和掌腱膜

①深筋膜　分为浅、深两层。浅层位于大鱼际、小鱼际及掌心部屈肌腱的前方。深层则位于屈指诸肌腱的深面，其覆盖于骨间肌和掌骨的前面，又称为骨间掌侧筋膜。

②掌腱膜　为掌深筋膜浅层的中央部分，呈尖向近侧的三角形，厚而坚韧，由纵横纤维所构成，为腱性结构。其近侧端经腕横韧带的浅面与掌长肌腱相连接，远端则展开，纵行纤维居于浅层，可分为4束指向第二至五指，横行纤维位于其深层。在掌骨头处，由位于指蹼深面的掌浅横韧带、腱膜纵和横纤维束，共同围成3个指蹼间隙，又名为联合孔，是手指血管、神经等出入的部位，同时又是手掌、手背

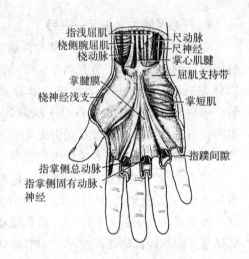

图2-20　手部浅层结构示意图

与手指三者的通道。掌腱膜可协助屈指，发生外伤炎症时，可能引起掌腱膜的挛缩，影响手指的功能运动（图2-20）。

（4）手背深筋膜（图2-21）　手背深筋膜可以分为浅、深两层。浅层是腕背侧韧带的延续，其与指伸肌腱相结合，构成手背腱膜，其两侧分别附于第二至五掌骨。第二至五指伸肌腱间由斜行腱束相连，叫腱间结合或腱联合。伸指时，由于协同动作，彼此牵扯，尤以中、环、小指更明显。它在掌骨的近端以纤维隔与手背腱膜相结合；而远端在指蹼处，两层筋膜彼此相互结合。

3. 动态弓弦力学单元　手部动态弓弦力学单元由手关节静态弓弦力学单元加上相应的骨骼肌组成。

手部肌肉由大鱼际肌、小鱼际肌、蚓状肌、骨间掌侧肌和骨间背侧肌等组成，其主要功能为屈掌指关节、伸指间关节，以及完成拇指和小指的外展、对掌等。手部肌主要受正中神经以及尺神经的支配。

（1）大鱼际肌　由拇短展肌、拇短屈肌、拇对掌肌和拇收肌组成。

①拇短展肌　位于掌前外侧，起于腕横韧带、舟骨结节，止于拇近节指骨底外侧缘。具有外展拇指作用，受正中神经支配。

②拇短屈肌　位于掌前，起于腕横韧带、小多角骨，止于拇近节指骨底。具有屈拇指作用，受正中神经支配。

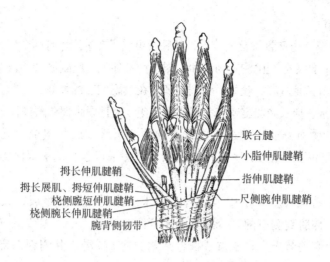

图 2 - 21　手背伸肌腱鞘示意图

③拇对掌肌　位于掌前，起于腕横韧带、大多角骨，止于第一掌骨桡侧缘。具有拇对掌作用，受正中神经支配。

④拇收肌　呈三角形，位于第一至三掌骨及骨间肌前面，肌纤维横行走向拇指处。该肌的远侧缘紧贴于第一掌骨间隙的皮肤和筋膜的深面，切开浅层结构后即可暴露出来。具有内收拇指作用，受尺神经支配。

（2）小鱼际肌　由小指展肌、小指短屈肌和小指对掌肌组成。

①小指展肌　位于掌前内侧，起于豌豆骨、豆钩韧带，止于小指尺侧缘。具有外展小指作用，受尺神经支配。

②小指短屈肌　位于掌前，起于钩骨、腕横韧带，止于小指近节指骨底尺侧缘。具有屈小指作用，受尺神经支配。

③小指对掌肌　位于掌前，起于钩骨、腕横韧带，止于第五掌骨尺侧缘。具有小指对掌作用，受尺神经支配。

（3）蚓状肌肉（4块）　位于掌前深面，起于指深屈肌腱的桡侧，止于第二至五指的指背腱膜。具有屈掌指关节、伸指间关节作用，受正中神经和尺神经共同支配。

（4）骨间掌侧肌（3块）和骨间背侧肌（4块）　骨间掌侧肌共有3块，骨间背侧肌共有4块，都位于掌骨间隙内，前面有掌深弓和尺神经深支，共同被骨间掌侧筋膜所覆盖。7块肌均在掌骨间隙下行，经过掌深横韧带的背侧，最后止于指背腱膜。均具有屈掌指关节、伸指间关节作用，骨间掌侧肌有使第二、四、五指向中指靠拢（内收）作用，骨间背侧肌有使第二、四、五指远离中指（外展）作用，均受尺神经支配。

4. 辅助结构

（1）皮肤　手掌部皮肤厚而坚硬，角化层较厚，汗腺丰富，无毛囊和皮脂腺。手指掌侧皮肤较厚，无毛和皮脂腺，手指背侧皮肤较薄。

（2）脂肪组织　手部脂肪组织较少。

（3）腱鞘　包绕指浅、深屈肌腱的鞘管，包括腱纤维鞘和腱滑膜鞘。

5. 手部关节

（1）掌指关节　由掌骨头及近节指骨基底所组成，在掌侧还有两个籽骨。其背侧的关节囊薄，掌侧较厚，两侧分别由侧副韧带和副侧副韧带加强。侧副韧带起自掌骨头背侧略斜向掌侧，并止于近节指骨基底，较厚；副侧副韧带在侧副韧带的掌侧，较薄且宽，呈扇状，最后止于籽骨和掌板。拇长屈肌腱鞘与掌板紧密连接，拇长屈肌腱在两籽骨之间穿过。

（2）近侧指骨间关节　由近节指骨头和中节指骨基底所组成。近节指骨头有两个髁，中间的为髁间凹，侧方有一成角的尖顶并有一平坦区，此区背侧为侧副韧带附着之处（图2-22）。

（3）远侧指骨间关节　由中节指骨头及末节指骨基底所组成，其结构与近侧指骨间关节相近似。伸肌腱侧束的联合腱紧贴于背侧关节囊，止于末节指骨基底的背侧，而指屈肌腱越过背侧关节囊、止于末节指骨掌侧的近1/3处。其侧副韧带、副侧副韧带的松紧度都与关节的位置无关（图2-23）。

（四）膝关节弓弦力学解剖子系统

膝关节弓弦力学解剖子系统由静态弓弦力学单元和动态弓弦力学单元及辅助装置组成。膝关节静态弓弦力学单元以股骨、髌骨、胫骨、腓骨为弓，连结这些骨骼的关节囊、韧带、筋膜为弦，其功能是维持膝部的正常位置。膝关节动态弓弦力学单元是在膝关节静态弓弦力学单元的基础上加上附着于股骨、髌骨、胫骨、腓骨的肌肉组成，其功能是完成膝关节的运动功能。

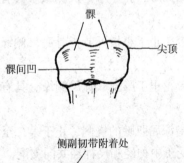

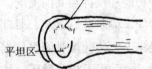

图2-22　近节指骨解剖示意图

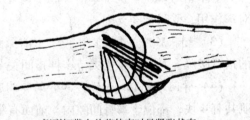

侧副韧带在关节伸直时呈紧张状态

图2-23　指关节状态示意图

1. 静态弓弦力学单元——弓

（1）股骨　股骨的关节部分包括两个髁，即内侧髁和外侧髁。在后侧，它们呈圆形并相互平行；在前面，两个髁向前变平，而且内侧向外倾斜，以致内侧髁更长。正常时外侧髁的髌骨面比内侧髁更为突出，该突出的大小也有所不同。内侧髁表面呈"V"形切迹，而外侧髁呈沟形。位于股骨前侧的这些切迹与胫骨互为关节。在膝关节完全伸直时，两半月板前角恰好嵌入这些切迹内。

（2）胫骨 胫骨上面有两个圆形的髁，即内侧髁和外侧髁。内侧髁呈椭圆形，从一侧到另一侧和前后侧呈轻度凹陷。外侧髁接近圆形，左右凹陷。两个髁被关节软骨覆盖，并进一步延伸向胫骨的内侧后面。

（3）髌骨 根据关节屈曲的程度，髌骨与股骨关节面的上面呈不同程度的接触。其为股四头肌在发育中形成的籽骨。髌骨主要由髌底、髌尖、髌内侧缘及髌外侧缘组成。

从力学上分析，髌骨增强了股四头肌的功能，同时又是保护膝关节前面的一个重要装置。髌骨由中央嵴分为内侧和外侧两个面。在髌骨内缘有个小关节面，仅在屈曲到最大限度时，才与股骨髁相接。通过关节面的横嵴，将髌骨再分为上、中、下3个面，只有当膝关节充分伸直时，最下方的关节面才能和股骨相接连；当膝关节屈曲约30°时，才与中面相接触；当膝关节屈曲约90°或以上时，髌骨的上面才与股骨相接触。

2. 静态弓弦力学单元——弦

（1）前交叉韧带（图2-24）起于股骨外侧髁内面的后部，韧带的平均长度为38mm，平均宽度为11mm，以一种半环形片段的形式与髁间切迹相连。韧带附着点前边界平直，后边界为凸形。韧带向前、远侧及向内侧走行，止于胫骨。前交叉韧带可以限制胫骨相对于股骨向前滑动。

（2）后交叉韧带 起于股骨内侧髁外面偏前无关节面处，平均长度为38mm，平均宽度为13mm。与前交叉韧带一样，其起点也呈半环状，水平走向，附着点的上边界

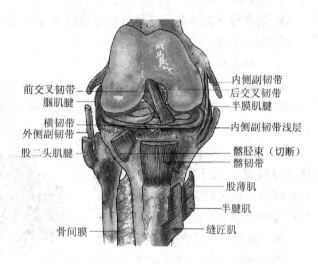

图2-24 前交叉韧带（前面观）示意图

平直，下边界呈凸形。后交叉韧带能提供限制胫骨相对股骨向后滑移的大部分限制力。

（3）胫侧副韧带 胫侧副韧带呈扁宽三角形，基底向前，为内侧关节囊纤维层加厚的部分。胫侧副韧带分为浅、深两层，两层密切结合无间隙。

①深层 较短，构成关节囊的一部分，即内侧关节囊韧带。又分为前、中、后三部分。其后1/3称为后斜韧带。深层纤维附着于股骨及胫骨内侧关节面之边缘，前后与关节囊相续，紧密附着于内侧半月板上。后斜韧带起于前部纤维后上方1cm处的内收肌结节，向后下分为三束止于胫骨、关节囊及腘斜韧带。

胫侧副韧带与半膜肌肌腱纤维相连，当屈膝60°时韧带松弛，但可由半膜肌牵拉而使之紧张，同时也牵拉内侧半月板后移，以免受到股骨和胫骨关节面的挤压，所以后斜韧带具有动力性和静力性双重稳定作用。

②浅层 纤维较长，位于深层之外，是坚强扁平的三角形纤维带。它起于股骨内上髁内收肌结节附近，止于胫骨上端的内面，位于胫骨关节面之下2~4cm处。部分纤维较长，远

端止点可达胫骨内侧髁关节面下7cm处。前部纤维纵行向下，长约1cm，亦称为前纵部，止于鹅足下2cm处。前纵部与胫骨上端之间有黏液囊，关节活动时有利于韧带前后滑动。

（4）腓侧副韧带　腓侧副韧带呈圆条状，长约5cm。其近端附着于股骨外上髁，位于腘肌沟的近侧，向下后方止于腓骨头尖稍前处。它将股二头肌腱分为两部分，与外侧半月板之间被关节囊和腘肌腱隔开，该韧带后方的关节囊较肥厚。腓侧副韧带可分为深、浅两部，深部为外短韧带，浅部为腓骨长肌向上的延长部分。腓侧副韧带与外侧半月板被腘肌腱分开。

（5）髌韧带　髌韧带为强壮扁平的韧带，长约5cm。它在近端起于髌骨下极，在远端止于胫骨结节，其位于髌骨前面的浅层纤维与股四头肌腱的纤维相连续。股四头肌肌腱内、外侧部分别从髌骨的两侧通过，止于胫骨粗隆近端的两边。这些纤维性增宽部分与关节囊融合，形成髌内、外侧支持带。

3. 动态弓弦力学单元　膝部动态弓弦力学单元由膝关节静态弓弦力学单元加上相应的骨骼肌组成。

（1）膝关节前侧肌肉

1）股四头肌　股四头肌是膝关节周围最强大的肌肉，股四头肌附着在髌骨的近端，为伸膝装置。它包括股直肌、股外侧肌、股内侧肌及股中间肌四个不同的部分，有共同的肌腱止点。

①股直肌　股直肌有两个头，直接（或间接）起于髂骨，然后融合形成肌腹，在大腿前部向远端走行，然后逐渐变细，在髌骨上极近端5~8cm处形成肌腱。股直肌大约占股四头肌横切面的15%（图2-25）。

②股外侧肌　起点为宽带状，从转子线近端开始，沿粗线向下延伸。股外侧肌远端有一纤维性增宽部分与髌骨外侧支持带相混合，并通过它与胫骨直接相连。

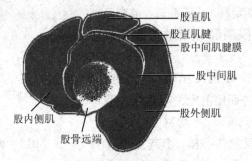

图2-25　股四头肌的分布示意图

③股内侧肌　起于转子线的远端，沿螺旋线走行至粗线内侧唇。该肌肉最远端的纤维起于大收肌肌腱，几乎水平向前走行，加入共同的肌腱，止于髌骨的内侧缘，这部分肌肉为股内斜肌。与股外侧肌一样，股内斜肌也有一个远端纤维性扩大部分，与髌内侧支持带混合。

④股中间肌　起于股骨干的前外侧面，在内侧其部分肌纤维与股内侧肌混合。

这四块肌肉在远端混合在一起形成股四头肌腱，向前延伸至髌骨形成髌韧带（图2-26）。

股中间肌和股直肌几乎垂直止于髌骨上缘，而股内侧肌和股外侧肌纤维则斜行止于髌骨。股四头肌腱分为三层结构：浅层由股直肌组成，中间层由股内侧肌和股外侧肌组成，深层由股中间肌组成。

股四头肌腱在远端通过一个扩张部向前连于髌骨。在大部分情况下，只有来自股直肌部分的肌腱纤维与髌骨的远端相延续。然而在一些情况下，来自股外侧肌的纤维可直接与远端相连。另外，股内侧肌和股外侧肌形成的扩张部通过髌骨支持带与胫骨相连。股四头肌群的最主要功能是伸膝、屈髋，维持人体直立、行走及跪跳等功能活动。

2）缝匠肌 缝匠肌为全身最长的肌肉，起自髂前上棘，向远端和内侧走行于大腿的前部，形成收肌管的顶部，止于胫骨上端内侧面。在远端，缝匠肌肌腱变得宽大，分散分布的肌腱纤维与膝内侧第一层混合在一起。缝匠肌、股薄肌和半腱肌的肌腱共同组成鹅足。缝匠肌肌腱扩展部较表浅，覆盖股薄肌和半腱肌的止点。缝匠肌收缩时能屈髋、屈膝，并可使已屈的小腿内旋，对膝关节内侧起稳定作用。缝匠肌由股神经分支支配。

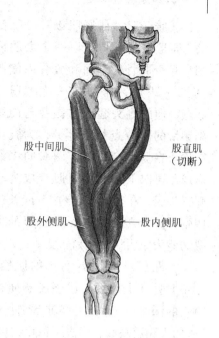

图2-26 股四头肌群分布示意图

（2）膝关节后侧肌肉

①股二头肌 股二头肌长头起于坐骨结节，短头起于股骨嵴外侧之下部及外侧髁上线，二者融合在一起，止于腓骨小头及其前部之筋膜，功能为伸髋屈膝，并使膝微外旋。

②半腱肌与半膜肌 半腱肌起于坐骨结节，向远端走行，位于半膜肌表面内侧；半膜肌起于坐骨结节上部和外侧凹陷处，二肌下行，与缝匠肌、股薄肌形成鹅足。半腱肌的止点正位于胫骨上股薄肌止点的远端，形成平均宽度约为20mm的联合结构。半腱肌、半膜肌有伸髋屈膝及内旋膝的作用（图2-27，图2-28）。

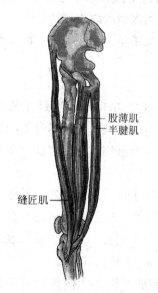

图2-27 股骨后侧肌肉示意图（侧面观）

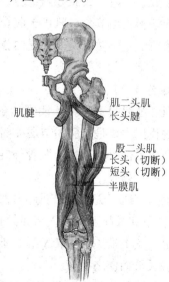

图2-28 股骨后侧肌肉示意图（后面观）

③腓肠肌　腓肠肌以一个外侧头起于股骨外侧髁，以一个大的内侧头起于股骨的腘面和股骨内侧髁（图2-29）。外侧头有一大的肌性起点，但内侧头起于内侧髁与内侧副韧带的附着点相邻部分，为腱性结构。在膝关节以下，两头向中线靠拢，再向下与比目鱼肌合成为小腿三头肌，在下端形成约15cm长的跟腱，止于跟骨结节。腓肠肌的主要功能为跖屈踝关节和屈膝。

④跖肌　跖肌有一小的肌腹，起于股骨外上髁线，位于腓肠肌外

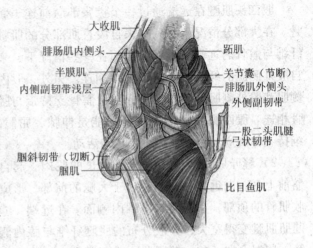

大收肌
腓肠肌内侧头
半膜肌
内侧副韧带浅层
腘斜韧带（切断）
腘肌
跖肌
关节囊（节断）
腓肠肌外侧头
外侧副韧带
股二头肌腱
弓状韧带
比目鱼肌

图2-29　膝关节后侧肌群示意图

侧头的深面。它形成一条非常细长的肌腱，向远端走行位于腓肠肌内侧头的深面。大约7%的人跖肌缺如，形成一退化结构。

（3）膝关节内侧肌肉

①股薄肌　股薄肌宽而薄，起于耻骨下支，沿大腿内侧向远端走行，止于鹅掌。股薄肌能屈膝并使之内旋。

②耻骨肌　耻骨肌位于内收肌之上，起自耻骨梳，止于股骨粗隆至股骨嵴一线的上半。

③内收长肌　内收长肌起于耻骨体前面，止于股骨嵴内侧唇。

④内收短肌　内收短肌起于耻骨体及其下支的前面，止于股骨嵴的内侧。

⑤内收大肌　内收大肌分两部分，内侧部及坐骨部。前者起于耻骨下支及坐骨支，后者主要起于坐骨结节，该肌止于股骨嵴全长及股骨内侧髁的内收肌结节。

内收诸肌的主要功能是使大腿内收。耻骨肌、内收长肌、内收短肌、内收大肌又能屈股并使其外旋。

（4）膝关节外侧肌肉

①腘肌　腘肌起于股骨外侧髁的前方，向后下越过关节时居关节纤维囊与滑膜之间。腘肌的作用主要是在膝关节屈曲时，与半月板股骨韧带共同控制半月板的活动，并能在膝关节负重位时，通过使股骨外旋转，从而使膝关节解锁以允许屈曲，在收缩时拉小腿内旋，防止内收。

②阔筋膜张肌　阔筋膜张肌起自髂骨翼前部、髂前上棘及其下切迹的外缘，肌膜长约15cm，向下在大腿上中1/3交界处止于髂胫束两层间。髂胫束为阔筋膜在大腿外侧的增厚部分，其上端始于大转子处，下行越过膝关节止于胫骨外侧髁。该肌收缩可拉紧已伸直的膝关节而使之稳定。

③股二头肌长头与半腱肌　股二头肌长头与半腱肌共同起于坐骨结节及骶结节韧带，短头起于股骨嵴下半外唇，在长头深面与长头相结合。当膝关节屈曲时，在外侧皮

下可摸到股二头肌腱。在内侧，有两条肌腱非常明显。

4. 辅助装置（图2-30）

（1）皮肤　膝部的皮肤较薄。

（2）脂肪组织　膝部脂肪组织较少，为人体的机械减震装置。

（3）滑膜囊

①髌上囊　位于股四头肌腱深面、髌底之上方，为膝部最大的滑膜囊。往往与膝关节腔相通，而被视为膝关节滑膜腔的一部分。该滑膜囊与股骨之间有一层脂肪，可避免髌上囊与股骨粘连。屈曲时髌骨向下移则髌上囊随之下移；伸膝时伸膝肌群可拉髌上囊向上。膝关节腔的上界大约在髌骨上缘上方3cm处，但如果与髌上囊相连则可高出髌骨上缘达7~8cm。

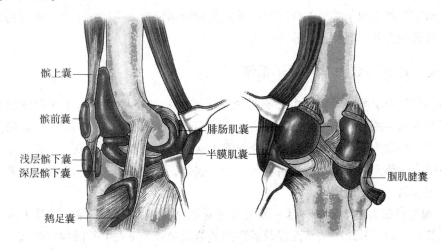

图2-30　膝关节滑膜囊示意图

②腘肌腱囊　腘肌腱囊与膝关节外侧髁腔相通，位于腘肌腱和外侧半月板、胫骨外侧髁、胫腓近侧关节之间，能减缓腘肌腱和其他坚硬结构间的摩擦及撞击。有时该囊与胫腓近侧关节相通，从而使膝关节腔也与胫腓近侧关节相交通。

③腓肠肌囊　腓肠肌囊位于腓肠肌内侧头深面，通常与内侧髁腔相通。该囊还与位于半膜肌深面的一个囊交通，因而它可以使半膜肌囊与膝关节交通。

④髌前囊　髌前囊在髌骨前面，位于深层皮下组织内，在髌骨下半及髌韧带上半与皮肤之间，有时其范围可高过髌骨。髌前囊的存在可以允许膝前的皮肤自由活动。该囊可分为两个：浅层位于阔筋膜与股四头肌腱之间为髌前筋膜下囊；深层在股四头肌腱与髌骨骨膜之间为髌前腱下囊。受伤后肿起，有时髌前囊可分成两部分，不要误以为骨折。

⑤浅层髌下囊（髌下浅囊）　浅层髌下囊介于皮肤与髌韧带、胫骨结节之间，可与髌前囊相通，减少跪位时的摩擦。多次跪位摩擦导致该囊发炎时，称为侍女膝。

⑥深层髌下囊（髌下深囊）　深层髌下囊介于髌韧带深面与胫骨上端前面之间，

为固有滑膜囊。

⑦鹅足囊 鹅足囊位于缝匠肌腱、股薄肌腱、半腱肌腱的深面与胫侧副韧带之间，该囊大而恒定，临床发病机会较多。

⑧半膜肌囊 半膜肌囊位于半膜肌与腓肠肌内侧头浅部之间。

5. 膝部关节 由股骨下端、胫骨上端和髌骨构成。关节腔内的辅助结构有膝交叉韧带（前、后交叉韧带）和内、外侧半月板。关节囊较薄而松弛，附着于各骨关节软骨的周缘。关节囊的周围有韧带加固。前方的叫髌韧带，是股四头肌腱的延续（髌骨为该肌腱内的籽骨），从髌骨下端延伸至胫骨粗隆，在髌韧带的两侧，有髌内、外侧支持带，为股内侧肌和股外侧肌腱膜的下延，并与膝关节囊相编织；后方有腘斜韧带加强，由半膜肌的腱纤维部分编入关节囊所形成；内侧有胫侧副韧带，为扁带状，起自内收肌结节，向下放散编织于关节囊纤维层；外侧为腓侧副韧带，是独立于关节囊外的圆形纤维束，起自股骨外上髁，止于腓骨小头。

（五）踝部弓弦力学解剖子系统

踝部弓弦力学解剖子系统由静态弓弦力学单元和动态弓弦力学单元及辅助装置组成。踝部静态弓弦力学单元以胫骨下端、腓骨下端和距骨为弓，连结这些骨骼的关节囊、韧带、筋膜为弦，其功能是维持踝部的正常位置。踝部动态弓弦力学单元是在踝部静态弓弦力学单元的基础上加上附着于股骨、髌骨、胫骨、腓骨的肌肉组成，其功能是完成踝关节的运动功能。

1. 静态弓弦力学单元——弓 踝关节的骨性结构包括胫骨下端、腓骨下端与距骨滑车三部分。内、外踝的关节面以及后踝的关节面和胫骨下端关节面构成踝穴，横跨在距骨体滑车的上方，是一种类马鞍状关节，其中以距骨滑车和胫骨下端为构成踝关节的主要部分。前后方向活动范围较大，左右方向活动范围较小。

2. 静态弓弦力学单元——弦

（1）关节囊 踝关节的关节囊前侧由胫骨下端前缘至距骨颈，后侧由胫骨下端后缘至距骨后结节。关节囊前后松弛软弱，前侧的韧带只有少量纤维，后侧关节囊韧带最薄弱，仅有少量纤维连接于胫骨后面、下胫腓后韧带及距骨后面。关节囊左右两侧坚实紧张，附于关节软骨的周围，内侧与三角韧带纤维相连，并得到加强，外侧由距腓前韧带、距腓后韧带加固。虽然跟腓韧带位于关节囊之外，如同膝关节的侧副韧带一样，但可使踝关节囊更加坚强。其后部也有少量纤维，起自内、外踝后缘并向中央集合，再向下止于距骨后突的后内侧结节，充填于胫距后韧带及腓距后韧带的间隙内，在下面与前面附于距骨头之后，使距骨颈位于关节囊内。

（2）韧带 踝关节的韧带非常丰富，主要有以下几组：

1）前、后侧韧带 即关节囊的前、后部，较薄弱，这样便于踝关节前后的屈伸运动。

2）内侧韧带 踝关节内侧主要为内踝韧带，又称三角韧带，位于胫后肌腱的深面，由深、浅两部分组成。三角韧带的浅层纤维呈三角形，近端起于内踝之前丘部，远端止于舟骨、弹簧韧带、载距突的上部，小部分止于距骨；三角韧带的深层主要起于内踝之后丘部及前后丘部间沟，呈尖朝上底朝下的扇形分布，止于距骨滑车的内侧缘，由后部的内侧结节至距骨颈，并有少量纤维达舟骨粗隆。三角韧带被胫后肌穿过，并为胫骨后肌及趾长屈肌所加强。该韧带根据附着点的不同共分为4束，分别是胫跟韧带、胫舟韧带、胫距前韧带及胫距后韧带（图2－31）。

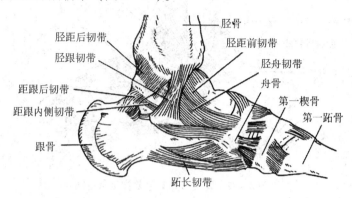

图2－31 踝关节内侧主要韧带示意图

①胫跟韧带 是三角韧带的浅层部分，与胫距韧带相融合。此韧带肥厚而强韧，起于内踝尖向下止于距骨颈，并向下附着于载距突、舟骨及跟舟跖短韧带。此韧带甚为坚强，其下部止点很少发生撕脱，它从内侧加强踝关节，受到向外的暴力时，其前部、内踝附着点处可发生撕裂。

②胫舟韧带 是三角韧带的浅层纤维，起于内踝前面，斜向前下方，止于舟骨粗隆与跟舟足底韧带的内侧缘。

③胫距前韧带 是三角韧带的前部纤维，位于胫舟部的内侧，起于内踝前面的骨端，向前下走行，止于距骨颈后部与胫跟韧带融合。

④胫距后韧带 此韧带较短，略斜向后方，与外侧的距腓后韧带相对应。起于内踝后丘部及内踝内面的窝，止于距骨的内侧面及后面的内侧结节，靠近踝关节的运动轴，正常运动时维持紧张状态。

三角韧带除了前部的纤维限制足的跖屈外，主要是限制足的背伸及过度外翻。由于解剖学的特点，三角韧带还限制了距骨向外侧移位，当三角韧带完整时，距骨向外移位不超过2mm。三角韧带十分坚固，并与踝关节囊紧密相连，当踝关节受到外翻、外旋暴力时，常发生内踝骨折，而很少发生三角韧带的断裂，但其前部纤维可出现撕裂。当三角韧带完全断裂时，X线显示踝关节处于外翻位，因为此时距骨向外旋转，距骨上关节面与胫骨下关节面之间呈向内开放的角度。

3）外侧韧带 踝关节的外侧韧带又称腓侧副韧带，不如内侧的三角韧带坚强。该韧带可分为前、中、后三束，即距腓前韧带、距腓后韧带、跟腓韧带，分别起自外踝的前、后及尖部，止于距骨和跟骨（图2－32）。

①距腓前韧带 该韧带甚为薄弱，几乎呈水平方向，起自外踝前缘，向前内方止于距骨颈的外侧面，近跗骨窦处，紧贴外踝关节面的前方。其主要作用是在踝关节跖屈位

时，限制踝关节的内旋及跖屈，而在踝关节中立位时，有对抗距骨向前移位的作用。当该韧带完全断裂时，踝关节前抽屉试验可出现阳性。

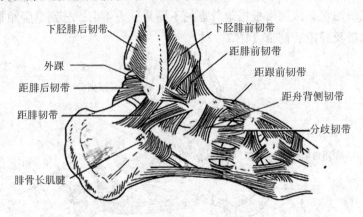

图2-32　踝关节外侧主要韧带示意图

②距腓后韧带　为踝关节外侧三束韧带中最坚强的韧带，起自外踝内侧面的外踝窝，呈三角形水平向后，经距骨后面，止于距骨后突外侧结节，并与踇长屈肌腱相融合。该韧带有限制踝关节过度背伸的作用，可阻止踝关节内收、内翻。正常情况下，由于距腓后韧带在外踝上的附着点十分坚强，以致距骨与外踝很难分离，因而胫骨和腓骨能连成一个单位。而当此韧带完全断裂时，可使距骨与腓骨分离而无骨折，其间距可达3cm，并伴有距骨向前运动。但临床上该韧带单独损伤较少见。

③跟腓韧带　为一强韧的圆形纤维束，位于腓骨长、短肌的深面。该韧带起自外踝尖前凹陷处，斜向后下，止于跟骨外侧面的一个小隆起处，其形状类似于膝关节的腓侧副韧带。该韧带为一强韧的圆形纤维索，长约1.2cm，宽约0.5cm。跟腓韧带位于踝关节运动轴线之后，越过踝关节及跟距关节，有限制距骨倾斜及内收的作用。由于解剖关系，仅在背伸时紧张，在跖屈时则松弛。当踝关节处于中立位时其有限制足内翻的作用。当该韧带完全断裂而被动足内翻时，距骨在踝穴内发生倾斜，可引起关节脱位，因此临床上一旦该韧带发生断裂损伤，应及时修补，以免影响踝关节的稳定。

在腓侧副韧带中，跟腓韧带最易发生断裂。当踝关节受到内翻暴力时，跟腓韧带首先断裂，踝关节外侧关节囊也可部分或全部撕裂，若暴力继续则可使下胫腓关节出现分离倾向。临床上距腓前韧带单独损伤较少见，跟腓韧带与下胫腓前韧带的损伤多同时存在，即跟腓韧带损伤的同时，多伴有距腓前韧带损伤。这种情况下可引起踝关节的不稳、习惯性扭伤等。当踝关节脱位、内翻骨折或踝关节内侧发生挤压骨折时，腓侧副韧带可发生断裂。

4）下胫腓韧带　或称为胫腓联合韧带。下胫腓韧带紧连胫腓骨下端，加深由胫腓骨下端所形成的关节窝，是维持下胫腓关节乃至踝关节稳定性的重要韧带。该韧带十分坚强，由以下四部分组成，分别是下胫腓前韧带、下胫腓后韧带、骨间韧带和下胫腓横韧带。

①下胫腓前韧带　是一坚韧的三角形韧带，上起于胫骨下端的边缘，向外下附着于外踝的前面及附近的粗糙骨面上，止于胫骨及腓骨的前结节。其纤维与胫骨骨膜相融合

并向上至胫骨前面约 2.5cm 处（图 2 – 33）。

②下胫腓后韧带　与下胫腓前韧带位置相当，是一条强韧的纤维束，其中含有弹性纤维，其纤维斜行，有加深距骨窝的作用。下胫腓后韧带的深部由胫骨下关节面的后缘延伸至外踝内侧后部，与内、外踝的关节面合成一腔，以容纳距骨，形成与距骨相接触最深的韧带。

③骨间韧带　为小腿骨间膜的延续，最为坚实，由胫骨向腓骨斜

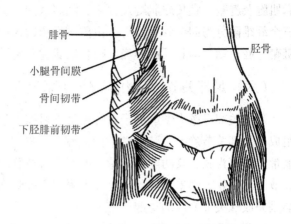

图 2 – 33　下胫腓前韧带（右踝关节前面观）示意图

行，方向由内上向外下。其作用是使胫、腓骨下端紧紧连在一起，以加强腓骨的稳定性，防止距骨脱位。

④下胫腓横韧带　是横行于胫骨后面的下缘与外踝内侧面的胫腓骨滑膜延长部，其作用主要是防止胫腓骨在距骨面上向前脱位（图 2 – 34）。

3. 动态弓弦力学单元　踝部动态弓弦力学单元由踝关节静态弓弦力学单元加上相应的骨骼肌组成。参见膝关节弓弦力学解剖子系统中动态弓弦力学单元。

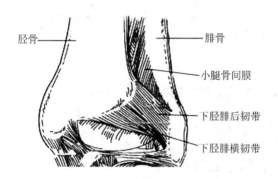

图 2 – 34　下胫腓横韧带（左踝关节后面观）示意图

4. 辅助结构

（1）皮肤　踝前区和足背的皮肤较薄，踝后区皮肤移动性较大。

（2）脂肪组织　踝前区浅筋膜疏松，缺少脂肪。踝后区浅筋膜较疏松，跟腱两侧有较多脂肪。

（3）滑膜囊　外踝和皮肤之间有外踝皮下囊，内踝和皮肤之间有内踝皮下囊，胫骨前肌和第一楔骨之间有胫骨前肌腱下囊，跟腱与皮肤之间有跟皮下囊，跟腱止端与跟骨骨面之间有跟腱囊。

5. 关节　踝关节由胫、腓骨下端的关节面与距骨滑车构成，故又名距小腿关节。胫骨的下关节面及内、外踝关节面共同组成"冂"形关节窝，容纳距骨滑车（关节头）。由于滑车关节面前宽后窄，当足背屈时，较宽的前部进入窝内，关节稳定；但在跖屈时，如走下坡路时滑车较窄的后部进入窝内，踝关节松动且能作侧方运动。

6. 特殊结构　踝部特殊结构有踝管。小腿深筋膜在胫骨内踝下后方形成屈肌支持带，张于内踝与跟骨结节间，形成的管状结构即为踝管。其内走行（由前至后）胫骨

后肌腱及腱鞘、趾长屈肌腱及腱鞘、胫后动静脉和胫神经、跨长屈肌腱及腱鞘。其内被三个纤维隔分为四个骨纤维管，由前向后依次通过：胫骨后肌腱及腱鞘，趾长屈肌腱及腱鞘，胫后动、静脉及胫神经，跨长屈肌腱及腱鞘。

（六）足部关节弓弦力学解剖子系统

足部关节弓弦力学解剖子系统由静态弓弦力学单元和动态弓弦力学单元及辅助装置组成。足部关节静态弓弦力学单元以跗骨、跖骨及趾骨为弓，连结这些骨骼的关节囊、韧带、筋膜为弦，其功能是维持足部的正常位置。足部关节动态弓弦力学单元是在足部关节静态弓弦力学单元的基础上加上附着于股骨、髌骨、胫骨、腓骨的肌肉组成，其功能是完成踝关节的运动功能。

1. 静态弓弦力学单元——弓　踝关节以下的部位为足，足骨分为跗骨、跖骨及趾骨，共有 26 块。其中跗骨共有 7 块，分别为跟骨、距骨、足舟骨、骰骨及第一至三楔骨；跖骨 5 块，其底部膨大，呈楔形，体的上面中部略宽，两端较窄，前部为跖骨头，有与趾骨相关节的隆凸的关节面；趾骨共有 14 块，除跨趾为两节外，其余各趾均为三节，每节趾骨分底、体及滑车关节面三部分（图 2-35，图 2-36）。

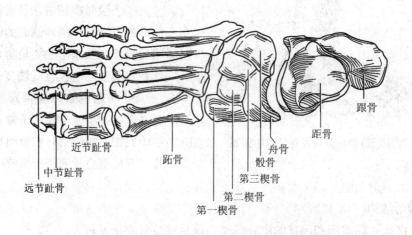

图 2-35　足部各骨上面观示意图

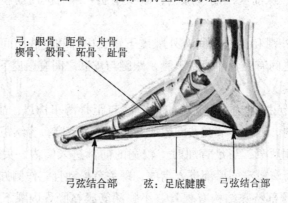

图 2-36　足纵弓静态弓弦力学解剖单元示意图

2. 静态弓弦力学单元——弦

（1）足底筋膜 分为浅、深两层，浅层称跖腱膜，深层称骨间跖侧筋膜。

1）跖腱膜（足底腱膜） 跖腱膜位于足底，是足底深筋膜增厚部。跖腱膜起自跟骨结节，在足底前部约相当于跖骨颈部分为浅、深两层，深层厚而强大，又分为五束，沿跖骨表面走行，在跖骨头处分为两支。浅、深两层之间有屈肌腱通过，外侧四束止于跖趾关节囊下方增厚而形成的跖板的内、外侧；内侧束的两分支则分别止于第一跖骨头下的两颗籽骨，后者又有强大的韧带连于近节趾骨基底及第一跖骨颈。相邻的跖腱膜及跖筋膜与跖骨头处的跖深横韧带相互交织，组成强大的筋膜韧带系统，共同维持足弓的三维形态。

跖腱膜的功能有：①支持足的纵弓，对足纵弓起到"绞盘样作用"，在足负重时能储存一定的弹性势能，是足纵弓坚强的稳定结构；②保护足底的肌肉及肌腱，便利活动；③保护足底的关节。

2）骨间跖侧筋膜 足底的骨间跖侧筋膜覆盖于骨间肌的跖侧面，与跖骨跖侧面骨膜愈合，与骨间背侧筋膜及相邻两侧的跖骨共同构成四个跖骨间隙，各间隙内均含有神经、血管。

（2）韧带 足部韧带有很多，可参见相关专著。

3. 动态弓弦力学解剖单元 足部动态弓弦力学单元由足关节静态弓弦力学单元加上相应的骨骼肌组成。

足部肌肉 运动足的肌肉及其肌腱，大致可分为两组，包括起于小腿止于足与足趾的外在肌或称小腿肌，和起于足止于足趾的足内在肌。足部肌肉的功能主要在于维持足弓和协调足外在肌的屈、伸肌之间的作用力，保持足在活动时的平衡和稳定。

①外在肌 足的外在肌由位于小腿前侧的胫骨前肌、趾长伸肌、踇长伸肌及第三腓骨肌所组成的小腿前群肌肉和小腿外侧的腓骨长、短肌以及小腿后侧的腓肠肌、跖肌、比目鱼肌、踇长屈肌、趾长屈肌、胫骨后肌等肌肉组成。这些肌肉在运动中担负大部分体重，管理足的运动，能支持足弓，既可使足背伸和跖屈，又可使足内翻、外翻和内收、外展。

②内在肌 足的内在肌主要分为足背肌和足底肌。足的内在肌主要作用是稳定和支持体重，大多纵行，可加强足的纵弓。

4. 辅助结构

（1）皮肤 足背的皮肤较薄，而足底皮肤致密坚厚，移动性差，尤以足跟、足外侧和第一跖骨头承重部位更为显著。

（2）脂肪组织 踝部的脂肪组织较少。

（3）腱鞘 位于踝关节前方的足背区，包括胫骨前肌腱、踇长伸肌腱、趾长伸肌腱、趾短伸肌腱的腱鞘。

5. 关节 足的关节包括跗骨间关节、跖趾关节和趾骨间关节（图2-37）。

（1）跗骨间关节 包括距跟关节、跟骰关节、距跟舟关节、跗横关节、楔舟关节、楔骨间关节和舟骰关节。主要韧带有距跟前韧带、距跟后韧带、距跟内侧韧带和距跟外侧韧带。

①距跟舟关节　由距骨头、跟骨载距突上面及舟骨后面的关节面组成。主要韧带有距跟骨间韧带、距跟跖侧韧带、分歧韧带、距舟韧带。

②跟骰关节　由跟骨的骰骨关节面与骰骨的后关节面构成。主要韧带有分歧韧带的跟骰部、跟骰背侧韧带、跖长韧带、跟舟侧韧带。

③楔舟关节　为舟骨与三块楔骨间的关节。

④舟骰关节　通常为纤维连接。

⑤楔间关节和楔骰关节　为平面滑膜关节。

⑥跗跖关节和跖骨间关节　为平面滑膜关节。

（2）跖趾关节　由跖骨小头与第一趾骨底构成。第一跖趾关节下面的两侧，各有半球形籽骨，借短纤维连接于跖趾二骨，并与小头横韧带和侧副韧带相连。

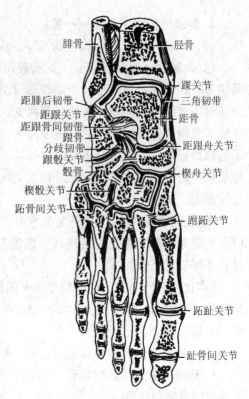

图2-37　足部关节示意图

（3）趾骨间关节　趾骨间关节为趾骨间的关节，由远节趾骨底与近节趾骨滑车构成。趾骨间关节两侧有强韧的副韧带加强，跖侧有纤维软骨性的跖侧副韧带。

6. 特殊结构——足弓　为跗骨和跖骨借韧带和肌的牵拉，形成的一个凸向上的弓，称足弓。足弓可分为前后方向的足纵弓和内外侧方向的足横弓。足纵弓较明显，纵弓又可分为内侧和外侧两个弓。当站立时，足骨仅以跟骨结节和第一、第五跖骨头三点着地。足弓具有弹性，可在跳跃和行走时缓冲震荡，同时还具有保护足底血管、神经免受压迫的作用。

三、脊柱弓弦力学解剖系统

脊柱弓弦力学系统由静态弓弦力学单元和动态弓弦力学单元及辅助装置组成。脊柱静态弓弦力学单元是以颅骨、脊柱为弓，连结这些骨骼的关节囊、韧带、筋膜为弦，其功能是维持脊柱的正常位置。脊柱动态弓弦力学单元是在脊柱静态弓弦力学单元的基础上加上附着于颅骨以及脊柱的肌肉组成。颅骨通过枕骨与颈椎形成直接连接，头面部通过连接在脊柱及肩胛骨的软组织进行力学传导。所以，头面部的异常应力可影响脊柱及肩胛骨的力学平衡，反之亦然。脊柱弓弦力学解剖系统由头面部的面部弓弦力学解剖子系统、眼部弓弦力学解剖子系统、耳部弓弦力学解剖子系统、鼻部弓弦力学解剖子系统、咽部弓弦力学解剖子系统、喉部弓弦力学解剖子系统、口腔弓弦力学解剖子系统和脊柱颈、胸、腰、骶尾段弓弦力学解剖子系统组成，现分述如下。

（一）面部弓弦力学解剖子系统

面部弓弦力学解剖子系统由面部静态弓弦力学单元和动态弓弦力学单元及其辅助装置组成。静态弓弦力学单元由弓（面颅骨）和弦（关节囊、韧带、筋膜）组成，其功能是维持面部骨关节的正常位置。动态弓弦力学单元是在面部静态弓弦力学单元基础上加上附着在面颅骨上的骨骼肌组成，其功能是完成面部的各种表情运动。

1. 静态弓弦力学单元——弓（图2-38，图2-39）面颅骨共15块。成对的有鼻骨、泪骨、上颌骨、颧骨、下鼻甲骨和腭骨，不成对的是下颌骨、犁骨和舌骨。它们不仅为视器、气道和消化道等提供了保护和执行其功能的良好条件，并且是气道和消化道的起始部，也为颜面部的形态打下了基础。在头部除了这些骨性结构外，还存在软骨性支架——耳软骨和鼻软骨。耳软骨由弹性软骨构成，而鼻软骨则由透明软骨构成。

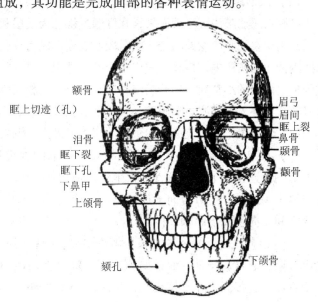

图2-38　颅骨前面观示意图

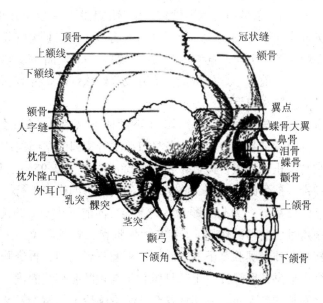

图2-39　颅骨侧面观示意图

2. 静态弓弦力学单元——弦

（1）浅筋膜　浅筋膜由疏松结缔组织构成，并含有脂肪组织，可分为三层：浅层为疏松的纤维层，以眼睑最为疏松，水肿早期即可在此表现；中层为含有大量脂肪组织的脂肪层，颊区脂肪组织聚成的团块，称颊脂体；深层含有面肌，属于面部动态弓弦力学单元。手术时应将皮肤、面肌分层缝合，以免瘢痕过大，影响面容。浅筋膜中含有面肌，丰富的血管、神经和淋巴管等结构。

（2）深筋膜　面部的深筋膜薄而不发达，以腮腺咬肌筋膜和颞筋膜较为明显。腮腺咬肌筋膜由颈筋膜浅层延续而来，在腮腺后缘分为浅层和深层腮腺筋膜，包绕腮腺形成腮腺鞘；两层在腮腺前缘处融合，覆盖咬肌表面，成为咬肌筋膜。腮腺筋膜浅层致密，并发出间隔伸入腺实质内，将其分成许多小叶。腮腺炎时肿胀受压，疼痛剧烈，化脓时小叶可成为独立散在的小脓灶，切开引流时应予注意。腮腺筋膜深层薄弱且不完整，化脓性腮腺炎时脓液可穿入深部波及咽侧壁，形成咽旁脓肿。颞筋膜上方附于上颞线，向下分为浅层和深层，浅层覆于颞肌表面，向下附着于颧弓外面，深层附着于颧弓内面。

（3）关节囊　颞下颌关节的下部被连接下颌髁突和关节盘的紧绷的纤维所包绕，而上部则由连接关节盘和颞骨的松弛纤维所包绕。因此，关节盘分别与颞骨和下颌髁突形成两个关节囊。关节囊向上连接窝前平面前缘，向后到鳞鼓裂的边缘，并位于关节凹边缘之间，向下到下颌颈周围。

（4）面部皮肤支持韧带　根据解剖研究，这些韧带共有6对，呈细条带状的致密结缔组织束，起自面颅骨骨面或筋膜，部分韧带伸向浅面，穿经表浅肌肉腱膜和浅筋膜，止于真皮，直接固定和支持皮肤；另一部分韧带伸向浅部止于表浅肌肉腱膜，通过浅筋膜间接牵拉和支持皮肤。在行面部除皱术时，视具体情况应切断某些韧带，可提高手术质量，取得更理想的美容效果。

①颧弓韧带　为2~3条呈白色的腱性致密结缔组织束，恰位于颧小肌起点的后方，起于颧弓前端下缘骨膜或颧骨颊面，纤维束稍斜向前下穿表浅肌肉腱膜和浅筋膜，呈扇形止于真皮。此韧带长约1.1cm，宽约1.0cm，厚约0.3cm。面横动脉和面神经的颧支在表浅肌肉腱膜的深面，前行于该韧带上、下方或穿经该韧带，并有面横动脉和细小的感觉神经伴该韧带达皮肤和皮下。

②下颌骨韧带　起点位于下颌体前1/3距下颌体下缘约0.59cm处的外侧面骨膜，呈与下颌体长轴平行的条带状。由8~15条呈双排平行排列的结缔组织小束组成，伸向浅面穿过肌束和脂肪团止于真皮。此韧带长约0.68cm，宽约2.95cm，厚约0.53cm。

③颈阔肌悬韧带　被颈阔肌覆盖，略呈后上斜向前下的横向走行。该韧带起于茎突下颌韧带（位于下颌支后方，为起自颞骨茎突下端行向前下止于下颌角后面的条索状纤维束，有防止下颌角过度前移的作用）、茎突舌骨肌和二腹肌后腹，呈左右短和上下宽的扁带状纤维束横行向外经腮腺与下颌角和下颌下腺三者之间，再经胸锁乳突肌前方行向浅面，下部纤维止于颈阔肌深面，上部纤维止于与颈阔肌相续的表浅肌肉腱膜的腱膜性区。其起止点之间长约1.5cm，由耳垂点至下颌下腺后上缘宽约6.4cm，在下颌角点平面厚约0.3cm。面神经颈支紧贴韧带前面下行一段距离后分布于颈阔肌；颈外静脉下

行于韧带后方与胸锁乳突肌之间；耳大神经在韧带后方行向前上，距耳垂点 2～3.6cm 范围内斜穿韧带上段后分支入腮腺。在切断该韧带时应注意其前后方的血管和神经。

④颈阔肌耳韧带 是连于颈阔肌后上缘与耳垂后下方三角形致密区之间的筋膜性韧带。耳垂后下方的皮下组织很少，此处的真皮直接与表浅肌肉腱膜和腮腺被膜等结构紧密相连，共同形成一尖向下的三角形致密区，续于颈阔肌后上缘的表浅肌肉腱膜行向后上融于致密区皮下组织中，故颈阔肌耳韧带实为颈阔肌后上缘与致密区之间的表浅肌肉腱膜。在行面颈部除皱术时，需切断此韧带，以便将颊颈部皮肤和颈阔肌向后上方提紧固定，再将切断的韧带固定于乳突骨膜上。

⑤表浅肌肉腱膜颧部韧带 纵行于咬肌前缘附近。据其起点的不同由上而下可分为三组：上组纤维少，起于咬肌起始部的咬肌筋膜表面，行向浅面止于表浅肌肉腱膜；中间组为韧带的大部，起于咬肌筋膜前缘和（或）颊咽筋膜，经颊脂肪垫的上后和下方行向浅面止于表浅肌肉腱膜；下组亦少，为 1～3 束纤维，在咬肌前缘下段的前方起于下颌体近上缘骨膜，向上方行向浅面止于颈阔肌。

该韧带与血管和神经的关系甚为密切。面神经颧支和面横动、静脉紧贴韧带上方，行向前上；腮腺管前行于血管下方，相当于鼻翼与口角连线的中点至耳屏间切迹连线的中 1/3 段深面；面神经颊支向前穿行于中间组的纤维束间达颊脂肪垫浅面，然后分布于上唇和鼻周围的表情肌；下组纤维束上方有面动脉、面静脉斜过，下方有面神经下颌缘支横过。上述血管、神经主干均行于表浅肌肉腱膜的深面，在剥离表浅肌肉腱膜和切断韧带时，勿伤及这些重要结构。

⑥颈阔肌前韧带 起于颈阔肌前上缘，斜向前外行向浅面止于颊部真皮。牵拉此韧带时，可使颊部呈现"酒窝"样改变。在行面部除皱术时需将韧带切断，以免上提颈阔肌时引起"酒窝"。

3. 动态弓弦力学单元 面部动态弓弦力学单元由面部静态弓弦力学单元加上相应的骨骼肌组成。

面部的肌可分为 3 层，浅层为面肌，中层为面侧区下颌支外侧的咬肌和颞肌，深层为在下颌支深侧的翼内肌、翼外肌。在浅、中层肌间有浅间隙，在深层肌间有深间隙。

（1）面肌 又称表情肌，属于皮肌，起于骨或筋膜，止于皮肤，收缩时使面部产生各种表情。表情肌主要分布在头面部的孔裂周围，如眼裂、口裂和鼻孔周围，其功能是由环形肌和辐射肌分别开大或闭合上述孔裂。

（2）咬肌 起自颧弓下缘及内面，向后下方止于下颌支外面及下颌角的咬肌粗隆。

（3）颞肌 起自颞窝肌束呈扇形向下会聚，通过颧弓的深面止于下颌骨的喙突。

（4）翼内肌 翼内肌有两个起头，浅头起自腭骨及上颌骨，较大的深头起自翼突窝。咬肌、颞肌、翼内肌收缩均使下颌骨上提，上、下颌牙相互咬合。

（5）翼外肌 翼外肌有两个起头，上头起自蝶骨大翼的下面，下头起自蝶骨翼突外侧板，两头共同向后外方，止于下颌髁颈及下颌关节囊。翼外肌一侧收缩使下颌向侧方移动，两侧同时收缩使下颌向前运动。

4. 辅助装置

（1）皮肤　面部的皮肤薄而柔软，富于弹性，有较多的皮脂腺、汗腺和毛囊，是皮脂腺囊肿与疖肿的好发部位。皮肤血液供应丰富，创伤时出血较多，但创口愈合快，抗感染能力也较强。皮肤中神经末梢丰富，感觉敏锐。由于小动脉有丰富的血管运动神经分布，当情绪变化或疾病时，血管收缩或扩张，面部皮肤发生色泽变化。面部皮肤有不同走向的皮纹，随着年龄增长，皮纹逐渐明显。皮纹走行方向基本上与深面的面肌一致，如口裂、睑裂周围呈环状，耳郭周围呈放射状。面部的手术切口应尽可能与皮纹一致，使愈合后的瘢痕减小，不致影响美观。

（2）浅筋膜　面部浅筋膜由疏松的结缔组织等构成，颊部脂肪聚集成团块，称颊脂体。眼部、耳部、鼻部、咽部、喉部、口腔弓弦力学解剖子系统参见相关专著。

（二）脊柱颈、胸、腰、骶尾段弓弦力学解剖子系统

脊柱颈段弓弦力学解剖子系统：以枕骨、颈椎为弓，连结颈椎的软组织如椎间关节的关节突关节韧带、颈椎间盘、项韧带、黄韧带、椎枕肌、前斜角肌、中斜角肌、后斜角肌、骶棘肌颈段等软组织为弦。其功能是维持颈椎的生理曲度，完成颈部的部分运动功能，另一部分运动功能由脊－肢弓弦力学解剖系统完成。

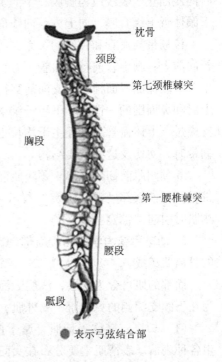

枕骨
颈段
第七颈椎棘突

第一腰椎棘突

胸段

腰段

骶段

● 表示弓弦结合部

图 2－40　脊柱侧面观示意图

脊柱胸段弓弦力学解剖子系统：以胸椎及肋骨、胸骨为弓，连结这些骨骼的软组织如椎间关节的关节突关节韧带、肋横突韧带、黄韧带、前后纵韧带、骶棘肌胸段、胸椎间盘等软组织为弦。其功能主要是维持胸椎的生理曲度，并参与胸椎在矢状面的运动功能。

脊柱腰段弓弦力学解剖子系统：以腰椎为弓，连结腰椎的软组织如椎间关节的关节突关节韧带、腰椎间盘、前后纵韧带、黄韧带、髂腰韧带、骶棘肌腰段等软组织为弦。其功能是维持腰椎的生理曲度，完成腰部的部分运动功能，另一部分运动功能由脊－肢弓弦力学解剖系统完成。

脊柱骶尾段弓弦力学解剖子系统：以骶尾椎为弓，连结骶尾椎的软组织如骶棘韧带、骶结节韧带、骶棘肌腰段等软组织为弦。其功能是维持骨盆平衡。

脊柱颈段、胸段、腰段、骶尾段弓弦力学解剖子系统共同组成脊柱矢状面的整体弓弦力学解剖系统，骶棘肌、项韧带、斜方肌等软组织在枕骨的附着处及第七颈椎的附着处为颈段的弓弦结合部，前纵韧带在第一胸椎、第十二胸椎前面的附着处为胸段的弓弦结合部，骶棘肌、棘上韧带、背阔肌等软组织在第一腰椎、第五胸椎后面的附着处为腰

段的弓弦结合部，骶棘韧带、骶结节韧带等软组织在骶椎侧面、坐骨结节、坐骨棘的附着处为骶尾段的弓弦结合部。

根据数学曲线变化规律，当一段曲线弧长一定时，这段曲线其中的一部分曲率变小，余下部分曲线的曲率会相应增大。由于这些弓弦结合部都是脊柱矢状轴发生转曲的部位，所以，此部位软组织尤其容易受到损伤。当弓弦结合部的软组织发生粘连、瘢痕、挛缩等损伤时，就会引起脊柱生理曲度的变化，引发颈椎病、腰椎病、颈 – 腰综合征等众多临床疑难病症。

1. 脊柱静态弓弦力学单元——弓

（1）颈椎　颈椎共有 7 个，除第一、二、七颈椎因结构有所差异，属于特殊颈椎外，余下 4 节称为普通颈椎。

1）普通颈椎　每节椎骨均包括椎体、椎弓和突起三部分（图 2 – 41，图 2 – 42）。

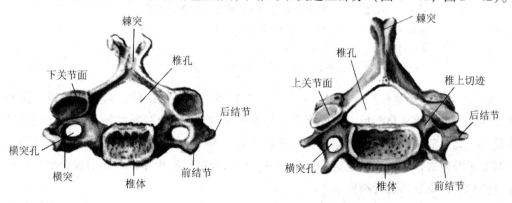

图 2 – 41　第四颈椎下面观示意图　　　　图 2 – 42　第六颈椎上面观示意图

①椎体　椎体是支持体重的主要部分，颈椎椎体较胸、腰椎椎体明显小，其横径大于矢状径，上面较下面略小。一般下位颈椎较上位颈椎大。椎体主要由松质骨构成，表层的密质骨较薄，受伤时可被压扁。

②椎弓　椎弓自椎体侧后方发出，呈弓状，由两侧 1 对椎弓根和 1 对椎板所组成。椎弓根短而细，与椎体的外后缘呈 45°相连接，上下缘各有一较狭窄的凹陷，分别称为颈椎椎骨上切迹和颈椎椎骨下切迹。

椎弓板是椎弓根向后延伸部分，呈板状，较胸、腰椎狭长。其在椎体后缘与两侧椎弓根合拢构成椎管。侧面观呈斜坡状，上缘靠近前方使椎管与神经根管入口处的矢状径略小，而下方则较远离椎管，而使椎管与神经根管的矢状径略大；在下缘前面有弓间韧带或称黄韧带附着并向下延伸，止于下一椎节椎弓板的上缘，于两节椎弓根之间构成椎管后壁，当其肥厚或松弛时，可突向椎管而压迫脊髓。

③突起　突起分横突、上关节突、下关节突和棘突。

A. 横突　起自椎体侧后方与椎弓根处，短而宽。中央部有圆形横突孔，有椎动脉与椎静脉通过。颈椎横突及其后的关节突有许多肌肉附着，自前向后有颈长肌、头长肌、前斜角肌、中斜角肌、后斜角肌、肩胛提肌、颈夹肌、颈髂肋肌、颈最长肌、头最长肌、头半棘肌、颈半棘肌及多裂肌等（图2-43）。

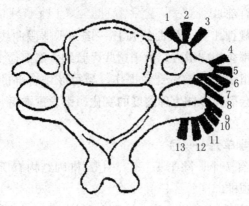

图2-43　颈椎横突及关节突的肌肉附着示意图

1. 颈长肌；2. 头长肌；3. 前斜角肌；4. 中斜角肌；5. 后斜角肌

6. 肩胛提肌；7. 颈夹肌；8. 颈髂肋肌；9. 颈最长肌；10. 头最长肌

11. 头半棘肌；12. 颈半棘肌；13. 多裂肌

B. 关节突　分为上关节突和下关节突，左右各一，呈短柱状，起自椎弓根与椎板的交界处。关节面呈卵圆形，表面平滑，与椎体纵轴呈45°角，因此易受外力作用而导致脱位。此关节属滑膜囊关节，其表面有软骨面，周围为较松弛的关节囊。在其周围有丰富的肌群附着，以增加其稳定性。其前方直接与脊神经根相贴，因此当该处增生、肿胀或松动时，则易压迫脊神经根。

C. 棘突　居于椎弓的正中。$C_3 \sim C_6$多呈分叉状，突向侧、下、后方，以增加与项韧带和肌肉的附着面积，对颈部的仰伸和旋转运动起杠杆作用。

④椎间孔　椎间孔或称椎间管，其内有颈神经根和血管通过，其余空隙为淋巴管和脂肪组织所占据。在枕骨与寰椎之间，寰枕关节后面与寰枕后膜前缘间形成一孔，有第一颈神经和椎动脉穿行。在寰椎与枢椎之间，寰枢关节后面与黄韧带前缘之间也形成一孔，有第二颈神经穿行。$C_3 \sim C_7$椎间孔（图2-44）上、下壁分别为上一椎骨的椎下切迹和下一椎骨的椎上切迹；前壁为椎体后面侧部的下半、椎间盘后外侧面和钩椎关节；后壁为椎间关节囊。椎间孔实际为一向前、下、外方的斜行管，长度为6~8mm，内通椎管的外侧角。

⑤椎孔　椎孔或称椎管，由椎体与椎弓围成，颈椎的椎孔呈三角形，其内有颈段脊髓通过。相当于颈丛和臂丛发出处，椎孔显得较大。颈椎椎孔矢状径平均为15.47mm ± 1.11mm，横径为22.58mm ± 1.22mm，男性大于女性。颈椎椎管矢径以C_1及C_2最大。

2）特殊颈椎

①寰椎　即第一颈椎（图2-45），呈不规则环形。它由1对侧块、1对横突和前后两弓组成，上与枕骨相连，下与枢椎构成关节。

A. 侧块　位于寰椎的两侧，相当于一般颈椎的椎弓根与上下关节突，为一对肥厚而坚硬的骨块。从上面观有两个肾形凹陷的关节面，朝向内、上、后方，称上关节凹，与枕

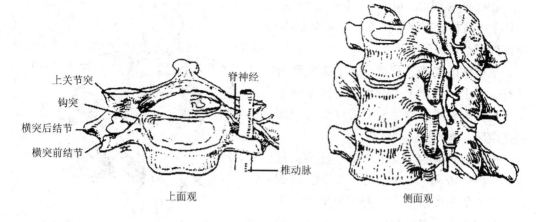

图 2 - 44 颈椎间管示意图

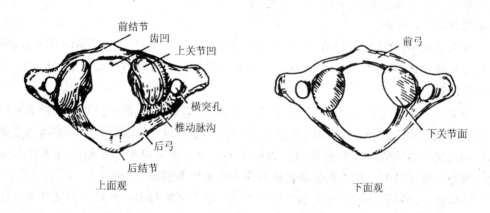

图 2 - 45 寰椎上、下面观示意图

骨髁构成寰枕关节。在关节中部有一稍微狭窄的切迹将其分为前后两部。侧块的内侧面有一粗糙结节，系寰椎横韧带附着部。在此结节上尚有一小结节，参与寰枢关节的运动。侧块的前方为头直肌附着点。从下面观，为一对圆形微凹的下关节面，与枢椎的上关节面构成寰枢外侧关节。在上、下关节面的周围分别有寰枕关节囊与寰枢关节囊包绕。

B. 横突　侧块的两端为一三角形横突，尖端向外，表面粗糙，稍厚，无分叉，有肌肉与韧带附着，对头颈部的旋转活动起平衡作用。横突孔位于横突基底部偏外，较大，有椎动脉和椎静脉穿行。

C. 前弓　短而稍平，呈板状与侧块前方相连接。前方正中的隆凸称为前结节，有颈前肌与前纵韧带附着。后方正中有圆形的齿突关节面，与枢椎的齿突构成寰齿前关节。在前弓的上、下两缘分别有寰枕前膜和前纵韧带附着。

D. 后弓　长而曲度较大，呈不规则的圆棍状与侧块后方相连。后面正中部为粗糙的后结节，与普通颈椎的棘突相似，有项韧带和头后小直肌附着，限制头部过度后伸。后弓上方偏前各有一斜形深沟通向横突孔，因有椎动脉出第一颈椎横突孔后沿此沟走行，故名椎动脉沟，此沟尚有枕下神经通过。后弓上缘有寰枕后膜附着，椎动脉穿过此膜进入颅腔。

②枢椎（图2-46）　即第二颈椎，椎体上方有柱状突起，称齿突。除齿突外，枢椎外形与普通颈椎相似。

枢椎椎体较普通颈椎小，于齿突两旁各有一朝上的圆形上关节面，与寰椎的下关节面构成寰枢外侧关节。椎体前方中部两侧微凹，为颈长肌附着部。

椎弓根短而粗，其上方有一浅沟，与寰椎下面之浅沟形成椎间孔。其下方有面向前下方的下关节突，与第三颈椎的上关节突构成关节。在关节的前方为枢椎下切迹与第三颈椎上切迹构成的椎间孔，有第三颈脊神经经此穿出。

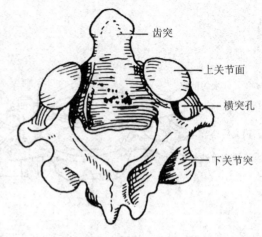

图2-46　枢椎后上面观示意图

横突较短小，前结节缺如，故不分叉，亦无沟槽。横突孔由内下斜向外上方走行。椎弓板呈棱柱状，较厚，其下切迹较深，故椎间孔较大。棘突粗而大，呈分叉状，下方有纵行深沟。

齿突长1.5cm左右，呈乳头状，顶部稍粗而根部较细。其前后分别有椭圆形之前关节面和后关节面。前者与寰椎前弓后面的齿突关节面构成寰齿前关节，后者则与寰椎横韧带构成寰齿后关节。齿突的顶端称为齿突尖，上有齿突韧带，两侧则有翼状韧带附着。因齿突根部较细，在外伤时易骨折而导致危及生命的高位截瘫。

③隆椎　即第七颈椎，其大小与外形均介于普通颈椎与胸椎之间，但其棘突长而粗大，无分叉（图2-47）。因明显隆起于颈项部皮下，故又名隆椎。在临床上常以此作为辨认椎骨顺序的标志。

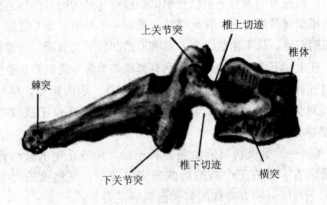

图2-47　隆椎侧面观示意图

横突较粗大，后结节大而明显，但前结节较小或缺如，若横突过长，且尖端向下，或有肋骨出现（即颈肋），则可引起胸腔出口狭窄症候群。横突孔较小，且畸形较多，其中通常没有椎动脉通过，仅有椎静脉通过。

（2）**胸椎** 由前方呈短圆柱形的椎体及后方呈板状的椎弓共同构成。

1）**椎体** 椎体是椎骨主要的负重部分，其内部为松质骨，表面为薄层密质骨，上、下面较为粗糙，并借椎间盘与邻近的椎骨连接。椎体后面微凹陷，与椎弓共同围成椎孔。各椎骨的椎孔连接起来构成椎管，椎管主要容纳脊髓。

2）**椎弓** 椎弓为一弓形骨板。椎弓与椎体的连接部分较狭窄，称为椎弓根。根的上、下缘各有一切迹。相邻椎骨的椎上切迹与椎下切迹共同围成椎间孔。椎间孔内有脊神经及血管通过。两侧的椎弓根向后内侧扩展为宽阔的骨板，称为椎弓板。

3）**突起** 自椎弓上发出1个棘突、1对横突及2对关节突，共7个突起。

①**棘突** 胸椎棘突向后下方伸出，棘突的尖端可于体表触及，为一重要的骨性标志。

②**横突** 横突向两侧伸出，椎体的横突与棘突均为肌肉以及韧带的附着处。

③**关节突** 椎弓根与椎弓板结合处分别向上、下方突起，形成上关节突与下关节突。相邻椎骨的上、下关节突共同构成关节突关节。

胸椎的主要特征：胸椎共12块。胸椎的椎体由上向下逐渐增大，其横切面呈心形。椎体侧面后份接近椎体上、下缘处各有一小关节面，分别称为上肋凹与下肋凹（但第一胸椎及第九胸椎以下各胸椎的肋凹并不典型），肋凹与肋骨肋头组成关节。横突末端的前面有横突肋凹，其与肋结节组成关节。关节突关节面几乎呈冠状位。胸椎的棘突较长，向后下方倾斜，呈叠瓦状排列（图2-48，图2-49）。

（3）**胸部骨骼**

1）**胸骨** 胸骨为位于胸前壁正中的扁平骨，其前面微凸，后面略凹。胸骨自上而下依次由三部分组成，即胸骨柄、胸骨体及剑突。

①**胸骨柄** 该部分的上半段较宽厚，下半部较扁窄。胸骨柄外侧缘的上份与第一肋相接。

②**胸骨体** 该部分为一长方形骨板，两侧外侧缘与第二至七肋软骨相接。

③**剑突** 扁而薄，与胸骨体的下端相接。其形状变化较大，下端游离。

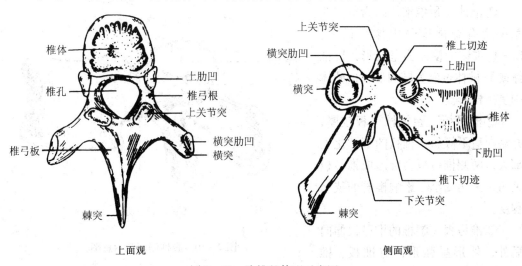

上面观　　　　　　　　　　　侧面观

图2-48 胸椎整体观示意图

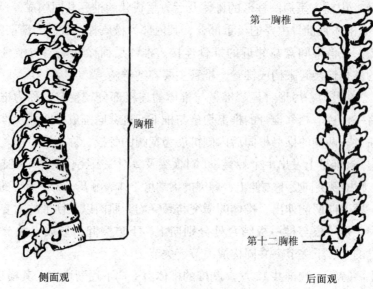

图 2-49　脊柱胸背区整体观示意图

2）肋

①肋软骨　肋软骨位于各肋骨的前端，由透明软骨构成，终身不发生骨化。

②肋骨　肋骨呈长条形，属扁骨，分为体与前、后两端。

肋骨后端膨大的部分称为肋头，肋头有关节面与相应胸椎的椎体肋凹构成关节。肋头外侧稍细的部分，称为肋颈。肋颈的外侧端向后方粗糙的突起，称为肋结节，肋结节上有关节面与相应胸椎的横突肋凹构成关节。

肋骨体扁而长，分为内、外两面及上、下两缘。其内面近下缘处有肋沟，其内有神经及血管经过。肋骨体后部的曲度最大，其急转处称为肋角。肋骨前端稍宽，与肋软骨相接。

（4）腰椎（图 2-50）　包括 5 块腰椎。

①椎体　腰椎椎体因为负重关系在所有脊椎椎骨中体积最大，$L_1 \sim L_2$ 椎体的横断面呈肾形，L_3 椎体或 L_4 椎体过渡为椭圆形，L_5 椎体则呈橄榄形。

②椎弓板　腰椎椎弓板较厚，并略向后下倾斜，椎孔的下部比上部大；两侧椎弓板会合形成椎弓板夹角，夹角变小可影响椎管的狭窄程度。

③椎弓根　腰椎的椎弓根伸向后外，外形呈弧形，与椎板、椎

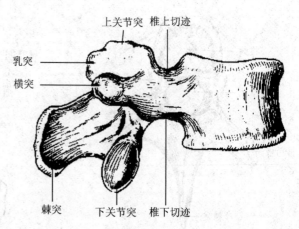

图 2-50　腰椎侧面观示意图

体、关节突融合在一起。其厚度自上而下逐渐递增，L_5约为L_1和L_2的1倍。其横断面呈卵圆形，上方有一较浅的椎弓根上切迹，切迹较小，自L_1向下矢状径下降，构成椎间孔的下壁；下方有一较深的椎弓根下切迹，切迹较深，椎下切迹较大，构成椎间孔的上壁。腰椎侧位X线片上，根据椎上切迹矢状径的大小，可大致估计侧隐窝的宽窄。

④关节突 位于椎管的后外方、椎间孔后方。上关节突由椎弓根发出，向内与上一节腰椎的下关节突相接；下关节突由椎弓板发出，向外由此椎间关节的方向呈矢状位，以利于腰椎的屈伸动作，但向下逐渐呈斜位，至L_5几乎呈冠状位。腰椎关节突间部又称峡部，其前外侧和后内侧皮质骨之间只有少量骨小梁，较坚固。当身体前屈时发生的压力，作用于腰骶部的关节突间部时，由于关节突的方向与作用力垂直，相邻2个关节被挤压会很紧；如果关节突间部长期承受这种压力，可能发生峡部不连，甚至滑脱，是引起腰痛的原因之一。

⑤横突 横突起源于椎弓根的后部，由椎弓根与椎弓板会合处向外突出。腰椎横突较薄，呈带状。在上关节突的后缘有一卵圆形隆起，称乳突。横突根部的后下侧有一小结节，为副突。乳突与副突之间可形成浅沟、切迹、孔或管。腰神经后内侧支则由此骨孔或管穿行，骨质增生可压迫相应神经。

L_3横突最长，其次为L_2和L_4横突，L_5横突最短，并向后方倾斜。L_3横突弯度大，活动多，所以受到的杠杆作用最大，受到的拉应力也最大。其上附着的筋膜、韧带、肌肉承受的拉力也较大，损伤机会也相对较多。

腰椎的横突有众多大小不等的肌肉附着，在相邻横突之间有横突间肌，横突尖端与棘突之间有横突棘肌，横突前侧有腰大肌及腰方肌，L_2横突前尚有膈肌，横突的背侧有竖脊肌，还有腹内、外斜肌和腹横肌，借助胸腰筋膜起于L_1~L_4横突。腰神经后支自椎间孔发出后，其外侧支穿横突间韧带骨纤维孔后，沿横突的背面和上面走行，并穿过起于横突的肌肉至其背侧。

⑥棘突 腰椎的棘突由两侧椎板在中线处会合而成，呈长方形骨板。腰椎的棘突宽并且水平向后，其末端膨大，下方如梨状为多裂肌肌腱附着处。腰椎的棘突有众多肌肉、韧带附着其上，更增加了脊柱的稳定性。相邻棘突间空隙较大，适于穿刺，L_3~L_5棘突间是腰椎穿刺或麻醉的常用进针部位。

⑦腰段椎管 各腰椎椎孔连成椎管。L_1~L_2呈卵圆形，L_3呈三角形，L_5呈三叶形，其余可呈橄榄形（图2-51）。

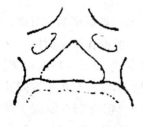 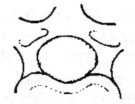 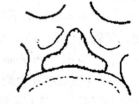

Ⅰ. 三角形　　　　　　Ⅱ. 卵圆形　　　　　　Ⅲ. 三叶形

图2-51　椎孔形状示意图

⑧中央椎管 腰段中央椎管前界为椎体、椎间盘纤维环后面及后纵韧带；后界为椎弓板、棘突基底及黄韧带；两侧为椎弓根；后外侧为关节突。腰椎椎管自L_1～L_2间隙以下包含马尾神经根，其被硬脊膜包围的部分形成硬膜囊，各神经根自硬膜鞘袖发出后在椎管内行程的一段骨性结构称为神经根管，以后分别自相应椎间孔穿出。

（5）骶尾椎 骶尾部包括5块骶椎和4～5块尾椎。至成年，5块骶椎愈合成1块骶骨，4～5块尾椎愈合成1块尾骨。

1）骶骨 呈扁平的三角形，其底向上，尖向下，向后下方弯曲，由5个骶椎愈合而成。两侧与髋骨相关节。可分为骶骨底、侧部、背侧面、骨盆面及尖端。

①骶骨底 骶骨底（图2－52）向上方，由S_1的上部构成。中央有一平坦而粗糙的卵圆形关节面，与L_5构成腰骶关节，其前缘向前突出，称为岬，为女性骨盆内测量的重要标志。底的后方，有一个三角形大孔，称为骶管上口，相当于S_1孔，孔的外上侧有突向上方的上关节突，中央有一凹陷的后关节面，一般呈斜位，与L_5的

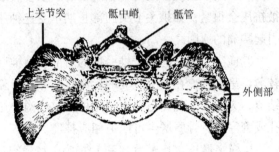

图2－52 骶骨上面观示意图

下关节突相关节。在上关节突的后外侧有一粗糙面，相当于腰椎的乳突。由S_1伸向两侧的部分，称为骶翼，此部向下移行于骶骨的外侧部。

②侧部 侧部为骶前后孔外侧的部分，由横突与肋突愈合而成。上部宽而肥厚，下部薄而狭窄，上部有耳状的关节面，称为耳状面，与髂骨相关节。耳状面的后方，骨面粗糙不平，称为骶粗隆，为骶髂骨间韧带及骶髂后韧带的附着部。耳状面下方的骶骨外侧缘粗糙，有骶棘韧带及骶结节韧带附着，其末端形成突起，称为骶骨下外侧角。

③背侧面 背侧面向后上方，粗糙而凸隆。在正中线上，有3～4个结节连结而成的纵形隆起，称为骶正中嵴，为棘突融合的遗迹。

④骨盆面 骨盆面（图2－53，图2－54）斜向前下方，平滑而凹陷，而于S_2则略为突出，中部有4条横线，为5个骶椎愈合的痕迹。各线的两端均有一孔，称为骶前孔，借椎间孔与骶管相通，有骶神经的前支及血管通过。

⑤尖端 由S_5椎体的下部构成，狭小，垂直向下。下面有一卵圆形的关节面，与尾骨相接。骶管（图2－55）为椎管下端的延续部分，由各骶椎的椎孔连接而成，纵贯骶骨全长，长度为64～66.8mm。有上、下两口，上口的矢状径为13.4～14mm，横径为31mm；下口（骶管裂孔尖端）的矢状径平均为5mm。骶后的侧壁，有4个椎间孔，骶管借此孔与骶前、后孔相通蛛网膜下隙，至S_1即终了。骶管容积为25～28ml。骶管内软组织主要有硬脊膜囊、椎内静脉丛和小动脉、骶神经根和骶神经节、脂肪组织和疏松结缔组织等。

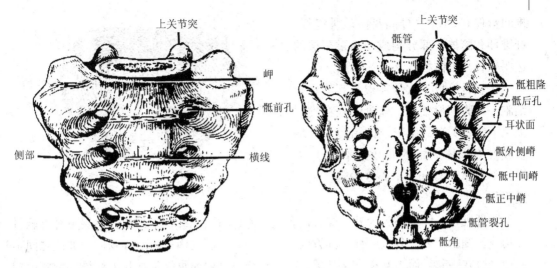

图 2 - 53 骶骨前面观示意图

图 2 - 54 骶骨后面观示意图

2）尾骨 尾骨（图 2 - 56）为三角形小骨块，通常由 4 个尾椎愈合而成。向前下方，上宽下窄。幼年时，尾椎彼此分离，成年后相互愈合。

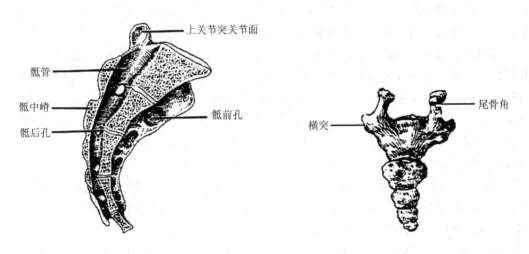

图 2 - 55 骶管侧面观示意图

图 2 - 56 尾骨后面观示意图

第一尾椎最大，为椎体、横突及退化的椎弓。第二尾椎比第一尾椎小，有椎体及横突的遗迹，两侧及后面有微小的结节，为退化的椎弓。第三及第四尾椎则退化成结节状小骨块。

尾骨上有重要肌肉及韧带附着，后有臀大肌、肛门括约肌附着于尾骨尖端的前方，肛提肌附着于尾骨尖端的后方；骶尾韧带环绕骶尾关节，骶尾前韧带及直肠的一部分附着于尾骨前面。尾骨的两侧有尾骨肌、骶结节韧带及骶棘韧带附着。其尖部有肛门外括约肌肌腱附着。

2. 脊柱静态弓弦力学单元——弦

（1）椎间盘 脊柱由 32 块椎骨构成，C_1、C_2 间和骶椎、尾椎间无椎间盘组织，故椎间盘仅有 23 个。椎间盘由软骨终板、纤维环和髓核 3 部分构成，通过薄层的透明软骨与椎体相连（图2-57）。

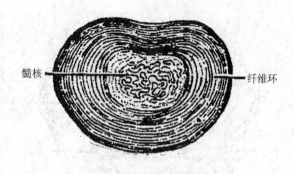

图 2-57　椎间盘的切面解剖示意图

①软骨终板　软骨终板与其他软骨细胞一样为圆形细胞。软骨终板在椎体上、下缘各 1 个，位于椎体骺环（骺环在成人为椎体周围的骨皮质骨环）之内，平均厚度 1mm，中心区稍薄，呈半透明状。

②纤维环　纤维环分为外、中、内 3 层。外层由胶原纤维带构成；内层由纤维软骨带构成。细胞排列与分层的纤维环方向是一致的，各层之间有黏合样物质，彼此之间牢固地结合在一起，而不互相交叉穿插。纤维环前侧部由前纵韧带加强，纤维环后侧由后纵韧带加强，整个纤维环是同心环状多层结构，外周纤维比较垂直，接近软骨终板时几乎呈平行纤维。纤维环的相邻纤维层相交叉排列。纤维连接上下相邻椎体，使脊柱在运动时作为一个整体。如脊柱外伤时，巨大力量使纤维环广泛撕裂，可引起椎体间脱位。纤维环的特殊排列方向，使相邻椎体可以有轻度活动，但运动到一定限度时，纤维环紧张，又起节制的作用，限制上下两椎体的旋转运动。

③髓核　髓核位于椎间盘偏后部。髓核占椎间盘横断面 50% ~ 60% 的面积。幼儿期椎间盘内层纤维行包绕在脊索细胞的周围。10 岁后脊索细胞消失，仅有软而呈胶冻样的髓核。12 岁时髓核几乎完全由疏松的纤维软骨和大量的胶原物质构成。伴随着年龄增长，胶原物质逐渐由纤维软骨所取代。小儿髓核结构与纤维环分界明显，老年时髓核水分减少，胶原纤维增粗，纤维环与髓核两者分界不明显。成年人髓核由软骨细胞样细胞分散在细胞间质内，此处有比较致密的、分化不好的胶原纤维网状结构。

每层胶原纤维覆以糖氨多糖和硫酸软骨素，使髓核具有与水结合的能力。年龄不同，水的含量也不同，最多可占髓核总量的 75% ~ 90%。细胞间质各种成分结合在一起，形成立体网状胶样结构。在承受压力下，髓核使脊柱均匀地承受负荷。一般正常人的身高一日之间有变化，是与髓核内水分的改变有关。晚间较晨起时矮 1.5 ~ 2.4cm。老年时髓核含水量减少，身高变化较少。

（2）脊柱连接共有韧带

①项韧带　项韧带（图2-58）呈三角形，它的基底部向上，附着于枕外隆凸和枕外嵴，尖部向下，同寰椎后结节及 C_1 ~ C_6 棘突的尖部相连，后缘游离而肥厚，有斜方肌附着，两侧有头夹肌、颈夹肌等多块肌肉附着，在其起点的深面是棘间韧带。项韧带是一个双层弹性纤维肌间隔，常被认为与棘上韧带和颈部棘突间韧带同源，但结构不同。结构上是双层致密弹性纤维板，其间由一层网状组织所分离，两板层的后游离缘结合，后者延伸于枕外隆凸到 C_7 棘突，弹性纤维板从此处附着于枕外嵴的正中部、C_1 后结节和颈椎分叉棘突的内侧面。它的功能主要是维持头颈部的直立体位，控制颈部过度前屈和头的左右旋转。

在其他肌肉的作用下，颈部后伸时，项韧带被牵拉，极易受劳损。头的过度前屈、高角度仰卧或持续低头工作（前屈），造成项韧带受到持续反复的牵拉性损伤，可引起前斜角肌、中斜角肌、肩胛提肌、斜方肌等软组织的联合损伤。严重的项韧带损伤可导致项韧带出现硬化、钙化、骨化。

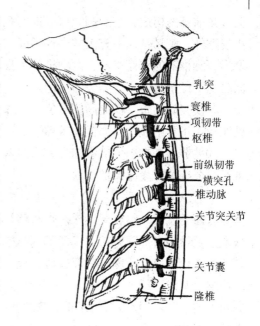

乳突
寰椎
项韧带
枢椎
前纵韧带
横突孔
椎动脉
关节突关节
关节囊
隆椎

图2-58　项韧带示意图

②棘上韧带　起自 C_7 棘突，细长而坚韧，向下沿各椎骨的棘突尖部，止于骶中嵴；向上移行于项韧带，外侧与背部的腱膜相延续；前方与棘间韧带愈合。各部的宽窄与厚薄不同，其中以 $T_3 \sim T_5$ 尤为薄弱，腰椎的棘上韧带发育较好，与中线相接而附着于棘突末端的后方及两侧，能限制腰椎过度前屈。其深部纤维与棘突相连；浅层纤维可跨越3~4个椎骨的棘突；中层可跨越2~3个棘突。随年龄增长，可出现纤维软骨化并有部分脂肪浸润，或出现囊性变。棘上韧带具有限制脊柱前屈的作用。

③棘间韧带　位于棘突间，较薄，不如棘上韧带坚韧，主要由致密排列的胶原纤维构成，杂以少量弹性纤维。沿棘突根部至尖部连接相邻两个棘突，前方与黄韧带愈合，后方移行于棘上韧带。

棘间韧带的厚度由胸部至腰部逐渐增加，在腰部最为发达，其纤维方向可与直立时肌肉过度收缩相对抗。在下腰部，棘间韧带有稳定腰椎的作用。

棘间韧带的纤维分3层，两侧浅层纤维由上一棘突下缘斜向后下，附着于下一棘突上缘和黄韧带，中层纤维由后上向前下。棘间和棘上韧带均有限制脊柱过度前屈的作用。脊柱前屈超过90°时，竖脊肌松弛，仅由韧带维持脊柱姿势。

④黄韧带　黄韧带（图2-59）又名弓间韧带，呈膜状，走行于相邻两椎板之间，主要由黄色弹性纤维构成。向上附着于上一椎弓板下缘的前面，向外至下关节突构成椎间关节囊的一部分，再向外附于横突的根部，向下附着于下一椎板上缘的后面及上关节突前下缘的关节囊，其正中部有裂隙，有少许脂肪填充，连接椎骨后静脉丛与椎管内静脉丛的小静脉从中通过。在外侧黄韧带与椎间关节的关节囊相融合，并参与椎间

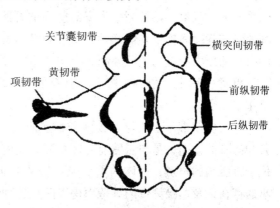

关节囊韧带
横突间韧带
黄韧带
项韧带
前纵韧带
后纵韧带

图2-59　颈椎韧带示意图

关节囊前部的构成，它的侧缘形成椎间孔的软性后壁。因此，除椎间孔和后方正中线的小裂隙外，黄韧带几乎充满整个椎弓间隙，占据椎管背侧3/4的面积。此韧带由上而下增强，胸椎部的窄而略厚，以腰椎部为最厚，达2~3cm。黄韧带限制脊柱的过度前屈，同时也有维持身体直立姿势的作用。

⑤横突间韧带　横突间韧带位于相邻颈椎横突之间，呈扁平膜状束带编织，可使颈椎保持在正常中立位，如该韧带粘连、挛缩，可造成颈椎倾斜或者旋转错位。

⑥关节囊韧带　关节囊韧带是指附着于相邻椎体上下关节突关节囊外面的韧带。韧带对关节突关节囊起保护作用。

⑦后纵韧带（图2-59）　在椎管内椎体后方，细长而坚韧，起自C_2，向下沿各椎体的后面至骶管，与骶尾后深韧带相移行。韧带的宽窄与厚薄各部也不同，于颈椎、上部胸椎及椎间盘的部分较宽；而下部胸椎、腰椎和各椎体的部分则相反。在较宽处，韧带的中部较厚而向两侧延展部较薄，故椎间盘向两侧突出者较多。后纵韧带含浅、深两层纤维，其浅层纤维可跨越3~4个椎体，深层呈"八"字形跨越一个椎间盘连于相邻的两椎体，"八"字弧形边缘部分紧靠椎弓根部，有椎体的静脉通过。后纵韧带有限制脊柱过度前屈的作用。

⑧前纵韧带　在椎体前面，位于椎体和椎间盘前方，上端起于底部和第一颈椎前结节，向下经寰椎前结节及各椎体的前面，止于骶椎的上部。韧带的宽窄与厚薄都不相同，于胸椎部及各椎体前面的部分均较窄而略厚，于颈腰两部和椎间盘前面的部分则相反。前纵韧带由3层并列的致密弹性纵行纤维构成，浅层纤维可跨越4~5个椎体，中层纤维跨越2~3个椎体，而深层纤维仅连接相邻的两个椎体。前纵韧带与椎间盘及椎体的上、下缘紧密相连，但与椎体之间则连结疏松。前纵韧带有限制脊柱过度后伸的作用，能帮助防止因体重作用而增加腰部弯曲的趋势。前纵韧带还有防止椎间盘向前突出的作用。

（3）*腰骶尾部韧带*

①髂腰韧带　位于L_4~L_5横突及髂嵴与骶骨上部前面之间，其纤维相当于胸腰筋膜的深层，由L_4~L_5横突呈放射状散开，前部纤维附着于髂嵴内唇的后面，偶尔形成一硬的镰刀形纤维束。髂腰韧带为宽而坚强的纤维束，是覆盖腰方肌盆面筋膜的加厚部分。其内侧与横突间韧带和骶髂后短韧带相混，由于L_5在髂嵴平面以下，可抵抗身体重量所引起的压力。该韧带可限制L_5旋转、防止其在骶骨上做前滑动作。当L_5横突的位置低于髂嵴水平时，髂腰韧带对L_5起着吊带作用。这样，两侧髂腰韧带可以承担部分负重作用。

②腰骶韧带　上部与髂腰韧带相连起自L_5椎体与横突，纤维呈扇形，向下附于髂骨和骶骨的盆面，易与骶髂前韧带相混，其内侧锐缘有第五腰神经前支通过。腰骶关节位于腰骶角的顶点，身体的重量很容易使L_5向前滑脱，正常时因为关节突关节、椎间盘的存在以及髂腰韧带的维持而得以防止这种倾向。如因外伤或发生变异，这些支持组织变软弱时，可以引起关节不稳。腰骶关节为人体躯干和下肢的桥梁，负重大，活动多，遭受外伤机会较多，有时可发生关节突骨折或腰部急性损伤。90%多发于骶关节或

骶髂关节。

（4）骶尾关节周围的韧带

①骶尾前韧带　位于骶骨及尾骨的前面，是前纵韧带向下的延续部，沿骶骨及尾骨的前面下降。

②骶尾后深韧带　为后纵韧带的延续部，沿 S_5 椎体的后面下降，于 Co_1 的下缘与终丝及骶尾后浅韧带愈合。

③骶尾后浅韧带　为棘上韧带的延续部，自骶管裂孔的边缘，沿尾骨的后面下降。此韧带经过骶管裂孔的上方，几乎完全封闭该孔。骶管麻醉时，穿刺针通过此韧带后有明显的落空感，提示已进入骶管。

④骶尾外侧韧带　相当于横突间韧带。连接于骶骨外侧缘的下端与 Co_1 尾椎横突之间。上方与骶结节韧带愈合；与骶骨外侧缘之间，围成一孔，有第五骶神经的前支通过。

（5）颈部筋膜

1）颈浅筋膜　颈浅筋膜或称颈皮下筋膜，与面部、胸部相邻部位的浅筋膜相延续，围绕于颈部的周围，不发达。含有不定量的脂肪，颈前外侧部较为疏松，颈后部较为致密，形成许多坚韧的纤维隔，分隔脂肪组织形成脂肪柱。此部的皮下组织是头皮皮下组织的直接延续，尤其是在颈后的上部，皮下组织与覆盖于斜方肌的深筋膜紧密相连。其下部的皮下组织亦由纤维隔分隔成蜂窝组织，内含有较多的脂肪组织，特别是在 C_7 棘突处，常可发生较大的脂肪瘤。颈前外侧部浅筋膜内藏有颈阔肌，构成颈阔肌的肌纤维鞘。浅筋膜内分布着皮神经、浅静脉和淋巴结。皮神经有面神经颈支和颈丛皮支，即枕小神经、耳大神经、颈横神经、锁骨上神经，浅静脉为颈前静脉和颈外静脉，它们均走行于颈阔肌的深面。

2）颈深筋膜及筋膜间隙　颈深筋膜位于浅筋膜和颈阔肌的深面，围绕颈部诸肌和器官，并在血管、神经周围形成筋膜鞘及筋膜间隙。颈深筋膜分为浅、中、深三层（图2-60，图2-61）。

①筋膜浅层　筋膜浅层像一个圆筒形的套子，环绕颈部，包被筋膜，故又称封套筋膜。此筋膜上方附着于枕外隆凸、上项线、乳突和下颌骨下缘。下方除与背部深筋膜连续外，还附着于肩峰、锁骨和胸骨下缘。后方附着于项韧带和 C_7 棘突，向两侧延伸至斜方肌后缘处，分为两层包裹该肌，形成斜方肌鞘；至斜方肌前缘处，两层融合成一层向前覆盖颈外侧部，形成颈后三角的外侧壁；达胸锁乳突肌的后缘处，又分为两层包裹该肌形成胸锁乳突肌鞘；到胸锁乳突肌前缘再融合成一层；至颈正中线处，与对侧交织融合成颈白线。

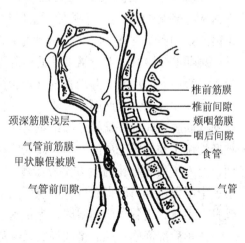

图2-60　颈筋膜（矢状断面）示意图

颈深筋膜浅层

气管前筋膜
甲状腺假被膜

气管前间隙

椎前筋膜
椎前间隙
颊咽筋膜
咽后间隙
食管

气管

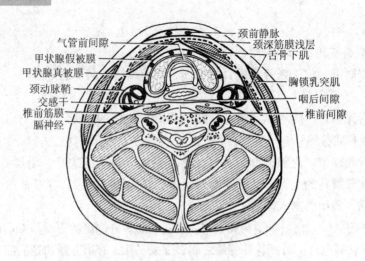

气管前间隙　　　　　　　　　　　颈前静脉
甲状腺假被膜　　　　　　　　　　颈深筋膜浅层
甲状腺真被膜　　　　　　　　　　舌骨下肌
颈动脉鞘　　　　　　　　　　　　胸锁乳突肌
交感干　　　　　　　　　　　　　咽后间隙
椎前筋膜　　　　　　　　　　　　椎前间隙
膈神经

图 2－61　颈筋膜（横断面）示意图

②筋膜中层　又称内脏筋膜或气管前筋膜，包绕颈部器官（喉、气管、咽、食道、甲状腺和甲状旁腺等）。筋膜在气管和甲状腺前方形成气管前筋膜和甲状腺假被膜囊，两侧形成颈动脉鞘，后上部形成颊咽筋膜。

气管前筋膜　其上方附着于舌骨、甲状软骨斜线和环状软骨弓，向下越过气管的前面和两侧进入胸腔，至上纵隔与纤维心包融合。气管前筋膜在环状软骨外侧面的部分增厚，使甲状腺固定于喉部，故又称甲状腺悬韧带。

甲状腺假被膜囊　包绕整个甲状腺，前部筋膜较为致密坚实，而后部较薄弱。因此，当甲状腺肿大时，多绕气管和食管的两侧，甚至可延伸到它们的后方。

颈动脉鞘　简称颈鞘，包绕颈总动脉（或颈内动脉）、颈内静脉和迷走神经，上起颅底，下达纵隔。鞘内有纵行的纤维隔，把动脉、静脉分开。迷走神经在动脉、静脉之间的后部纤维鞘包绕动脉的部分较厚，包绕静脉的部分较薄，在呼吸时有助于静脉的充盈扩张。

颊咽筋膜　其上部覆盖咽壁的后外面和颊肌的外面，上方附着于颅底。此筋膜向下形成食管后方的筋膜，并随食管进入后纵隔内。

③筋膜深层　颈筋膜深层较中层强韧，位于脊柱颈部前侧，又叫椎前筋膜。其前方与咽壁筋膜之间为一疏松结缔组织间隙，叫做椎前间隙。臂丛根部、颈丛、交感干和副神经均位于颈筋膜深层的深面。此筋膜在食管及咽的后面遮盖于颈深肌群和颈椎体的前面，上方于颈静脉孔的后方附着于颅底，下方在 T_3 平面与前纵韧带相融合，两侧覆盖前、中斜角肌和肩胛提肌等构成颈后三角的底，向后与颈后部筋膜相续。臂丛神经干和锁骨下动脉穿出斜角肌间隙时，携带这层筋膜延伸至腋窝，形成腋鞘。

④颈后部筋膜　颈后部浅筋膜及深筋膜浅层与颈前外侧部的浅筋膜及深筋膜浅层相移行。颈后部的深筋膜深层叫项筋膜。项筋膜位于项部斜方肌、菱形肌和上后锯肌的深面，遮盖在头夹肌、颈夹肌和头半棘肌的表面。其上方附着于上项线，下方移行于胸腰筋膜，内侧自上而下附着于项韧带、C_7 和上位 6 个胸椎棘突。其上部与斜方肌深面的筋膜相接较松，下部则与菱形肌和上后锯肌深面的筋膜隔以裂隙。自该层筋膜的深面，向颈后部各肌之间伸出许多肌间隔，构成各肌的肌纤维鞘。

（6）胸部筋膜

1）浅筋膜 胸壁的浅筋膜内含脂肪、皮神经、浅表血管、浅淋巴管及乳腺等组织（图2-62）。

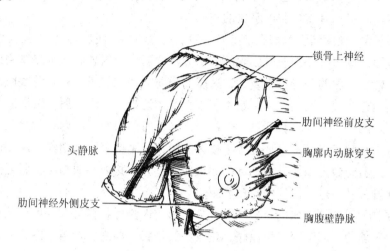

图2-62 胸壁浅层结构示意图

2）深筋膜 胸前、外侧区的深筋膜分浅、深两层。浅层覆于胸大肌表面，向上附着于锁骨，向内与胸骨骨膜相连，向下、向后分别与腹部及胸背部的深筋膜相延续；深层位于胸大肌的深面，上端附着于锁骨，向下包裹锁骨下肌及胸小肌，并覆于前锯肌表面。深筋膜深层张于喙突、锁骨下肌及胸小肌上缘之间的部分，称为锁胸筋膜（图2-63），胸肩峰动脉的分支与胸内、外侧神经由该筋膜穿出，分布至胸大、小肌处，头静脉与淋巴管由此筋膜穿过，进入腋腔内。在锁胸筋膜处进行针刀操作时，应注意保护胸内、外侧神经，以防损伤而导致胸大、小肌瘫痪。

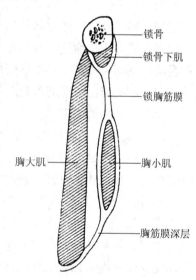

图2-63 锁胸筋膜示意图

（7）腹部筋膜

1）浅筋膜 浅筋膜主要由脂肪和疏松结缔组织组成。腹前外侧壁的浅筋膜层在脐平面以上和以下各有不同。脐平面以上的浅筋膜层结构单一，与胸部浅筋膜层连续。脐平面以下的浅筋膜层分浅、深两层。

①浅层 又名Camper筋膜，为脂肪层，厚而疏松，是人体仅次于臀区和躯干侧部的第三大脂肪储库。脂肪量在中线处较少，脐处无脂肪。男性以脐上区脂肪量较多，女性脂肪主要分布在脐周和腹下部；脂肪层同深层组织疏松相连，与之易于分离。脂肪层向上方、向两侧与胸部和腹后壁的浅筋膜层移行，向下与股部和会阴部的浅筋膜层及坐

骨直肠窝脂肪相延续。在男性，延续至阴茎、阴囊的脂肪层逐渐变薄。在女性，脂肪层续向大阴唇及会阴的其余部分。

②深层　又名 Scarpa 筋膜，呈膜状，则又称膜性层。此层薄而含弹力纤维，借疏松组织连于深筋膜层，有支持腹内脏器的作用。

2）深筋膜　腹深筋膜覆盖腹前壁及侧壁，随着 3 层腹肌而分为 4 层。浅层遮盖腹外斜肌的浅面，遮盖腹外斜肌腱膜表面的部分较薄弱，与腹外斜肌腱膜紧密结合；位于腹外斜肌肌性部浅面的部分甚为发达，这层筋膜向上和胸筋膜浅层及背阔肌表面的深筋膜相连，向内遮盖腹直肌鞘，向下紧附着于腹股沟韧带及髂嵴外唇。腹深筋膜浅层在腹股沟管皮下环的外上方为横行纤维，这些纤维横越腹外斜肌腱膜两个脚之间，称为脚间纤维。此纤维在腹股沟管皮下环处续于提睾筋膜，包裹提睾肌及精索。腹深筋膜中间两层甚薄弱，遮盖于腹内斜肌外面的部分亦很薄弱；介于腹内斜肌与腹横肌之间的连结较紧，内有血管神经通过。深层即腹横筋膜。

筋膜在腰大肌和腰方肌的上部增厚，分别形成内侧弓状韧带和外侧弓状韧带。腰肌筋膜上连膈下筋膜，向下附着于髂嵴，延续为髂筋膜。髂筋膜覆盖于髂腰肌表面，向下至腹股沟韧带外侧半后方时，在髂前上棘和股血管之间与腹股沟韧带后缘附着，并且同腹横筋膜移行。在腹股沟韧带内侧半的后方，髂筋膜贴附于耻骨梳上，并随股血管向股部延伸，形成股鞘后壁。而腹横筋膜则贴于腹股沟韧带内半侧，循股动、静脉前方延伸入股部，成为股鞘前壁。股鞘前、后两壁互相连续，则股鞘实际上为腹内筋膜突向下方的盲袋。继而向内侧方，髂筋膜越骨盆入口延续为覆盖在闭孔内肌面的闭孔内肌筋膜以及覆盖于肛提肌盆腔面的盆膈上筋膜。

（8）腰骶尾部筋膜

1）浅筋膜　腰骶尾部的浅筋膜是皮下筋膜同相邻区浅筋膜层的连续，致密而厚实，通过结缔组织纤维束与深筋膜相连，其结缔组织纤维分隔形成的小房含大量脂肪。浅筋膜层中有皮神经和皮血管，它们都是小支，发自深层的神经和血管。

2）深筋膜　深筋膜即固有筋膜，骶尾区的深筋膜薄弱，与骶骨背面骨膜相愈合。深筋膜分浅、深两层，浅层很薄弱，是一层薄的纤维膜，上续胸廓背面的深筋膜浅层，侧方连腹前外侧壁的深筋膜，向下附着于髂嵴，并和臀筋膜延续，内侧方于人体正中平面附至各腰椎棘突、骶中棘和连接各棘突游离端的棘上韧带。腰部深筋膜浅层薄弱，深层较厚，与背部深层筋膜相续，呈腱膜性质，合称胸腰筋膜。

胸腰筋膜在胸背部较为薄弱，覆于竖脊肌表面。向上连接于项筋膜，内侧附于胸椎棘突和棘上韧带，外侧附于肋角和肋间筋膜，向下至腰部增厚，并分为前、中、后 3 层（图 2-64）。

①前层　又称腰方肌筋膜，覆盖于腰方肌前面，内侧附于腰椎横突尖，向下附于髂腰韧带和髂嵴后份，上部增厚形成内、外侧弓状韧带。前层在腰方肌外侧缘处同胸腰筋膜中、后层愈合，形成筋膜板，由此向外侧方，是腹横肌的起始腱膜。

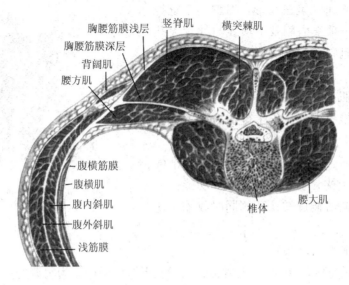

图 2-64 胸腰筋膜示意图

②中层 位于竖脊肌与腰方肌之间，内侧附于腰椎横突尖和横突之间韧带，外侧在腰方肌外侧缘与前层愈合，形成腰方肌鞘，向上附于第十二肋下缘，向下附于髂嵴，此层上部附于第十二肋和 L_1 横突之间的部分增厚，形成腰肋韧带（图 2-65）。此韧带的锐利边缘是胸膜下方返折线的标志。

③后层 在竖脊肌表面，与背阔肌和下后锯肌腱膜愈合，向下附着于髂嵴和骶外侧嵴，内侧附于腰椎棘突、棘上韧带和骶正中嵴，外侧在竖脊肌外侧缘与中层愈合，形成竖脊肌鞘，后层与中层联合成一

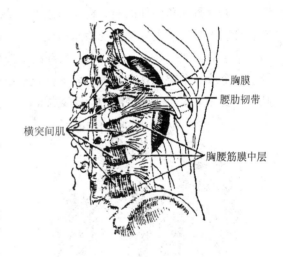

图 2-65 腰肋韧带示意图

筋膜板续向外侧方，至腰方肌外侧缘前层也加入，共同形成腹横肌及腹内斜肌的腱膜性肌肉起始。腹横肌的起始腱膜比腹内斜肌的筋膜起始宽很多。由上可以看出，胸腰筋膜既是间隔各肌的筋膜，也是一些骨骼肌腱膜性肌肉起始的附着部位。胸腰筋膜后层在髂后上棘连线以上与竖脊肌总腱间隔以少量疏松结缔组织及脂肪，形成胸腰筋膜下间隙，腰神经后外侧皮支穿行其中。腰部活动度很大，在剧烈活动中胸腰筋膜可被扭伤。

3. 脊柱动态弓弦力学单元 脊柱动态弓弦力学单元由脊柱静态弓弦力学单元加上相应的骨骼肌组成。

（1）椎枕肌（图 2-66）

①头后大直肌 呈三角形，以一尖的腱起于枢椎棘突，止于下项线外侧和枕骨。功能：一侧收缩，使头向同侧旋转；两侧同时收缩，使头后仰。

②头后小直肌　呈三角形，以腱起于寰椎后结节，止于下项线内侧及下项线与枕骨大孔之间的枕骨，且与硬膜之间有结缔组织相连。功能：仰头。

③头下斜肌　呈粗柱状，起于枢椎棘突的外侧和邻近的椎板上部，止于寰椎横突下外侧面。功能：使头向同侧旋转并屈曲。

④头上斜肌　呈粗柱状，以腱起于寰椎横突的上面，止于枕骨上下项线之间。功能：一侧收缩，使头向对侧旋转；两侧同时收缩，使头后仰。

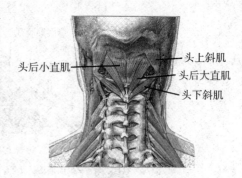

图 2-66　枕骨下肌示意图

（2）背部肌肉（浅层）

①上后锯肌（图 2-67）　上后锯肌位于菱形肌的深面，为很薄的菱形扁肌，以腱膜起自项韧带下部和下 2 个颈椎棘突，以及上 2 个胸椎棘突。肌纤维斜向外下方，止于第二至五肋骨肋角的外侧面。在肋角之外，为小菱形肌所覆盖。此肌收缩时，可上提上部肋骨以助呼气。上后锯肌受肋间神经（$T_1 \sim T_4$）支配。

②下后锯肌（图 2-68）　在腰部的上段和下 4 个肋骨的外侧面，起自下 2 个胸椎及上 2 个或 3 个腰椎棘突及棘上韧带，止于下 4 个肋骨外侧面。其作用是下降肋骨帮助呼气，受第九至十二胸神经的前支支配。

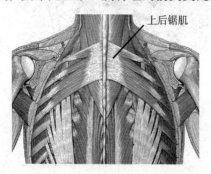

图 2-67　上后锯肌示意图

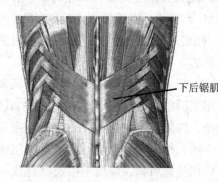

图 2-68　下后锯肌示意图

③头夹肌（图 2-69）　该肌上方大部分肌束，起自项韧带的下部（约 C_3 以下）至 T_3 棘突，肌纤维斜向外上方，止于上项线的外侧部分；部分肌束于胸锁乳突肌深侧，止于乳突的后缘。头夹肌单侧收缩时，使头转向同侧，两侧共同收缩时，使头后仰。头夹肌受 $C_2 \sim C_5$ 神经后支的外侧支支配。

④颈夹肌（图 2-69）　为头夹肌下方少数肌束，起自 $T_3 \sim T_6$ 棘突，肌纤维斜向外上方，在肩胛提肌的深侧，止于 $C_2 \sim C_3$ 横突后结节。颈夹肌单侧收缩时，使头转向同侧，两侧共同收缩时，使头后仰。颈夹肌受 $C_2 \sim C_5$ 神经后支的外侧支支配。

（3）背部肌肉（中层）横突棘肌　脊柱的短节段肌，它们均起于横突斜向上内止于上一个或者几个节段的棘突，由胸半棘肌、颈半棘肌、头半棘肌、多裂肌、胸回旋肌、颈回旋肌、腰回旋肌 7 块肌肉组成。3 块半棘肌的功能：颈半棘肌和胸半棘肌伸脊柱侧弯的颈胸部，并使其向对侧旋转；头半棘肌仰头，并使面部转向对侧。由颈神经和胸神经后支支配。多裂肌和回旋肌的运动方式尚不清楚。其神经支配来源于脊神经后支。

（4）背部肌肉（深层）

1）骶棘肌　位于脊柱两侧的沟内，其延长部达胸、颈平面。在胸腰椎段，表面有胸腰筋膜及下方的下后锯肌覆盖，而在上胸段有菱形肌和夹肌覆盖。骶棘肌在脊柱两侧不同平面形成大小不等的肌和腱群。在骶骨，骶棘肌细小呈"U"形，起点处的腱性成分多，且强韧。在腰部，该肌增厚形成一大的肌肉隆起。其外侧靠近腰背外侧沟。在肋角处横越肋骨上行

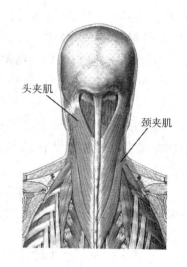

图 2 - 69　头夹肌、颈夹肌示意图

至胸背部，先向上外，后垂直，最后向上内走行，直至被肩胛骨覆盖。

骶棘肌起于骶正中嵴、骶骨背面，向上附着于腰椎、第十一至十二胸椎棘突及棘上韧带，肌肉外侧部起于髂嵴背内侧和骶外侧嵴，在此与骶结节韧带和骶髂后韧带融合。肌纤维在上腰部分为 3 个纵柱，即外侧的髂肋肌、中间的最长肌和内侧的棘肌。髂肋肌的功能是伸直脊柱及侧屈脊柱，胸最长肌和颈最长肌可使脊柱向后及侧方弯曲，头最长肌可仰头并使面部转向同侧。棘肌的功能是伸脊柱。髂肋肌和最长肌由下位颈神经、胸神经和腰神经的后支支配，棘肌由下位颈神经和胸神经的后支支配。每一纵柱又各分为 3 个部分。

①腰髂肋肌　起于骶棘肌的起点，止于下 6 位肋角缘。

②胸髂肋肌　起于下 6 位肋角的上内缘、腰髂肋肌止点的内侧，上行止于上 6 位肋角上内缘及第七颈椎横突后结节。

③颈髂肋肌　起于第三至六肋角后缘，在胸髂肋肌止点的内侧，上行止于第四至六颈椎横突后结节。

④胸最长肌　是髂肋肌最大的延伸部分。在腰部，它与腰髂肋肌融合，有部分肌纤维止于腰椎整个横突和副突的后面及胸腰筋膜的中层。在胸部，该肌借圆形肌腱和肌束分别止于全部胸椎的横突尖和下 10 位肋骨的肋角和肋结节之间。

⑤颈最长肌　位于胸最长肌的内侧，以长而薄的肌腱起于上 5 位胸椎横突，并以腱的形式止于第二至六颈椎横突后结节。

⑥头最长肌　位于颈最长肌和头半棘肌之间，以肌腱的形式起于上 5 位胸椎横突及下 4 位颈椎关节突，在胸锁乳突肌和头夹肌的深面止于乳突的后缘。在该肌的中上份常有一横行的腱划。

⑦胸棘肌　是骶棘肌的内侧部分，位于胸长肌内侧并与其融合，以 3～4 条肌腱起于 T_{11}～L_2 棘突，然后会合成一束肌，向上以分开的肌腱止于上部胸椎的棘突，并与位

于其前方的胸半棘肌紧密相连。

⑧颈棘肌　可以缺如，如果存在，起于项韧带的下份和 C_7 及 T_1、T_2 棘突，向上止于枢椎棘突，也有止于 $C_3 \sim C_4$ 棘突者。

⑨头棘肌　多与头半棘肌融合。

骶棘肌下段损伤最常见部位是腰椎横突、骶骨甲背面及髂骨后部（图2-70）。

2）棘间肌　位于上下相邻棘突尖之间成对的短肌，在棘间韧带两侧各1块，颈部最明显。

3）横突间肌　位于椎骨横突之间的肌肉，颈部发育最完全，由横突间前、后肌组成，两者间隔以脊神经前支。横突间后肌分为内、外侧部，分别由相应部位的脊神经前、后支支配。内侧部也称为横突间固有肌，借穿过它的脊神经后支而再分成内、外侧两部分。横突间肌的功能和运动方式尚不清楚。

（5）脊柱侧前方肌群

1）胸锁乳突肌（图2-71）

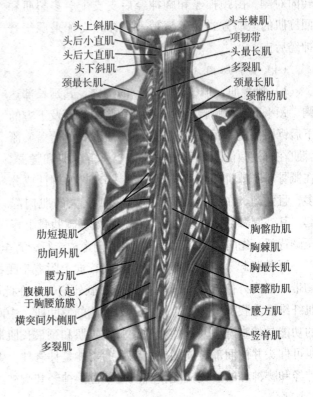

图2-70　骶棘肌结构示意图

呈长带形，位于颈外侧部浅层，被颈阔肌遮盖，为颈部的重要标志，作为颈前后三角的分界，颈后三角许多重要组织由其后缘穿出。向侧方低头时，可在颈部触到此肌。其下端有2个起头，胸骨头起于胸骨柄的前面，锁骨头起于锁骨胸骨端上面，两头之间形成一个小凹。上端止于乳突及其后部。通过双侧收缩，使头向后屈，面向上仰，如头部不动，可以上提胸骨，助深吸气。单侧收缩，使头向同侧屈，面向对侧上仰。若一侧发生病变，使该肌挛缩时，则引起病理性斜颈。

2）颈阔肌　很薄，位于颈前外侧部。其直接位于颈部浅筋膜中，与皮肤密切结合，属于皮肌范畴，呈长方形。其下缘起自胸大肌和三角肌筋膜，肌纤维斜向上内方，越过锁骨和下颌骨至面部，前部肌纤维止于下颌骨的下颌缘和口角，其最前部肌纤维左、右相互交错，后部肌纤维移行于腮腺咬肌筋膜和降下唇肌及笑肌表面。颈阔肌受面神经颈支支配，在此肌的深面有浅静脉、颈横神经及面神经颈支等（图2-72）。此肌收缩时，拉口角向后下方，或张口，或上提颈部皮肤，并于颈部皮肤上形成许多皱纹。

3）舌骨下肌群（图2-73）　位于喉和气管的前侧，颈前正中线的两旁，介于舌骨与胸骨之间。分浅、深两层，浅层有肩胛舌骨肌和胸骨舌骨肌，深层有胸骨甲状肌和

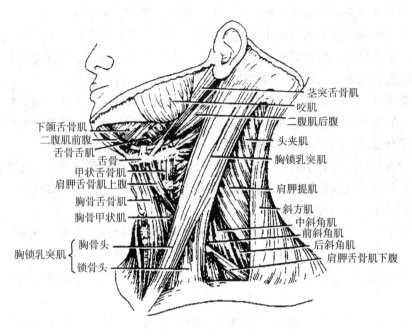

图2-71 颈肌侧面观示意图

甲状舌骨肌。它们的共同作用是下拉舌骨。以上各肌都可使舌骨及喉下降，甲状舌骨肌亦可使舌骨与甲状软骨接近。

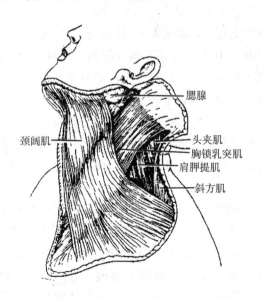

图2-72 颈阔肌侧面观示意图

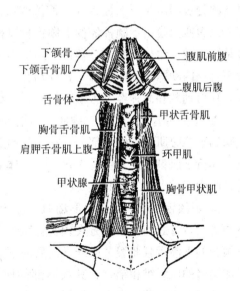

图2-73 舌骨肌群示意图

①肩胛舌骨肌 位于颈前面，颈阔肌的深侧，胸骨舌骨肌的外侧。大部分被胸锁乳突肌所遮盖，为细而长的带形肌，被中间腱分为上腹和下腹。下腹起自肩胛骨上缘和肩胛横韧带，肌纤维斜向内上方，位于胸锁乳突肌的深侧，在环状软骨平面以下移行于中间腱。该腱借颈固有筋膜中层向下连于锁骨。上腹自中间腱斜向内上方，与胸骨舌骨肌

并列，并在其外侧止于舌骨体外侧部的下缘。肩胛舌骨肌受舌下神经的分支支配。

②胸骨舌骨肌　位于颈前面正中线的两侧，肩胛舌骨肌的内侧，为窄带状肌肉。起自胸锁关节囊的后面、胸骨柄和锁骨胸骨端的后面，肌纤维在正中线两侧垂直上行，止于舌骨体内侧部的下缘。胸骨舌骨肌受舌下神经的分支支配。

③胸骨甲状肌　位于胸骨舌骨肌的深侧，也是长带状肌肉，上狭下宽，较胸骨舌骨肌短而宽，紧贴于甲状腺的浅面。下端起自胸骨柄的后面及第一肋软骨，肌纤维斜向上外，止于甲状软骨斜线。胸骨甲状肌受舌下神经的分支支配。

④甲状舌骨肌　为短小的长方肌，是胸骨甲状肌向上的延续部分，同样也被胸骨舌骨肌遮盖。起自甲状软骨斜线，肌纤维斜向外上方，止于舌骨体外侧部及舌骨大角。甲状舌骨肌受舌下神经的分支支配。

⑤舌骨上肌群　位于舌骨、下颌骨和颅底三者之间，包括二腹肌、茎突舌骨肌、下颌舌骨肌、颏舌骨肌，参加构成口腔底。其共同作用与咀嚼有关。下颌骨在咬肌前方骨折时，颏舌骨肌、颏舌肌、下颌舌骨肌前部、二腹肌和颈阔肌能把远侧骨折断端拉向后下方。

A. 二腹肌　有前、后二腹和一中间腱，或称下颌二腹肌。后腹起于颞骨乳突部的乳突切迹，位于胸锁乳突肌的深面，向前下内最后终于中间腱。此腱被一由深筋膜发出的悬韧带系于舌骨大角上，由中间腱发出的纤维即为前腹，向上内在正中线止于下颌骨下缘之二腹肌窝内。前腹位于下颌舌骨肌之浅面，一部分为颌下腺所覆盖。其作用是：当下颌骨被固定时，上提舌骨；舌骨被固定时，下牵下颌骨，协助咀嚼。

二腹肌前腹由下颌神经的下颌舌骨肌神经支配，后腹由面神经的二腹肌支支配。后腹是颈动脉三角与下颌下三角的分界。其浅面有耳大神经、下颌后静脉及面神经颈支；深面有颈内动脉、颈内静脉、颈外动脉、迷走神经、副神经、舌下神经及颈交感干；上缘有耳后动脉和面神经及舌咽神经等；下缘有枕动脉和舌下神经。

B. 茎突舌骨肌　位于二腹肌后腹上方并与其平行，为细小的梭状肌肉。在来源上，本来属于二腹肌后腹的一部分，在二腹肌后腹的深侧，起自颞骨茎突，肌纤维斜向前下方，移行于肌腱，止于舌骨大角与舌骨体的结合处。其作用是牵引舌骨向后上方。茎突舌骨肌受面神经的二腹肌支支配。

C. 下颌舌骨肌　为三角形扁肌，位于下颌骨体内侧，为口腔底部肌肉之一，介于下颌骨与舌骨之间。其上方有颏舌骨肌和舌下腺，下方有二腹肌前腹及下颌下腺。起于下颌骨的下颌舌骨肌线，肌纤维向后内下方，前方的肌纤维在正中线上借一细纤维索与对侧同名的肌纤维相结合；其最后部的肌束，向后止于舌骨体的前面。左、右两侧肌肉，共同构成一凹向上方的肌板，称为口膈，其作用与二腹肌相似，可以上提舌骨；舌骨被固定时，可以下拉下颌骨。下颌舌骨肌受下颌神经的下颌舌骨肌神经支配。

D. 颏舌骨肌　为长柱状强有力的小肌，位于下颌舌骨肌的上方、正中线的两侧、舌的下方，与对侧同名肌中间借薄层疏松结缔组织邻靠在一起。它以短腱起自下颌骨的颏棘，肌腹向后逐渐增宽，止于舌骨体前面。其作用：当下颌骨被固定时，牵引舌骨向前；舌骨被固定时，牵引下颌骨向下。颏舌骨肌由上2个颈神经的前支支配。

4）颈长肌（图2-74）　位于脊柱颈部和上3个胸椎体的前面，延伸于寰椎前结节及第三胸椎体之间，被咽和食管所遮盖。分为下内侧和上外侧两部，两部相互掩盖。下内侧部起自上位3个胸椎体及下位3个颈椎体，止于上位$C_2 \sim C_4$及$C_5 \sim C_7$横突的前结节。上外侧部起自$C_3 \sim C_6$横突的前结节，止于寰椎前结节。颈长肌受$C_3 \sim C_8$神经的前支支配。此肌单侧收缩时，使颈侧屈；双侧收缩时，使颈前屈。

5）头长肌（图2-74）　居颈长肌的上方，遮盖颈长肌的上部。起自$C_3 \sim C_6$横突的前结节，肌纤维斜向内上方，止于枕骨底部下面的咽结节后侧。头长肌受$C_1 \sim C_6$神经的分支支配。单侧收缩时，使头向同侧屈；两侧同时收缩时，使头前屈。

6）头前直肌（图2-74）　为短小的肌肉，与横突间肌同源，位于寰枕关节的前方，其内侧部分被头长肌掩盖。起自寰椎横突根部，肌纤维斜向上方，在头长肌止点后方，止于枕骨大孔前方。此肌受$C_1 \sim C_6$神经的分支支配。

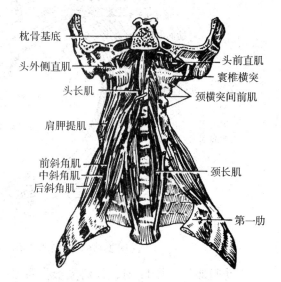

图2-74　颈深肌解剖结构示意图

7）头外侧直肌（图2-74）　为短肌，位于头前直肌的外侧，起自寰椎横突，止于枕骨外侧部的下面。此肌受$C_1 \sim C_6$神经的分支支配。其作用是使头侧屈。

8）前斜角肌（图2-74）　位于胸锁乳突肌的深面和颈外侧三角内，起自$C_3 \sim C_6$横突的前结节，肌纤维斜向外下方，止于第一肋骨上面的斜角肌结节，由$C_5 \sim C_7$神经的前支支配。

9）中斜角肌（图2-74）　位于前斜角肌的后方，起自$C_2 \sim C_6$横突的后结节，肌纤维斜向外下方，止于第一肋骨上面、锁骨下动脉沟以后的部分，由$C_2 \sim C_8$神经的前支支配。

10）后斜角肌（图2-74）　居中斜角肌的后方，为中斜角肌的一部分，起自$C_5 \sim C_7$横突的后结节，肌纤维斜向外下方，止于第二肋外侧面中部的粗隆，由$C_5 \sim C_6$神经的前支支配。

11）前锯肌（图2-75）　位于胸外侧区域，为一宽薄的扁肌，由胸长神经支配。前锯肌的血供主要由胸背动脉提供。若胸长神经损伤，致使前锯肌瘫痪，

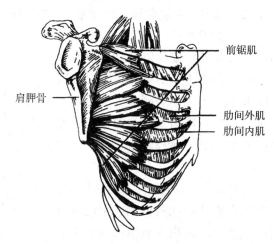

图2-75　前锯肌示意图

可出现"翼状肩"。

12）肋间肌（图2-76）　位于肋间隙内，由浅入深分别为肋间外肌、肋间内肌及肋间最内肌。

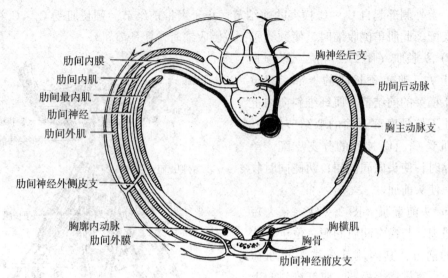

图2-76　肋间隙结构（横断面观）示意图

①肋间外肌　共11对，分别位于肋间隙的浅层，肌纤维斜向前下方。该肌肉由肋结节至肋骨前端延续为肋间外膜，后者向内侧移行至胸骨侧缘。

②肋间内肌　共11对，分别位于肋间外肌的深面，肌纤维斜向前上方。该肌肉自胸骨侧缘向后行至肋角处延续为肋间内膜，后者向内侧移行，并与脊柱相连。

③肋间最内肌　位于肋间内肌的深面，肌纤维方向与肋间内肌相同，该肌肉与肋间内肌之间有肋间血管神经通过。肋间最内肌薄弱而不完整，仅存在于肋间隙的中1/3部，而肋间隙的前、后部无此肌，故肋间血管神经与其内面的胸内筋膜直接相贴，因此当胸膜感染时，可刺激神经而引起肋间神经痛。

13）腹部肌肉　腹前外侧壁的肌层（图2-77）按部位可分为前群和外侧群。前群为2对长肌，即腹直肌和锥状肌；外侧群为阔肌，由浅入深为腹外斜肌、腹内斜肌和腹横肌，此3层肌腱形成一些具有临床意义的结构。

①腹直肌　腹直肌（图2-78）位于腹前壁正中线的两侧、腹白线与半月线之间，居腹直肌鞘内。此肌上部宽、下部窄，起自第五至七肋软骨的前面和剑突，肌纤维直向下方，止

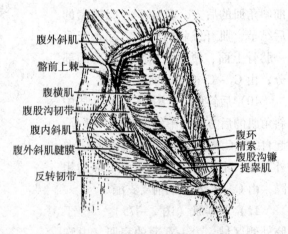

图2-77　腹前壁下部肌肉示意图

于耻骨上缘及耻骨联合的前面。两侧腹直肌内侧缘以白线相隔，因白线在脐以上呈带状、脐以下为线形，故两侧腹直肌上部距离较远，约 1cm，而下方几乎相贴。肌纤维被3~4个腱划分隔，这些腱划呈锯齿状，为狭窄（宽约 1cm）的结缔组织索，与腹直肌鞘前壁密切愈着。腱划与分膈肌节的组织同源，从而说明腹直肌是由多数肌节合并而成的。腹直肌受第六至十肋间神经支配，此肌的主要作用是弯曲脊柱，还可帮助维持腹压和协助呼吸。

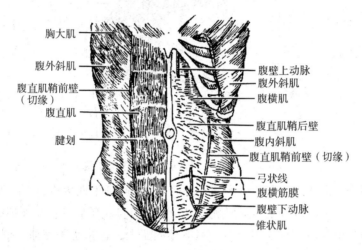

图 2-78　腹直肌及锥状肌示意图

锥状肌为长三角形小扁肌，位于脐与耻骨联合线的中点以下，居腹直肌鞘内、腹直肌下端的前面。起自耻骨上支前面，肌纤维斜向内上方，止于白线。此肌属退化肌，有人甚至缺如。锥状肌受肋下神经支配，其收缩时可拉紧腹白线。

②腹外斜肌　腹外斜肌位于胸下部和腹部的外侧皮下，遮盖胸廓下部及腹内斜肌，为腹肌中最宽大的阔肌。外半部是肌腹，呈长方形；内半部是腱膜。起始部呈锯齿状，起自下位 8 对肋骨的外面，与前锯肌和背阔肌相互交错。肌纤维斜向前下方，后下部的肌纤维止于髂嵴前部的外唇；前上部的肌纤维向前下方，在半月线以内和髂前上棘高度以下，移行于宽阔的腹外斜肌腱膜。

由背阔肌的前缘、腹外斜肌的后缘及髂嵴形成腰下三角。此三角的底为腹内斜肌。腰下三角为腹后侧壁的薄弱区域之一，腹膜后脓肿可自此区穿破；腹腔内压增高时，腹内脏器有可能经此薄弱区突出而形成腰疝（图 2-79）。

③腹内斜肌　腹内斜肌位于腹外斜肌深面，除腰下三角处以外，均被腹外斜肌遮盖，自后向前起自胸腰筋膜、髂嵴前部中间线和腹股沟韧带外侧 1/2。肌腹呈扁形，较腹外斜肌厚。肌纤维方向与腹外斜肌纤维方向交叉。此肌后部肌纤维斜向前上方，止于下位 3 对肋，中部靠上方的肌纤维（即髂前上棘部）水平向内，这两部分肌纤维在半月线附近移行于腱膜。

④腹横肌　腹横肌位于腹内斜肌深面，为腹部阔肌中最深者，且较薄。此肌大部分被腹内斜肌遮盖，最上部肌纤维被腹直肌遮盖。自上而下起自下位 6 对肋软骨的内面、

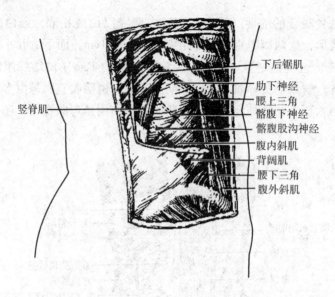

竖脊肌

下后锯肌
肋下神经
腰上三角
髂腹下神经
髂腹股沟神经
腹内斜肌
背阔肌
腰下三角
腹外斜肌

图 2 - 79   腰上三角及腰下三角示意图

胸腰筋膜、髂嵴前部的内唇和腹股沟韧带外侧 1/3。肌纤维向内横行，于腹直肌外侧缘处移行于腱膜。在半环线以上腹横肌腱膜参与组成腹直肌鞘后壁；在半环线以下参与腹直肌鞘前壁的组成并向内止于腹白线。最下部的肌束，也参加提睾肌和联合腱的构成。腹横肌受下 6 对胸神经及第一腰神经腹侧支支配。

4. 辅助装置

（1）皮肤   皮肤属于弓弦力学解剖系统的辅助装置，覆盖在人体表面，直接与外部环境接触。成人皮肤面积平均为 1.6m²，约占人体体重的 16%。在消化、呼吸、泌尿生殖管道的开口处，皮肤与黏膜相延续，在眼睑边缘皮肤与结膜相连。皮肤与脂肪都是弓弦力学解剖系统的辅助装置，皮肤借皮下脂肪组织与筋膜相连，筋膜系统属于静态弓弦力学单元中的弦。皮肤有多种感受器和丰富的感觉神经末梢分布，能感觉冷、温、痛、触和压等刺激，脂肪组织是人体的机械减震装置，可保护深层组织免受异常力学损伤，同时可增加皮肤的张力，使皮肤有一定的活动度。

①颈前外侧部的皮肤较薄，有较大的延展性和活动性，色泽接近面部，整形外科常取此处皮瓣以修复面容。颈前外侧部的皮纹呈横行，故此部手术多选横行切口，以利愈合。颈后部的皮肤较厚，活动性较小，内含有较多的毛囊和皮脂腺，是皮脂腺炎（痤疮、粉刺）、毛囊炎及痈的好发部位。

②胸背区的皮肤厚而致密，而且移动性较小，皮肤内有较为丰富的毛囊与皮脂腺。

③腰部皮肤较厚而致密，有较丰富的毛囊和皮质腺，皮下组织内含有许多结缔组织束与皮肤相连，移动性小，皮肤张力线在纵行肌范围为横向，过纵行肌外侧缘后转为稍斜向下方。骶尾部的皮肤厚而有弹性，但在骶骨背面凸出部分皮肤较薄。腰骶尾部皮肤的神经来自第十二胸神经和腰骶尾神经后支的分支。

（2）脂肪

①颈部   颈浅筋膜含有不定量的脂肪，颈前外侧部较为疏松，颈后部较为致密，形

成许多坚韧的纤维隔，分隔脂肪组织形成脂肪柱。此部的皮下组织是头皮皮下组织的直接延续，尤其在颈后上部，皮下组织与覆盖于斜方肌的深筋膜紧密相连。其下部的皮下组织亦由纤维隔分隔成蜂窝组织，内含较多脂肪组织，特别是在 C_7 棘突处，常可发生较大的脂肪瘤。脂肪组织是人体的机械减震装置。

②胸部　胸背区的浅筋膜致密而厚实，富含脂肪组织。

③腰部　腰骶尾部的浅筋膜同相邻区浅筋膜层连续，致密而厚实，通过结缔组织纤维束与深筋膜相连，其结缔组织纤维分隔形成的小房含大量脂肪。

5. 关节　关节是弓弦力学解剖系统的基本运动单位，脊柱弓弦力学解剖系统的关节数量多，结构复杂。

（1）寰枕关节　寰枕关节系由寰椎的上关节凹与枕骨髁构成（图 2-80），借寰枕前、后膜加强关节的稳定性。其动脉主要来自椎动脉和脑膜后动脉的分支，由枕下神经的分支支配。头后大、小直肌参与在寰枕关节上的仰头活动。寰枕关节囊的后部和外侧较肥厚，内侧薄弱，有时缺如，呈松弛状，可使头部做屈伸和侧屈运动。

（2）寰枢关节　寰枢关节（图 2-80）包括 3 个小关节和 2 组韧带。3 个小关节分别为寰枢外侧关节、寰齿前关节、寰齿后关节，寰齿前关节与寰齿后关节又合称寰枢正中关节。2 组韧带分别为寰枢关节间的韧带（寰枢前膜、寰枢后膜、寰椎横韧带）及枢椎与枕骨间的韧带（覆膜、翼状韧带、齿突间韧带）。

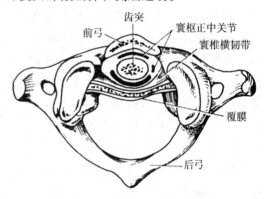

图 2-80　寰枢关节解剖关系示意图

3 个小关节：

①寰枢外侧关节　为寰椎下关节面与枢椎上关节面咬合构成，关节囊和周围韧带松弛，在一定限度内有较大范围的运动。

②寰齿前关节　由寰椎的齿突关节面与枢椎齿突的前关节面构成，关节囊壁亦薄而松弛。

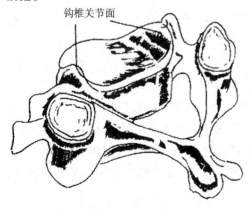

图 2-81　钩椎关节（侧面观）示意图

③寰齿后关节　由寰椎横韧带与枢椎齿突后方的关节面构成，关节囊薄而松弛，且常与寰枕关节相交通。

（3）钩椎关节　钩椎关节（图 2-81）又称 Luschka 关节。在第二至六椎体上面的侧方有嵴样隆起，称为钩突，与上位椎体下面侧方相应斜坡的钝面形成钩椎关节。该关节属于滑膜关节，其表层有软骨覆盖，周围有关节囊包绕，随着年龄的增长而出现退行性改变。

钩椎关节与许多重要结构毗邻，其后部邻近脊髓；后外侧部构成椎间孔的前壁，邻近颈神经根或（和）后根神经节；外侧为椎动脉、椎静脉和椎动脉表面的交感神经丛；紧贴钩突后面有窦椎神经和营养椎体的动脉。钩椎关节参与颈椎的活动，并限制椎体向侧方移动而增加椎体间的稳定性。当发生错位时，可引起血管、神经压迫，产生相应的临床症状。钩椎关节骨质增生是引起颈椎病的主要原因之一。

（4）关节突关节　又称椎间关节，属于滑膜关节，由上、下相邻关节突的关节面构成，从 $C_2 \sim S_1$，每2个相邻椎骨间左、右各有1个关节突关节。关节面表面覆盖一层透明软骨，关节囊附着于关节软骨周缘，颈椎的关节囊较松弛，胸椎部的紧张，腰椎者则较厚。前方有黄韧带加强，后方为部分棘间韧带加强。

（5）胸肋关节　胸肋关节主要是由第二至七肋软骨与相应的胸骨肋切迹构成，属于微动关节。第一肋与胸骨柄之间的连结为软骨连结，而第八至十肋软骨的前端则并不直接与胸骨相连，而是依次与上位肋软骨形成软骨连结，因此，在胸廓两侧各形成一个肋弓。第十一、十二肋的前端游离于腹壁肌中。

（6）肋椎关节（图2-82）　肋椎关节为肋骨后端与胸椎之间所构成的关节，包括肋横突关节与肋头关节。肋横突关节由肋结节的关节面与相应胸椎的横突肋凹所构成，属微动关节。肋头关节由肋头的关节面与相应胸椎的椎体肋凹所构成，亦属微动关节。

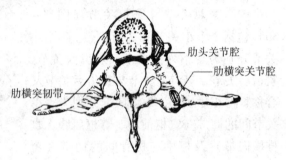

肋头关节腔
肋横突关节腔
肋横突韧带

图2-82　肋椎关节示意图

（7）腰骶关节　由 L_5 椎体与骶骨底以及 L_5 两侧下关节突与 S_1 上关节突的关节面构成，具有关节腔和关节囊，关节面上覆盖有透明软骨，关节面的方向较其他腰椎的关节面倾斜，近似额状位，这样就可以防止 L_5 在骶骨上向前滑动，同时在运动上具有较多的灵活性。$L_5 \sim S_1$ 之间的椎间盘较其他腰椎间的椎间盘为厚，前侧较后侧尤厚，以加大腰椎前凸的曲度。

腰骶关节周围的韧带大致与其他腰椎间关节相同，前、后纵韧带向下分别止于骶骨前、后方，在椎弓板之间以及棘突之间也有黄韧带、棘间韧带和棘上韧带。此外，尚有髂腰韧带和腰骶韧带，在位置上相当于横突间韧带。

（8）骶尾关节　骶尾关节位于 S_5 椎体与 Co_1 椎体之间，借椎间盘及韧带相连构成。其椎间盘呈卵圆形，薄而较软，前后较厚，两侧较薄，中部常有一小腔。

①骶尾关节可有轻微的屈伸运动，肛提肌收缩时，这个关节略微前屈，增大肛门直肠交接处的屈曲度，以控制大便的排出。肛提肌松弛时则微微后伸，有助于大便的排出，但过度后伸可以引起尾骨角的骨折。臀部摔伤都会扭伤或撕伤骶尾周围韧带。由于坐、排便等动作可持续拉伤已经损伤了的韧带，而使损伤成为慢性。骶尾关节亦脆弱，以上损伤常伴有尾骨半脱位。

②尾椎间的连结：幼年时，尾椎间主要借骶尾前韧带和骶尾后深韧带相连；于

$Co_1 \sim Co_2$ 之间，可见到明显的椎间盘。随着年龄的增长，尾椎间的连结逐渐骨化融合成骨结合。尾骨韧带是一束纤维组织，由尾骨尖伸至皮肤，在肛门后中线形成一个凹陷。

6. 特殊结构——胸廓

（1）**胸廓形态**　成人胸廓呈前后略扁的圆锥形（图 2 - 83），上窄下宽，其内主要容纳胸腔脏器。胸廓有上、下两口，以及前壁、后壁、外侧壁。胸廓的上口较小，主要由胸骨柄上缘、第一肋及第一胸椎围成。由于胸廓上口向前下倾斜，故胸骨柄上缘约与第二胸椎体下缘相平。胸廓的下口宽大而不整齐，主要由第十二胸椎、第十一及十二肋的前端、肋弓及剑突所构成。两侧肋弓在中线处构成开口向下的胸骨下角（图 2 - 83）。胸廓前壁最短，后壁较长，外侧壁最长。外侧壁主要由肋骨体构成。

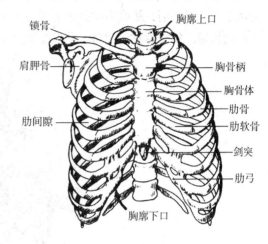

图 2 - 83　胸廓示意图

胸廓的形状及大小主要与年龄、性别、体型及健康状况等因素有关。新生儿胸廓横径略小，呈桶状。随年龄增长及呼吸运动加强，横径逐渐增大。13 ~ 15 岁开始出现性别差异，成年女性胸廓短而圆，各径线均小于男性。老人胸廓可因肋软骨的钙化，而弹性减小，运动减弱，并使胸廓变长变扁。

（2）**胸廓功能**　胸廓主要参与呼吸运动，除此之外还对胸廓内的脏器起到保护与支持作用。吸气时，在肌肉的作用下，肋前端上提，胸骨上升，肋体向外扩展，从而加大胸廓前后径及横径，使得胸腔容积增大。呼气时，在重力与肌肉的作用下，胸廓做相反运动，使胸腔容积减小。胸腔容积的改变，促成了肺的呼吸运动。

四、脊 - 肢弓弦力学解剖系统

躯干是人体的主干，四肢是人体的外延部分，人体要完成运动功能，脊柱与四肢必然有力学传导。否则，人体的运动就会不协调、不统一。脊柱与四肢的力学传导是通过什么解剖结构进行的呢？针刀医学研究发现，有脊柱与四肢之间存在有脊 - 肢弓弦力学解剖系统，它是以肢带骨（肩胛骨、髋骨）、脊柱和锁骨为弓，以连接这些骨骼的软组织为弦形成人体所特有的弓弦力学解剖系统。它的存在从力学解剖结构上将脊柱和四肢连接起来，保证了脊柱与四肢运动的统一和协调（图 2 - 84A）。

这个弓弦力学解剖系统从形状上看，类似斜拉桥的结构，斜拉桥的桥塔相当于脊柱，斜拉桥的桥面相当于肢带骨，连续斜拉桥的拉索相当于连结脊柱和肢带骨的软组织。桥塔和桥面相当于弓，拉索相当于弦（图 2 - 84B）。根据斜拉桥的原理，我们得知，斜拉桥由桥塔、拉索和桥面组成。我们以一个索塔来分析。桥塔两侧是对称的斜拉索，通过斜拉索将桥塔和桥面连接在一起。假设索塔两侧只有两条斜拉索，左右对称各一条，这两根斜拉索受到主梁的重力作用，对桥塔产生两个对称的沿着斜拉索方向的拉力，根据受力分析，左边的力可以分解为水平向左的一个力和竖直向下的一个力；同样右边的力可以分解为水平向右的一个力和竖直向下的一个力；由于这两个力是对称的，所以水平向左和水平向右的两个力互相抵消，最终主梁的重力成为对桥塔的竖直向下的两个力，这样力又传给索塔下面的桥墩。斜拉索数量越多，分散主梁给斜拉索的力就越多。

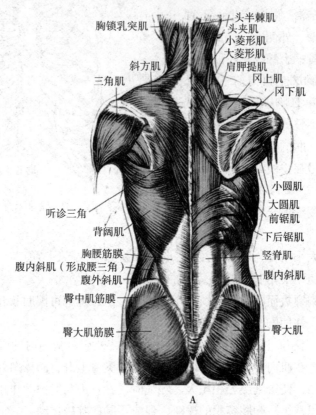

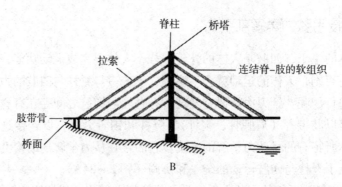

图 2-84　脊-肢弓弦力解剖学系统示意图

　　脊柱与肢带骨的连结类似于斜拉桥的力学原理，脊柱两侧肌肉、韧带、筋膜等软组织的正常应力是维持脊柱和肢带骨正常力学传导的必要元素。如果这些软组织受到异常的拉应力，就会造成脊柱的移位。换言之，脊柱的错位不是脊柱本身引起的，而是由于脊柱两侧软组织的应力异常所导致。当脊柱一侧软组织的拉应力异常时，脊柱就会向拉力侧倾斜，在影像学上则会发现脊柱在矢状面、冠状面、垂直面出现单一或者多方向的移位表现。而且一侧软组织的拉应力异常引起脊柱的移位，必然引起对侧软组织的拉应力异常。

脊 - 肢弓弦力学解剖系统由静态弓弦力学单元和动态弓弦力学单元及辅助装置（滑膜囊等）组成，脊 - 肢静态弓弦力学单元由弓（脊柱及肢带骨骨骼）和弦（关节囊、韧带、筋膜）组成，脊 - 肢动态弓弦力学单元由脊 - 肢静态弓弦力学单元加上附着于脊柱与肢带骨之间的骨骼肌组成。根据肢带骨与脊柱的连接方式不同，将脊 - 肢弓弦力学解剖系统分为肩部关节弓弦力学解剖子系统、髋部关节弓弦力学解剖子系统、肩胛骨 - 胸壁间弓弦力学解剖子系统、肩胛骨 - 髋骨 - 脊柱弓弦力学解剖子系统、现分述如下。

（一）肩部关节弓弦力学解剖子系统

肩部关节弓弦力学解剖子系统由静态弓弦力学单元和动态弓弦力学单元及辅助装置（滑膜囊等）组成。静态弓弦力学单元以肱骨头、锁骨、肩胛骨为弓，连结这些骨骼的关节囊、韧带、筋膜为弦，其功能是维持肩部的力学位置。动态弓弦力学单元是在肩部关节静态弓弦力学单元基础上加上附着于肱骨头、锁骨、肩胛骨的肌肉组成，其功能是完成肩关节的运动功能。

1. 静态弓弦力学单元——弓

（1）锁骨　锁骨位于胸廓前上部两侧，是一根横向的支柱，呈水平位。锁骨全长皆位于皮下，其前有颈阔肌覆盖，居第一肋上方，从上面或下面观均似横位"～"状，有两个弯曲，内侧凸向前，占全长 2/3～3/4；外侧凸向后，占全长 1/4～1/3。锁骨内侧端，也称胸骨端，呈圆柱形与胸骨相连，较粗大，其末端近似三棱形的关节面与胸骨柄的锁骨切迹相关节。外侧端，也称肩峰端，扁宽，有明显的上、下面，末端有卵圆形关节面与肩峰相关节。中间部的内侧部分似圆柱体，前凸而后凹，前上缘有胸锁乳突肌锁骨部附着，前下缘有胸大肌锁骨部附着，其下面有肋粗隆，为肋锁韧带附着处。外侧部分的前上缘有斜方肌附着，前下缘有三角肌附着；下面向后缘处有喙突结节，为喙锁韧带附着处，其对稳定肩锁关节有重要意义（图 2-85）。

（2）肩胛骨　肩胛骨属于扁骨，形似三角形，位于胸壁背侧上部，介于第二至七肋骨之间，有三缘两面、三角、两突。

①肩胛骨上缘薄而短。上缘近外端一般有一小而深的肩胛切迹，呈半圆形，但其深浅不一，浅者几不成切迹，约 3% 几乎成孔。肩胛切迹多呈"U"形，其次为大弧形，少数呈"V"形或"W"形。肩胛切迹的边缘可光滑或粗糙。肩胛切迹平均宽13mm，深度约 6.4mm。肩胛切迹之上横有一条短而坚韧的肩胛上横韧带，使切迹合为一孔，其间有肩胛上神经通过。有时肩胛上横韧带可骨化形成骨桥，从而使肩胛切迹变成骨孔。

②肩胛骨内缘（脊柱缘）薄而长，稍凸向脊柱，有大、小菱形肌止于此。其下沿

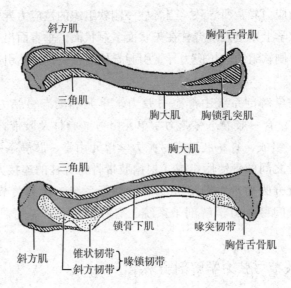

图 2-85　锁骨上、下面肌肉及韧带附着处示意图

内侧缘有前锯肌附着，收缩时可使肩胛骨贴于胸壁并向外摆动。前锯肌瘫痪时，可使肩胛骨向后外突出形成翼状肩。肩胛骨外缘（腋缘）向下向前最厚，其上有大、小圆肌附着。肩胛冈将肩胛骨背面分为冈上、下窝，分别有冈上、下肌附着。在肩胛骨顶部，肩胛提肌附于其上角，为连结颈肩部深层肌肉；肩胛骨下角钝而粗糙，有大圆肌、菱形肌及前锯肌附着其上（图 2-86，图 2-87）。

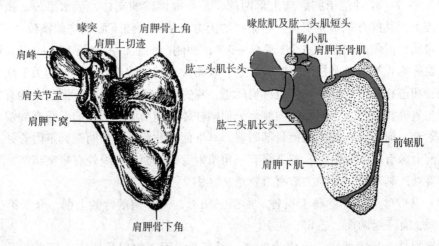

图 2-86　肩胛骨前面观示意图

③肩胛骨内侧角与第二肋相当，几乎呈直角，由上缘和脊柱相交而成，有肩胛提肌止于此；下角相当于第七肋或第七肋间，呈锐角，易触摸，有大圆肌起于此；外侧角，有一卵圆形的关节盂，向外、前、下，与肱骨头相关节。关节盂下稍缩小称肩胛颈，其与关节盂的边缘形成冈盂切迹。

④肩峰是肩胛冈的外侧端向前外方伸展、突出于肩胛盂之上所形成的"肩的顶

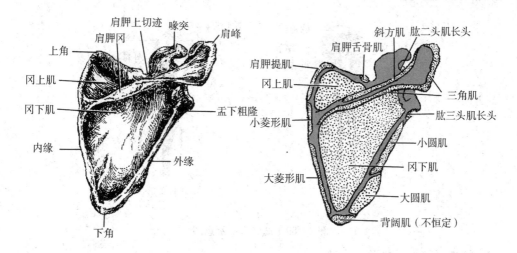

图 2 - 87 肩胛骨背面观示意图

峰", 易触摸, 是肩关节脱位、测量上肢及确定肩宽的标志。肩峰呈扁平状, 有上、下两面及内、外两缘。上面凸而粗糙, 有三角肌附着其上, 下面凹而光滑, 外侧缘肥厚而隆凸, 内侧缘有一卵圆形锁骨关节面与锁骨肩峰端形成关节, 峰尖有喙肩韧带附着。肩峰较长, 男性为 4.7 ~ 4.8cm, 女性为 4.0 ~ 4.1cm。

⑤喙突是肩胛上缘向前外较为坚固的骨突。喙突长, 男性为 4.3 ~ 4.4cm, 女性为 3.9 ~ 4.0cm。喙突上有 5 个解剖结构, 喙突外 1/3 为肱二头肌短头起点, 喙突中 1/3 为喙肱肌, 喙突内 1/3 为胸小肌起点。喙突外上缘为喙肩韧带, 喙突内上缘为喙锁韧带 (锥状韧带和斜方韧带) (图 2 - 88)。

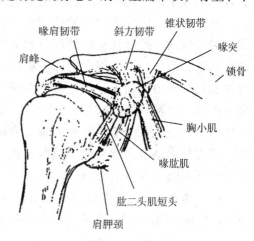

图 2 - 88 喙突 5 个部分解剖示意图

(3) **肱骨上端** 肱骨是上肢最粗长的管状骨, 其上端较粗壮, 有肱骨头、解剖颈、大小结节和外科颈这 4 个部分 (图 2 - 89)。

肱骨头呈半球形, 朝向上内并稍向后, 覆盖有一层关节软骨, 与肩胛骨的关节盂相关节。

在肱骨头的关节面边缘有一缩窄的浅沟, 即解剖颈, 与水平面约 45°, 关节囊止于此。解剖颈的下方为外科颈, 相当于圆形的骨干与肱骨头交接处, 此处骨皮质突出变薄, 是骨折易发部位。

在肱骨头的前外为大、小两结节。大结节粗大而不显著, 向外侧突出超过肩峰, 因而使肩部呈圆形, 是肩部最靠外的骨点, 转动上肢可以触摸到该结节。

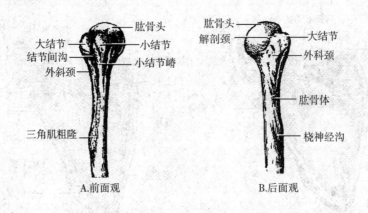

图2－89　肱骨上端示意图

2. 静态弓弦力学单元——弦

（1）**关节囊**　关节囊比较松弛，由斜行、纵行及环行的纤维构成纤维层。于肩胛骨处附着于关节盂的周缘、喙突的根部和肩胛骨颈，还包绕肱二头肌长头的起始部，并与肱三头肌长头的起始处相愈合，于肱骨处则包绕解剖颈，其内侧可达外科颈。关节囊的边缘呈桥状横跨结节间沟之上。纤维层又由冈上肌腱及肱三头肌长头肌腱加入；前、后部分别由肩胛下肌腱及冈下肌腱和小圆肌腱加入；而其前下部只有盂肱韧带的中部加入，此处最为薄弱，故肩关节脱位往往易发生在此处。其纤维层的内面，被覆一层滑膜层，上方起自关节盂的周缘，向下至肱骨的解剖颈，由此返折向上至肱骨头关节软骨的边缘。滑膜层分别于结节间沟和喙突根部附近向外膨出；前者形成结节间滑液鞘，鞘内有肱二头肌长头肌腱；后者构成肩胛下肌囊，位于肩胛下肌腱与关节囊之间。

（2）**喙肩韧带**　位于肩关节关节囊的上方，自喙突的外后缘向后上方到达肩峰外下端，构成"喙肩弓"，有从上方保护肩关节和防止其向上脱位的作用。

（3）**喙肱韧带**　为宽而强的韧带，位于盂肱关节的上面，自喙突根部的外侧缘斜向外下方，到达肱骨大结节的前面，与冈上肌腱愈合。其前缘和上缘游离，后缘和下缘与关节囊愈合，与关节囊之间有黏液囊相隔。此韧带加强关节囊的上部，并有限制肱骨向外侧旋转和防止肱骨头向上方脱位的作用（图2－90）。

（4）**盂肱韧带**　位于关节囊前壁的内面，可分为上、中、下三部。上部起自喙突根部附近的关节盂边缘，斜向外上方，止于肱骨小结节的上方。中部连结关节盂前缘与肱骨小结节之间，如该部缺损时，关节囊的

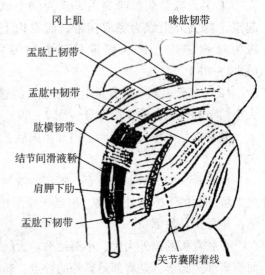

图2－90　肩部韧带示意图

前下壁便形成薄弱点，易导致肩关节脱位。下部起自关节盂下缘，斜向外上方，到达肱骨解剖颈的下部。该韧带有加强关节囊前壁的作用（图2-90）。

（5）**肱骨横韧带** 为肱骨的固有韧带，横跨结节间沟的上方，连结大、小结节之间，其一部分纤维与关节囊愈合。韧带与结节间沟之间围成一管，其内有肱二头肌长头肌腱通过。该韧带对肱二头肌长头肌腱有固定作用（图2-90）。

3. 肩部动态弓弦力学单元 肩部动态弓弦力学单元由肩部静态弓弦力学单元加上相应的骨骼肌组成。

（1）**肩胛下肌** 肩胛下肌起于肩胛下窝，止于肱骨小结节。作用：使上臂内收和旋内（图2-93）。

（2）**冈上肌** 冈上肌起于冈上窝，止于肱骨大结节最上面。神经支配：肩胛上神经。作用：外展肩关节（图2-91）。

（3）**冈下肌** 冈下肌起于冈下窝，止于肱骨大结节中部。神经支配：肩胛上神经。作用：使肩关节外展、外旋。

（4）**小圆肌** 小圆肌起于冈下窝的下部，止于肱骨大结节最下面。神经支配：腋神经。作用：使上臂后伸。

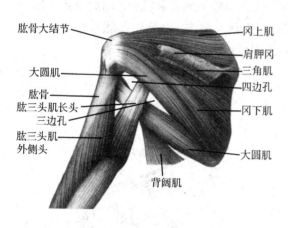

图2-91 肩关节解剖结构示意图（后面观）

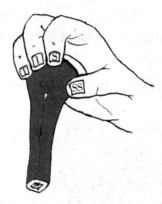

图2-92 肩袖结构示意图
SS肩胛下肌；S冈上肌
I冈下肌；T小圆肌

（5）**肩袖** 又称旋转袖、肌肩袖或腱板，由起自肩胛骨，止于肱骨大结节的冈上肌、冈下肌、小圆肌和肩胛下肌四肌的肌腱所形成，临床上称之为肩关节肌内群。彼此交织以扁宽的腱膜形成一个半圆形呈马蹄状，牢固地由前、上、后附着于关节囊，腱膜厚约5mm，表面光滑。在肩胛下肌止端上缘与冈上肌腱之间有一肩袖间隙，有一薄层带弹性的膜，此处有喙肩韧带及关节囊加强（图2-92）。

（6）**胸小肌** 胸小肌起于第三至五肋骨，向上外斜行成一腱，止于肩胛骨的喙突。大多数附着于喙突水平部上面与内缘，也有的仅附着于水平部上面（图2-93）。胸小肌还可以有附加止点，止于盂上结节。

（7）**肱二头肌** 呈梭形，起端有两个头，长头以长腱起自肩胛骨盂上结节，通过肩关节囊，经结节间沟下降；肱二头肌短头起自肩胛骨喙突尖部、喙肱肌外上方，在肱骨下 1/3 处与肱二头肌长头肌腹融合，并以一腱止于桡骨粗隆（图 2-93）。肱二头肌的主要功能是屈肘，当前臂处于旋前位时，能使其旋后。此外，还能协助屈上臂。

（8）肱三头肌　长头以腱起于盂下结节，外侧头以腱起于肱骨体后面，内侧头起于桡神经沟以下，距尺骨滑车 2.5cm 以上的肱骨干后面，三头会合止于尺骨鹰嘴，功能是伸肘关节，长头还可以后伸肩关节。

（9）喙肱肌　起于喙突中 1/3，止于肱骨中份内下缘，功能是屈肩关节，使上臂内收（图 2-93）。

（10）三角肌　为锥形，覆盖盂肱关节，纤维起自锁骨外 1/3 前缘、肩峰尖与其外侧缘及肩胛冈嵴，肌束逐渐向外下方集中，缩窄成为一腱，止于肱骨三角肌粗隆（图 2-94）。三角肌肌束分为前、中、后三部，三角肌前部肌束较长，从前方走向后下方，与结节间沟的外侧唇在一线上；中部纤维构成较复杂，肌束较短，似羽毛状，由肩峰下行，三五束肌纤维与由下部向上行的腱索彼此镶嵌，腱性组织在近侧部伸展到整个肌的起始处，在远侧部则附着于不大的区域中；后部肌束较长，从后方斜向前方，形成桡神经沟的上界，向上与肱三头肌外侧头的起点在一线上。在三角肌的深面，三角肌筋膜深层与肱骨大结节之间，有一恒定的较大的黏液囊，为三角肌下囊，该囊为胚胎期最早出现的滑膜囊，由于此囊膨出许多突起，尤其是突入肩峰下面者最明显，因此也有人称之为肩峰下囊，在 40 岁以后，该囊易产生变性、损伤、粘连，从而引起肱骨头向上移位固定，使肱骨上举困难，是临床常见的一种顽固性疾病。

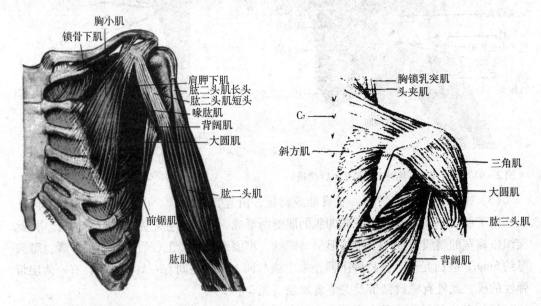

图 2-93　肩关节解剖结构示意图（前面观）　　　　图 2-94　三角肌及邻近组织示意图

4. 辅助装置

（1）皮肤　肩部三角区和肩胛区皮肤较厚，与致密的浅筋膜紧密相连。腋区皮肤薄而松弛，青春期后长有腋毛，含大量皮脂腺和大汗腺。

（2）脂肪组织 肩部脂肪组织较少。

（3）滑膜囊

①肩峰下囊 位于肩胛骨肩峰、喙肩韧带和三角肌中部的下方。此囊由肩峰下囊和三角肌下囊两部分组成，前者位于肩胛骨肩峰和喙肩韧带下方，后者位于三角肌下方。肩峰下囊与三角肌下囊之间不完全分隔，实际上两囊是相通的。因此，临床上常把肩峰下囊和三角肌下囊合称肩峰下囊（图2-95）。

肩峰下囊的底壁与肩袖和肩关节囊融合，顶壁附着于肩峰和喙肩韧带的下方。当上臂外展至90°时，滑膜囊几乎完全藏于肩峰下面不可见。滑膜囊将肱骨大结节与三角肌、肩峰突隔开，其主要功能是减少肱骨大结节与肩峰及三角肌之间的磨损。因为滑膜囊内含有滑液，类似一盛水的囊袋，位于相邻结构之间，可避免相邻结构接触，并起到润滑作用。肩峰下囊的血供主要有旋肱前、后动脉和肩胛上动脉等的分支。肩峰下囊的神经支配主要有腋神经、肩胛上神经和肩胛下神经等分支支配。

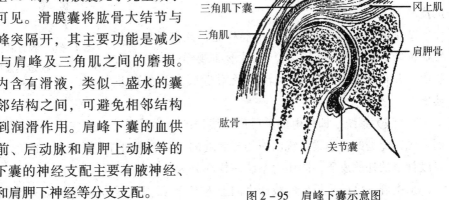

图2-95 肩峰下囊示意图

②前锯肌内滑膜囊 位于前锯肌深处，在肩胛骨下角的内侧缘，占5%。

③前锯肌下滑膜囊 位于前锯肌和胸廓上外侧部之间的蜂窝组织中。

（二）髋部关节弓弦力学解剖子系统

髋部关节弓弦力学解剖子系统由静态弓弦力学单元和动态弓弦力学单元及辅助装置（滑膜囊等）组成。静态弓弦力学单元以腰段脊柱、髋骨、股骨、髌骨、胫骨为弓，连结这些骨骼的关节囊、韧带、筋膜为弦，其功能是维持髋部的力学位置。动态弓弦力学单元是由髋部关节静态弓弦力学单元加上附着于腰段脊柱、髋骨、股骨、髌骨、胫骨的骨骼肌组成，其功能是完成髋部的运动功能。

1. 髋部的骨骼构造 身体躯干的重力是由骶髂关节向髋臼，再由髋臼向股骨头，再由股骨头向股骨颈这样一个顺序向下肢传递的。髋骨与股骨上端内的松质骨，随着负重与行走的增多，逐渐出现交叉型骨小梁。

（1）股骨近端的骨骼构造 仅有直立行走的人类才具有股骨头骨小梁系统。成年人股骨头以及股骨颈处骨小梁的排列主要与其负重功能有关，其骨小梁多呈柱状排列，并向上部进行分散。在股骨上端骺处的软骨板未完全愈合前，此组骨小梁由股骨内侧的骨皮质经股骨颈的下部向上移行至股骨上端骺的软骨板处。当股骨上端骺处的软骨板完全愈合后，骨小梁则向上方一直移行，并抵止于股骨头的关节面。此组骨小梁主要接受由躯干向下肢，或由下肢向躯干传递的压应力。并且，此组骨小梁可跨越髋关节，向上经过髂骨，并一直移行而抵止于骶髂关节。

股骨上端内的松质骨板形成了两种骨小梁系统，一种为压力系统，另一种为张力系统（图2-96）。

1）压力系统　即内侧较为垂直的骨小梁系统，主要为适应压力的作用而形成，其形态由作用于此处的压力的排列方式所决定。此组骨小梁系统起自股骨干的内侧皮质以及股骨颈下方的皮质，并分为主群与副群。

①主群　又称为上群。此群骨小梁坚固而厚实，呈垂直方向而向上方放散，并抵止于股骨颈与股骨头上面的皮质上。

②副群　又称为下群。与主群相比，此群骨小梁纤细而稀薄，其排列亦较疏松，呈弓形曲线样而向外上方扩散，并最终抵止于股骨大转子及附近股骨颈处的皮质上。

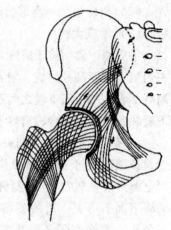

图2-96　髋骨和股骨上端的构造示意图

2）张力系统　即外侧的呈弓形曲线样的骨小梁系统，其主要为适应张应力的作用而形成，此处的骨小梁系统由作用于此处的张力的排列方式所决定。此组骨小梁主要起自股骨干的外侧皮质，同压力系统一样亦分为主群与副群。

①主群　该群呈弓形曲线样而向上内方弯行，其行经方向与压力系统行经方向呈直角样相交，并抵止于股骨头下面以及股骨颈下面的皮质上。

②副群　其主要位于大转子内，并平行于大转子的表面。

（2）压力与张力两系统内的骨小梁形成了两组交叉结构

1）一组交叉位于股骨头、颈部。主要由压力系统上群的骨小梁与张力系统的弓状束相交叉而形成。此处的骨板致密而坚固，并且其骨小梁系统还得到了来自股骨颈下方较厚的皮质以及股骨距对其的支持。

2）另一组交叉位于股骨大转子与转子间线所在的平面。主要由压力系统下群的骨小梁与张力系统的弓状束相交叉形成。该处的骨板亦较致密而坚固，其内侧柱的重力负荷系统会在老年时因骨质疏松而变得薄弱、稀疏。上述两组交叉，在位于股骨颈前后壁间的区域内，即股骨大、小转子与转子间嵴之间的狭小区域内，骨小梁角缺乏，这个骨小梁角薄弱的区域被称为 Ward 三角，或称股内三角。

根据股骨上端内骨小梁走行方式亦可将其分为3组：①股骨头处骨小梁向关节面方向放射；②股骨颈处骨小梁则起自骨周围的皮质，并在颈内形成一系列弓状结构，与分布于股骨头处的骨小梁融合并对其起支持作用；③股骨大转子处骨小梁，其走行略之。在这三组骨小梁中，前两组是股骨所特有的，其还与股骨颈的形状以及某些肌肉的附着处有关。

股骨上端的冠状面上可见：压力骨小梁曲线，向上经由股骨颈处而移行至股骨头关节面的边缘，呈扇形；股骨头处骨小梁与髋骨处骨小梁压力线的排列方式相一致；股骨小转子以上区域处的骨髓腔内骨小梁较少且弱，但此区域处的股骨干有厚且坚强的骨皮质，所以虽然此处的骨皮质较薄，但该处的骨小梁却形成了坚强的内负重系统。

2. 静态弓弦力学单元——弓

（1）腰椎 参见脊柱弓弦力学解剖系统内容。

（2）髋骨 髋骨为一个不规则的扁板状骨。其主要由上方的髂骨、前下方的耻骨以及后下方的坐骨等3块不同形态的骨骼组合而成，上述3块骨骼于前外下方相会聚形成髋臼。

两侧髋骨于躯体前下方，借助耻骨联合而相互连接（图2-97）。髋骨位于躯干和下肢之间，担负着类似桥梁的任务，从而能够将躯干的重力传达至下肢。该骨的内侧面与骶骨以及尾骨共同构成骨盆，对盆腔内的脏器起着保护的功能。

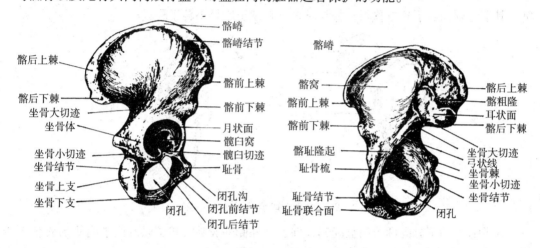

图2-97 髋骨整体示意图（前后观）

（3）髋臼 位于髋骨外侧面的中部，并居于髂前上棘与坐骨结节连线之间的区域内。髋臼为一半球形深窝状结构，呈倒置的杯形，占球面的170°~175°，平均直径为3.5cm。由髋臼的周缘与其开口所形成的平面和躯干的矢状面形成了一个开口向后的40°夹角；此平面又与躯干的水平面形成一个开口向外的60°夹角。因此，髋臼的开口是向前、向外以及向下倾斜的。

髋臼边缘呈堤状，其前部下方及后部均有隆起，且非常坚实。其下部有一深且宽的缺口，称髋臼切迹。该切迹向上移行并与髋臼窝底部一粗糙部分相连，该粗糙面即为股骨头圆韧带的附着处。在髋臼切迹的缺损部，有一髋臼横韧带横过，该韧带恰好将髋臼的边缘围成一个完整的圆杯。同时，其周边还附着一圈由软骨构成的盂缘。上述结构加深了髋臼的深度，使得髋臼面积超过了股骨头球面面积的一半，从而使股骨头被深深地包裹在髋臼之中。

髋臼顶部肥厚而坚实。人体负重时的受力线，由骶髂关节向下传递至坐骨大切迹之前，再传至髋臼的顶部，髋臼顶部为一个强劲的负重点。当人体直立或行走时，髋臼顶部又将体重向股骨头传递。髋臼后下部至坐骨结节的部分为人体的另一负重点，其主要负责坐位时的体重传递。

（4）股骨上端

1）股骨头　除顶部有特殊结构而使之略扁平外，其整体上呈现为一球形。该球体的直径为4~5cm，体积约占一相同大小球体体积的2/3。股骨头的几何学中心为髋关节的垂直轴、水平轴以及前后轴所贯穿。位于股骨头顶部稍后方有一小的凹陷性结构，即为股骨头凹。此凹为股骨头韧带的附着处，于其内有少量的细小血管穿行，股骨头可由此获取少量的血供。

2）股骨颈　股骨颈为股骨头下方一处较细的部分，该结构位于股骨头的外下方。其略向前方凸出，而中部较细（图2-98）。股骨颈的上下两缘呈圆形，其上缘几乎呈水平，微向上突出，并向外移行为大转子；其前上缘在靠近股骨头处有时会形成股骨颈窝，其下缘则向后下外方移行，并与股骨干相续于股骨小转子附近。

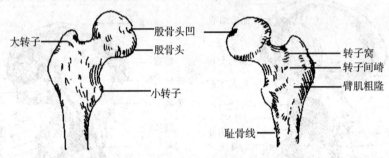

图2-98　股骨上段示意图（前后观）

在股骨颈的下方有两个明显隆起，即位于外侧的股骨大转子以及位于内侧的股骨小转子，上述两个隆起的结构为许多肌肉附着处（图2-99）。

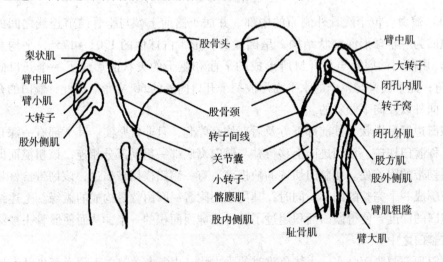

图2-99　股骨上端肌肉附着点示意图

①大转子　为一长方形隆起，位于股骨颈、体相连接处的后上部。大转子的位置比较表浅，易于皮下触得，故为临床上常用的骨性标志。

大转子的上缘游离、肥厚，该缘的后面为梨状肌的附着处；该缘与髋关节的中心几乎处于同一水平面；上缘的后部向内上方突出，明显地高耸于股骨颈的后方。大转子内侧面的前方为闭孔内肌以及上、下孖肌肌腱的抵止处。大转子的下缘呈嵴状隆起，即股外侧肌嵴，为股外侧肌肌腱的附着处。

大转子的上部存在一粗糙的深窝状结构，即转子窝，为闭孔外肌肌腱的附着处，其内下部主要以松质骨结构与股骨颈及股骨干相连；其外侧面比较粗糙，该处有一自后上向前下方移行的嵴状隆起，为臀中肌以及臀小肌肌腱的附着处。

②小转子 为一呈圆锥状突起的结构，其位于大转子的平面以下股骨干后上方的内侧，由股骨颈后下缘与股骨体的连接处向内后上方突出。小转子尖及其前面比较粗糙，为腰大肌的附着处；小转子的后面比较平滑，为大收肌所覆盖，有时会有一滑膜囊附着于其上；小转子的底面与其宽阔的内侧面以及前面为髂肌附着处。

在大转子后下方，相当于小转子的平面，有时会见一骨性突起，即第三转子，为人体的正常变异。

③转子间线 在股骨颈的前面，位于股骨颈、体间的相连接处有一略隆起的粗线状结构，即转子间线。转子间线比较平滑，起自股骨大转子前缘的上内部并向下内方移行至股骨小转子的下缘，向下方移行为耻骨肌线。转子间线处有相应的关节囊前壁附着于其上；转子间线的上端为股外侧肌最上方部分的肌纤维的起点，而转子间线的下端为股内侧肌最上方部分肌纤维的起点；转子间线的外侧部与内侧部则分别为髂股韧带上、下束的抵止处。

④转子间嵴 在股骨颈的后面，位于股骨颈、体间的连接处有一圆形的嵴状结构，即转子间嵴，该嵴较转子间线粗糙。转子间嵴起自股骨大转子的后上角，并向下内方移行而最终抵制于股骨小转子。位于转子间嵴的中部有一结节，为股方肌肌腱的抵止处；该结节的上部、下部以及股方肌本身，皆由臀大肌所覆盖。

3. 静态弓弦力学单元——弦 为连结腰段脊柱、髋骨、股骨、髌骨、胫骨的关节囊、韧带、椎间盘、筋膜。

（1）**腰段脊柱的关节囊** 参见脊柱弓弦力学解剖系统相关内容。

（2）**髋关节囊** 髋关节囊的附着处有远近的不同：髋关节囊的远侧，其前面止于小转子间线处，后面止于转子间嵴的内侧约 1.25cm 处，相当于股骨颈的中、外 1/3 交界处；而髋关节囊近侧则附着于髋臼盂缘、髋臼边缘以及髋臼横韧带等处。股骨颈前面全部被包裹在髋关节囊内；股骨颈后面有 1/3 的部分没有被包裹在髋关节囊内；股骨头、颈之间的横形骨骺板亦被包裹在髋关节囊内。

在髋关节囊的前后均有相关韧带对其加强。位于髋关节囊前侧的髂股韧带最为强劲，即使在其两歧间的薄弱处，也有髂腰肌腱对其覆盖以补充。在该肌肌腱浅面内侧有股动脉经过，而股静脉位于股动脉的内侧，并附于耻骨肌上；在髂腰肌腱的外侧则有股神经经过，并沿髂肌的前面向下移行，被髂筋膜所覆盖，其与髂肌同样位于肌间隙之中。上述三者均与髋关节囊相贴连。

髋关节囊后部纤维的走行方向朝向外，并由股骨颈的后面横过，而闭孔外肌的肌腱则由股骨颈的下方越过。髋关节囊所有部分的厚度并非一致，譬如，在髂股韧带的后面，髋关节囊显得特别坚厚，而在髂腰肌腱下方则显得较薄弱，甚至存在部分缺如的现象，但有髂腰肌的肌腱对其加强。

（3）髋关节的韧带

①髂股韧带　髂股韧带位于髋关节囊之前，并紧贴于股直肌深面，呈一倒置的"Y"形。该韧带与髋关节囊的前壁紧密地相接触，其长度较长而坚韧。该韧带为全身最大的韧带。

髂股韧带起自髂前下棘及其后方2cm处的髋臼缘，该韧带的纤维方向是朝向外下方移行，并呈扇形。在向下方移行时分为两歧：外歧抵止于转子间线的上段；内歧抵止于转子间线的下段（图2－100）。髂股韧带的外歧可以限制大腿的外展与外旋；内歧可以限制大腿的外展。髂股韧带的内侧部与外侧部均较肥厚而甚为坚强，即使髂前下棘发生撕脱性骨折，该韧带都可能不被撕裂。但位于该韧带两歧之间的部分却甚为薄弱，有时该处会形成一个孔样结构。

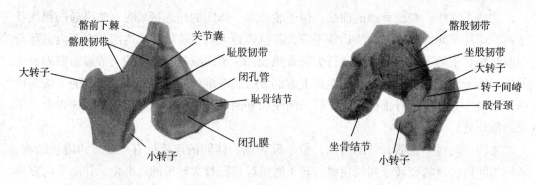

图2－100　髂骨韧带示意图

当人体处于直立位时，躯干的重心移向髋关节后方，此时，髂股韧带对髋关节的后伸有限制作用。当人体站起时，髂股韧带能保证人体躯干于髋关节上保持一定的稳定性；当体重落于股骨头上时，髂股韧带能与臀大肌协同作用，而使得髋关节伸直，并以此将躯干拉直，从而使躯干保持直立的姿势。除屈曲之外，在髋关节的所有运动中，髂股韧带均能保持一定的紧张度；特别是在髋关节伸直与外展、外旋时，该韧带显得尤其紧张。

②耻骨囊韧带　耻骨囊韧带位于髋关节囊的前下方，呈三角形。该韧带起自耻骨上支、耻骨体、髂耻隆起、闭孔嵴以及闭孔膜上，斜向下外方移行，并通过股骨头的前方向外下方至股骨颈处，其行于髋关节囊的内侧部与髋关节囊以及髂股韧带内歧的深面相合并，该韧带最终抵止于转子间线的下部，与上述由髂股韧带分出的两歧形成一"N"字形结构，该结构能够限制髋关节的外展运动。

③轮匝带　该韧带为髋关节囊位于股骨颈处深层纤维的呈环形增厚的部分。环绕股骨颈的中部，能够约束股骨头，并防止其向外方脱出。该韧带的纤维在股骨颈后部较表浅，但尚具有一定的扶持力。

④坐骨囊韧带　坐骨囊韧带包括三角形的纤维囊，其位于髋关节囊后面，略呈螺旋样而较薄弱。坐骨囊韧带起自髋臼的后下部，其纤维向外上方经股骨颈的后面移行于髋

关节囊的轮匝带，最终抵止于大转子根部。该韧带的纤维与髋关节深层处关节囊的环状纤维相合并，其上部纤维则呈水平样跨越髋关节而与髂股韧带相合。该韧带能够防止髋关节的过度内旋与内收。

⑤股骨头韧带 为髋关节囊内的纤维带。该韧带呈三角形而略显扁平，起于髋臼横韧带与髋臼切迹处，最终抵止于股骨头凹处，在移行过程中一直为滑膜所包裹。

股骨头韧带虽位于髋关节囊内，但并不被包裹在滑膜之内，主要为一个滑膜管所包绕，并向下移行，在髋臼切迹处才开放。其主要与覆盖于髋臼横韧带的滑膜以及覆盖于髋臼窝内的脂肪的滑膜相延续。位于髋关节下方的脂肪垫在髋关节屈曲时，可被吸入髋臼窝内；当在髋关节处于半屈曲位或作内收、外旋运动时股骨头韧带会变得紧张，从而对股骨头稳定性具有一定的保持作用。

一般认为，股骨头韧带为人类在退化时所残留的结构。也有一部分学者认为，该韧带是由髋关节囊或耻骨肌的一部分结构衍化而来。

⑥髋臼横韧带 髋臼横韧带位于髋关节腔之内，实际上属于髋臼缘的一部分。该韧带系由强有力的扁平的纤维韧带所组成，并呈桥状横跨髋臼切迹的两侧而形成一孔道，其内有血管及神经通过。该韧带与关节囊以及股骨头韧带基底部的两个束状带相互融合。

从髋关节周围韧带的分布情况来看，髋关节囊内下方与后下方的区域比较薄弱，尤其是当髋关节处于内收、屈曲或轻度内旋位时，最为松弛。

（4）筋膜 髋前区与腹股沟区的浅筋膜 浅筋膜主要由脂肪与疏松的结缔组织组成，内有皮神经、血管和浅淋巴结。与人体其他部位相比，此处的脂肪相对较厚。在脐平面以下，浅筋膜又分为浅、深两层。

4. 髋部动态弓弦力学单元 髋部动态弓弦力学单元由髋部静态弓弦力学单元加上相应的骨骼肌组成。

（1）腰段的肌肉 参见脊柱弓弦力学解剖系统内容。主要是腰方肌和腰大肌。

（2）髋部的肌肉（图 2-101）

①臀大肌 臀大肌略呈方形，可维持身体直立和后伸关节。起自髂骨翼外面、髂后上棘、尾骨的背面、骶结节韧带、部分胸腰筋膜处，止于股骨臀肌粗隆及髂胫束。其功能为后伸、外旋髋关节。

②阔筋膜张肌 起自髂前上棘、髂嵴的一部分，止于胫骨外侧髁。其功能为紧张阔筋膜并屈和外展髋关节。

③臀中肌 起自髂骨翼外面、髂嵴外唇，止于股骨大转子尖端的上面以及外侧面。

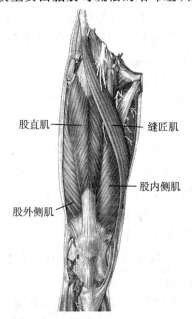

股直肌　　　　　缝匠肌

股内侧肌

股外侧肌

图 2-101 髋部肌肉示意图

其功能为使髋关节外展并作旋内、旋外运动。

④梨状肌　起自骶骨第二至四骶前孔的外侧，止于股骨大转子上缘的后部。其功能为外展、外旋髋关节。

⑤股方肌　起自坐骨结节的外侧面，止于股骨大转子后面的股方肌结节处，有外展、外旋髋关节作用。

⑥闭孔内肌　起自闭孔的内面以及周围的骨面，止于闭孔内肌坐骨囊、转子窝的内侧面，有外旋髋关节作用。

⑦上孖肌　起于坐骨小孔的上缘，即坐骨棘，止于转子窝，有外旋髋关节作用。

⑧下孖肌　起于坐骨小孔的下缘，即坐骨结节，止于转子窝，有外旋髋关节作用。

⑨臀小肌　起于臀前线及髋臼以上的髂骨的背面，止于股骨大转子上面及其外侧面。其功能为外展髋关节。

⑩闭孔外肌　起自闭孔膜外面以及其周围的骨面，止于股骨的转子窝。其功能为使髋关节旋外。

⑪腰大肌　起自全部腰椎体的外侧面和横突，止于股骨小转子。其功能为使髋关节前屈、旋外。

⑫髂肌　起自髂窝，止于股骨小转子。其功能为使髋关节前屈、旋外。

⑬股二头肌　起自坐骨结节上部下内方的压迹处、股骨粗线外侧唇下方的外侧肌间隔处，止于腓骨小头处。有屈膝关节、伸髋关节，并使小腿微外旋作用。

⑭股四头肌　起于髂前上棘及髋臼缘，股骨体前面上 3/4 部，股骨粗线外、内侧唇；止于髌骨、胫骨粗隆。其功能为伸膝关节、股直肌助屈髋关节。

⑮缝匠肌　起自于髂前上棘，止于胫骨上端内侧面。作用为屈髋，屈、内旋膝关节。

⑯耻骨肌　起于耻骨梳附近，止于股骨体耻骨肌线。作用为内收、外旋、微屈髋关节。

⑰长收肌　起于耻骨肌前面、耻骨结节下方，止于股骨粗线内侧唇中 1/3 部。有内收、外旋、微屈髋关节作用。

⑱短收肌　起于耻骨体与耻骨支，止于股骨粗线内侧唇上 1/3 部。有内收、外旋、微屈髋关节作用。

⑲大收肌　起于闭孔前下缘、坐骨结节，止于股骨粗线内侧唇上 2/3 部。有内收、微屈髋关节作用。

⑳股薄肌　起于耻骨体与耻骨支，止于胫骨上端的内侧面。有内收髋关节、内旋膝关节作用。

5. 髋部弓弦力学解剖系统辅助装置

（1）皮肤　髋部的皮肤较厚，富含皮脂腺以及汗腺。

（2）脂肪组织　臀部有丰富的脂肪组织，为人体的机械减震装置。

（3）滑膜囊　臀区滑膜囊比较丰富（图 2 – 102）：

①臀大肌坐骨囊　位于臀大肌下面与坐骨结节之间的区域内。

②臀肌间囊　为臀大肌抵止于股骨臀肌粗隆深面时所形成的2~3个滑膜囊。

③臀中肌转子囊　通常有2个：位于前方的一个居于臀中肌止腱与股骨大转子之间的区域内，而位于后方的一个则居于臀中肌的止腱与梨状肌之间的区域内。

④臀小肌转子囊　位于臀小肌的止腱与股骨大转子之间的区域内。

⑤梨状肌囊　位于梨状肌的止腱与股骨大转子之间的区域内。

⑥闭孔内肌腱下囊　位于闭孔内肌抵止处的深面。

⑦闭孔内肌坐骨囊　位于闭孔内肌腱与坐骨小切迹的软骨面之间的区域内。

⑧转子皮下囊　位于股骨大转子与皮肤之间。

⑨臀大肌转子囊　位于臀大肌肌腱与股骨大转子之间的区域内。

⑩坐骨皮下囊　位于臀大肌坐骨囊下方，当人体处于坐位时，该囊则居于坐骨结节与皮肤之间。

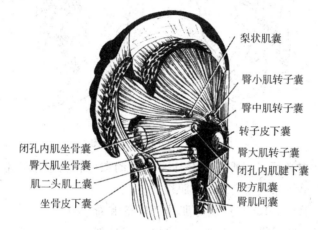

图2-102　臀区滑膜囊示意图

6. 髋关节

（1）组　成　由股骨头、髋关节及髋关节囊构成。

（2）功　能　髋关节的运动与肩关节类似，即能绕冠状轴作屈、伸运动，绕矢状轴作内收、外展运动，绕垂直轴作旋外、旋内运动，还可作环转运动。因受髋臼的限制，髋关节的运动范围较肩关节小，不如肩关节灵活，但其稳固性强，以适应其支持负重和行走的功能。

（三）肩胛骨-脊柱-髋骨弓弦力学解剖子系统

肩胛骨-脊柱-髋骨弓弦力学解剖子系统由静态弓弦力学单元和动态弓弦力学单元组成。静态弓弦力学单元以肩胛骨、脊柱、髋骨为弓，连结这些骨骼的关节囊、韧带、筋膜为弦，其功能是维持肩胛骨与胸壁的正常位置。动态弓弦力学单元由静态弓弦力学单元加上附着于肩胛骨、脊柱、髋骨的肌肉组成，其功能是完成肩胛骨-脊柱-髋骨的运动功能。

1. 静态弓弦力学单元——弓　肩胛骨、脊柱、髋骨，参见相应章节。

2. 静态弓弦力学单元——弦

（1）髂腰韧带　为一肥厚而坚韧的三角形韧带，起于第四、五腰椎横突，呈放射状止于髂嵴的内唇后半，在骶棘肌的深面。髂腰韧带覆盖于腰方肌内侧筋膜的增厚部，它的内侧与横突间韧带和骶髂后短韧带相互移行，髂腰韧带可以抵抗身体重量。因为第五腰椎在髂嵴的平面以下，该韧带可以限制第五腰椎的旋转和在骶骨上朝前滑动（图2-103）。

（2）其他韧带和关节囊　参见髋部和肩部弓弦力学解剖系统。

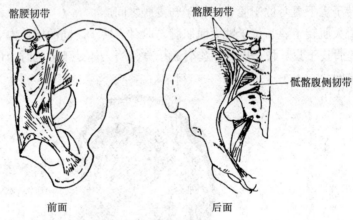

髂腰韧带　　　　　　　　　　　髂腰韧带

骶髂腹侧韧带

前面　　　　　　　　　　后面

图2-103　髂腰韧带示意图

3. 动态弓弦力学单元　肩胛骨-脊柱-髋骨动态弓弦力学单元由肩胛骨-脊柱-髋骨静态弓弦力学单元加上相应的骨骼肌组成。

（1）斜方肌（图2-104）　斜方肌位于项部和背上部的浅层，为三角形阔肌。左右各一，合在一起呈斜方形，起于枕骨上项线、枕外隆凸、项韧带、第七颈椎和全部胸椎的棘突，上部的肌纤维斜向外下方，中部的肌纤维平行向外，下部的肌纤维向外上方，止于锁骨的外1/3、肩峰和肩胛冈。其作用是使肩胛骨向脊柱靠拢，斜方肌上部肌纤维可上提肩胛骨，下部肌纤维可使肩胛骨下降。如果肩胛骨状态固定，一侧肌肉收缩，可使颈部向同侧屈曲，脸则转向对侧，两侧同时收缩，可使头后仰。

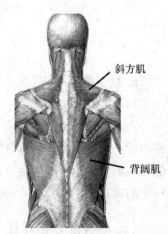

斜方肌

背阔肌

图2-104　斜方肌、背阔肌示意图

斜方肌受副神经及$C_3 \sim C_4$神经前支支配。神经从肌的前缘中下1/3交界处进入肌深面下行，首先发出肌外分支，然后分别发出肌内支或移行为肌内支，自肌的上、中、下3部进入肌肉。

（2）肩胛提肌（图2-105）　　位于项部两侧，其上部位于胸锁乳突肌的深侧，下部位于斜方肌的深侧，为一对带状长肌。起自上位$C_3 \sim C_4$横突的后结节，肌纤维斜向后下稍外方，止于肩胛骨的上角和肩胛骨脊柱缘的上部。肩胛提肌血供由颈横动脉降支供应，受肩胛背神经（$C_2 \sim C_5$）支配。此肌收缩时，上提肩胛骨，同时使肩胛骨下角转向内；肩胛骨被固定时，一侧肌肉收缩可使颈向同侧屈曲及后仰。

（3）大、小菱形肌（图 2 - 106） 小菱形肌呈窄带状，起自下位两个颈椎的棘突，附着于肩胛骨脊柱缘的上部，在大菱形肌上方，与大菱形肌之间隔以菲薄的蜂窝组织层。

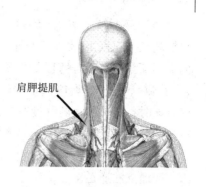

图 2 - 105 肩胛提肌示意图

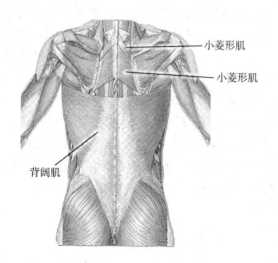

图 2 - 106 大、大小菱形肌解剖结构示意图

大菱形肌菲薄而扁阔，呈菱形，起自上位 4 个胸椎的棘突，向外下几乎附着于肩胛骨脊柱缘的全长。神经支配为肩胛背神经。大、小菱形肌与肩胛提肌、前锯肌止点范围较广泛，有些肌纤维或纤维束可折皱或伸展至肩胛骨靠近内侧缘的背面和肋骨面附着。大、小菱形肌可内收及内旋肩胛骨，并上提肩胛骨，使之接近中线。

菱形肌的血供由颈横动脉降支供应，受肩胛背神经（$C_4 \sim C_6$）支配，当患有颈椎病时，该神经常常受到压迫，引起此肌的痉挛，产生背部压迫感。若此肌瘫痪，则肩胛骨脊柱缘翘起，从外表看似蝶翼状，称翼状肩。

（4）背阔肌（图 2 - 107） 为位于胸背区下部与腰区浅层区域内宽大的三角形扁阔肌。该肌起自下 6 个胸椎的棘突、全部腰椎的棘突、骶正中嵴及骶嵴的后部，肌纤维斜向外上方，越过肩胛骨，以扁肌腱止于肱骨的结节间沟处。背阔肌的主要作用是使肱骨作内收、旋内及后伸运动，如背手姿势。当上肢上举固定时，两侧背阔肌收缩可向上牵引躯体，如引体向上运动。

背阔肌主要由胸背神经支配。背阔肌的血液供应主要来自胸背动脉及节段性的肋间后动脉与腰动脉的分支，以肩胛线为界，线的外侧主要由胸背动脉的分支供血，线的内侧则主要由节段性肋间后动脉供血。

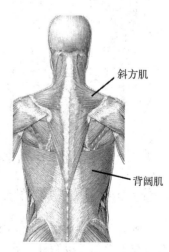

图 2 - 107 背阔肌解剖结构示意图

（5）腰大肌（图2-108） 位于腰椎侧面，脊柱腰段椎体与横突之间的深沟内，呈纺锤状。起自 T_{12} 椎体下缘至 L_5 椎体上缘和椎间盘的侧面，以及全部腰椎横突，肌束向下逐渐集中，联合髂肌的内侧部，形成一个肌腱，穿过腹股沟韧带与髋关节囊之间（肌腔隙），贴于髂耻隆起的前面及髋关节囊的前内侧而下行，止于股骨小转子。腰大肌收缩时，可屈曲大腿并使其旋外，当大腿被固定时，则屈脊柱腰段而使躯干前屈。受腰丛的肌支（T_{12}、$L_1 \sim L_4$）支配。

腰大肌起始处有一系列腱弓，腱弓与上位腰椎之间的裂隙为腰动脉、腰静脉和腰交感干交通支的通道。

（6）腰小肌 此肌肌腹很小，呈菱形，肌腱较长，位于腰大肌的前面，上端起自 T_{12} 椎体及 L_1 椎体的侧面，下端止于髂耻隆起，并以腱移行于髂筋膜和耻骨梳韧带。此肌收缩时，使脊柱腰段屈向同侧（与腰大肌共同作用），并紧张髂筋膜。腰小肌受腰丛的肌支（$L_1 \sim L_2$）支配。

（7）腰方肌（图2-109） 位于腹腔后壁腰椎的两旁，胸腰筋膜中层，后邻竖脊肌；前方借胸腰筋膜前层与腹横筋膜相隔，为长方形扁肌，下端较宽。起自髂嵴后部的内唇、髂腰韧带及下方3~4个腰椎横突。肌纤维斜向内上方止于第十二肋骨内侧半下缘和上方4个腰椎横突及 T_{12} 椎体。此肌可增强腹后壁，若两侧收缩时则降低第十二肋，还有协助伸脊柱腰段的作用，一侧收缩时使脊柱侧屈，两侧收缩时可以稳定躯干。腰方肌受腰丛（$T_{12} \sim L_3$）支配。

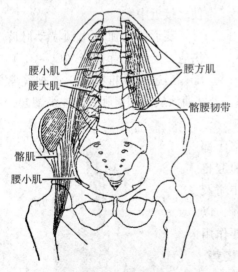

图2-108 腰大肌解剖结构示意图

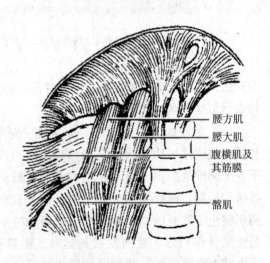

图2-109 腰方肌解剖结构示意图

五、内脏弓弦力学解剖系统

内脏弓弦力学解剖系统由静态弓弦力学单元和动态弓弦力学单元及辅助装置组成。静态弓弦力学单元以脊柱、胸骨、肋骨、髋骨为弓，以内脏连结这些骨骼的韧带、筋膜为弦，其功能是维持各内脏的正常位置。动态弓弦力学单元由静态弓弦力学单元加上内脏连接于脊柱、胸骨、肋骨、髋骨的肌肉组成，其功能是完成相关内脏的功能。辅助装置参见相关专著。

根据力学常识，内脏器官在体内不是悬空的，否则全部内脏就会因为重力的关系集中于腹腔内。所以，各内脏一定是通过纤维结缔组织（如韧带、筋膜、肌肉等）被直接或者间接连接在脊柱、胸廓或者骨盆等骨骼上，通过软组织将内脏分别悬吊在颅腔、胸腔、腹腔和盆腔。这就构成了以骨骼为弓、以连接内脏和骨骼的软组织为弦的内脏弓弦力学解剖系统。

（一）心脏的弓弦力学解剖子系统

心脏的弓弦力学解剖子系统由静态弓弦力学单元和动态弓弦力学单元组成。静态弓弦力学单元以胸骨、肋骨、脊柱为弓，连结这些骨骼的关节囊、韧带、筋膜以及心脏的相关软组织为弦，其功能是维持心脏的正常位置。动态弓弦力学单元由心脏静态弓弦力学单元加上附着于胸骨、肋骨、脊柱的相关肌肉组成，其功能是维持心脏的正常功能。

1. 静态弓弦力学单元——弓　胸骨、肋骨、脊柱，参见脊柱弓弦力学解剖系统。

2. 静态弓弦力学单元——弦

心包（图2－110）　心包包含心及出入心的大血管心包部。它分为两层，即纤维性心包和浆膜性心包。两者之间为心包腔，腔内有液体即心包液，起润滑作用。心脏在心包腔内跳动。

①纤维性心包　大致呈圆锥形，是由坚韧结缔组织构成的囊，完全包绕心脏，但不附着于心脏。上与大血管的外膜相延续，下方附着于膈肌的中心腱及左侧小部分肌纤维。其上方，心包不仅与大血管的外膜相延续，而且与气管前筋膜相延续；其前方借上、下胸骨心包韧带附着于胸骨后面。其前方与胸壁之间隔有肺和胸膜，但在胸骨体或下半后方和左第四、五肋软骨胸骨端后方的区域内，心包直接与胸壁相连。其后方有主支气管、食管、食管神经丛、下行的胸主动脉和两肺的纵隔后部。心包两侧是纵隔胸膜、肺神经等，下方由膈将心包与肝、胃底分隔。所以，心包借韧带等固定装置保持了心脏在胸腔内的固定位置，故纤维性心包的作用是固定心脏。

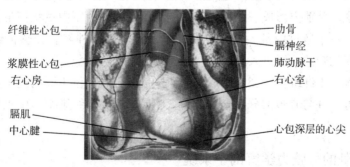

图2－110　心脏弓弦力学解剖系统示意图

②浆膜性心包　是纤维性心包内封闭的囊，分脏层和壁层。脏层也称为心外膜，覆

盖于心和大血管，并反折壁层衬于纤维性心包内表面。

3. 动态弓弦力学单元   心脏动态弓弦力学单元由心脏静态弓弦力学单元加上相应的骨骼肌组成。

膈肌（图2-111）   膈是分隔胸腹腔的扁肌。分为三部分，即胸骨部、肋部和腰部。胸骨部以两个肌束起于剑突的后方；肋部起于两侧下6位肋软骨和肋骨的内面；腰部起于两个膜腱弓也称为内、外侧弓状韧带，并以两个膈脚起于腰椎。

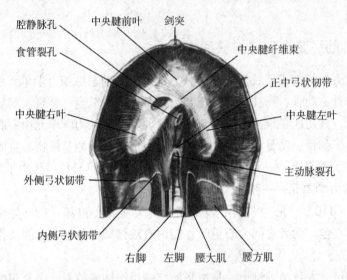

图2-111 膈肌示意图

①内侧弓状韧带   是由覆盖腰大肌上份的筋膜所形成的腱弓。其内侧止于第一至二腰椎体的侧面，与对侧膈脚的腱缘相延续；外侧止于第一腰椎横突的前面。

②外侧弓状韧带   由覆盖腰方肌的筋膜增厚而成，呈弓状跨过腰方肌上部，其内侧附着于第一腰椎横突前面，外侧附着于第十二肋中份下缘。

③膈脚   以腱性结构起始，其纤维与前纵韧带融合，右膈脚起于上3位腰椎体及椎间盘的前外侧面，左膈脚起于上2位腰椎的相应部位。左、右膈脚在胸腰椎间盘平面中线上会合，在主动脉前方形成一跨越主动脉的纤维弓，称为正中弓状韧带。每侧膈脚都有两个小裂孔，一个通过内脏大神经，另一个通过内脏小神经。交感神经位于膈肌后方，从内侧弓状韧带的深面进入腹腔。

④膈中心腱   由纤维紧密交织形成的薄而坚韧的腱膜，位于膈的近中央处。其中央部紧接心包下方，并与心包部分融合。分为三叶，即中央腱纤维束、中央腱左叶、中央腱右叶。

（二）肺脏的弓弦力学解剖子系统

肺脏的弓弦力学解剖子系统由静态弓弦力学单元和动态弓弦力学单元组成。静态弓弦力学单元以胸廓为弓，连结这些骨骼的关节囊、韧带、筋膜以及肺脏的相关软组织为弦，其功能是维持肺脏的正常位置。动态弓弦力学单元由肺脏静态弓弦力学单元加上附着于胸廓上的相关肌肉组成，其功能是维持肺脏的正常功能。

1. 静态弓弦力学单元——弓

胸廓　胸廓是胸腔壁的骨性笼状支架。它由 12 个胸椎、12 对肋骨和 1 个胸骨借关节、软骨连结而组成，是心、肺、气管、支气管、纵隔等重要内脏器官共同的弓。

胸廓的后方为脊柱，肋骨、肋间隙位于两侧，胸骨和肋软骨位于前方。胸廓通过肋椎关节和肋软骨与胸骨的连接（如胸肋关节）连接而成。

肋骨后端与胸椎之间由两个关节组成。一个是肋头关节，由肋头与椎体肋凹组成，多数肋头关节内有韧带将关节分成上、下两部分，第一、十一和十二肋头关节则无这种分隔。另一个是肋横突关节，由肋骨结节关节面与横突肋凹组成；肋头关节与肋横突关节都是平面关节，两关节同时运动（联合关节），运动轴是通过肋颈的斜轴，运动时肋颈沿此运动轴旋转，肋骨前部则上提下降，两侧缘做内、外翻活动，从而使胸廓矢状径和横径发生变化。

肋软骨与胸骨的连接：在第一肋软骨和胸骨柄之间为直接连结，第二至七肋软骨与胸骨之间则形成微动的胸肋关节，第八至十肋软骨不与胸骨相连，而分别与其上方和肋软骨形成软骨关节，在胸廓前下缘组成左、右肋弓。

2. 静态弓弦力学单元——弦（图 2 - 113）　连接肺脏和胸廓的软组织（韧带、筋膜、关节囊），参见相关专著。

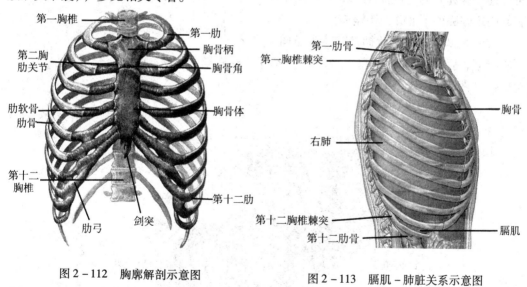

图 2 - 112　胸廓解剖示意图　　　　图 2 - 113　膈肌 - 肺脏关系示意图

3. 动态弓弦力学单元　肺脏动态弓弦力学单元由肺脏静态弓弦力学单元加上相应的骨骼肌组成。

膈肌　是肺脏最重要的动态弦，是分隔胸腹腔的扁肌。膈肌的作用很复杂，其中一个主要作用是保证呼吸功能的正常进行。如当吸气时，最后部的肋固定，膈肌收缩向下牵拉膈中心腱，然后以此为固定点，使下部的肋骨上提，以推动胸骨体和上部肋向前移动，使肺扩张。

（三）肝脏、胆囊的弓弦力学解剖子系统

肝脏、胆囊的弓弦力学解剖子系统由静态弓弦力学单元和动态弓弦力学单元组成。静态弓弦力学单元以脊柱、肋骨为弓，连结这些骨骼的关节囊、韧带、筋膜以及肝脏、胆囊的相关软组织为弦，其功能是维持肝脏、胆囊的正常位置。动态弓弦力学单元由肺脏静态弓弦力学单元加上附着于胸廓上的相关肌肉组成，其功能是维持肝脏、胆囊的正常功能。

1. 静态弓弦力学单元——弓　脊柱、肋骨，参见脊柱弓弦力学解剖系统。

2. 静态弓弦力学单元——弦（图2-114）　连接肝脏、胆囊、脊柱、肋骨的软组织（韧带、筋膜、关节囊）。

肝前面以镰状韧带连于腹前壁，上面和后面以肝冠状韧带及两侧的左右三角韧带连于膈肌，下面由小网膜（肝胃韧带）连于胃小弯和十二指肠第一段。

（1）**镰状韧带**　由两层肠腹膜构成，将肝连于膈和腹前壁的脐上部。其突出的底部固定在膈的下面并向下至脐。

（2）**冠状韧带**　冠状韧带是从膈肌向肝右叶上、后方反折的腹膜。分为上、下两层。在其韧带外侧，两层会合形成左、右三角韧带（图2-115）。

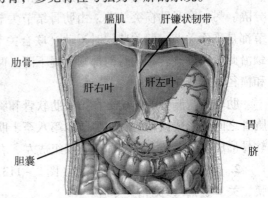

图2-114　腹部解剖结构示意图

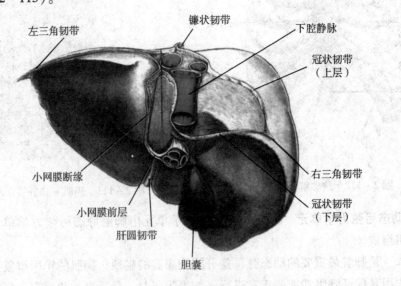

图2-115　冠状韧带解剖结构示意图

（3）**肝胃韧带**　肝胃韧带位于肝下左侧静脉韧带裂内，由双层腹膜构成，很薄，内有小血管分布成网的小网膜（图2-116）。

（4）胆囊 胆囊位于肝右叶的胆囊窝内，从肝门右端附近向前延伸至肝下缘。胆囊由结缔组织连结于肝。所以，肝脏的运动必然带动胆囊的运动。胆囊壁由黏膜、肌层和外膜三层组成。胆囊分底、体、颈、管四部，颈部连胆囊管。胆囊颈狭窄而细长，向前上方弯曲，然后急转向后下方成为胆囊管。在二者相互延续处有一狭窄。胆囊管与肝总管共同组成胆总管（图2-117）。

3. 动态弓弦力学单元 胆囊动态弓弦力学单元由胆囊、胆囊静态弓弦力学单元加上相应的骨骼肌组成。参见相关专著。

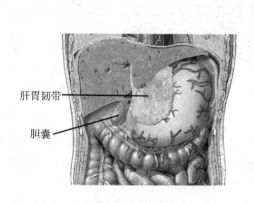

图2-116 肝胃韧带解剖结构示意图

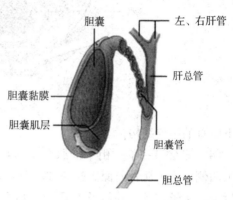

图2-117 胆囊解剖结构示意图

（四）子宫的弓弦力学解剖子系统

子宫的弓弦力学解剖系统由静态弓弦力学单元和动态弓弦力学单元组成。静态弓弦力学单元以骶骨、骨盆为弓，连结这些骨骼的关节囊、韧带、筋膜以及子宫的相关软组织为弦，其功能是维持子宫的正常位置。动态弓弦力学单元由子宫静态弓弦力学单元加上附着于骶骨、骨盆上的相关肌肉组成，其功能是维持子宫及盆腔内脏器官的正常功能。

1. 静态弓弦力学单元——弓 骶骨、骨盆，参见脊-肢弓弦力学解剖系统。

2. 静态弓弦力学单元——弦（图2-118）

（1）子宫阔韧带 由子宫前后面两层腹膜构成，呈冠状位，位于子宫的两侧。其内侧缘连于子宫，并移行为子宫前、后面的脏腹膜；外侧附于骨盆侧壁，再移行为盆腔的壁腹膜；上缘游离，内包有输卵管，其外侧缘移行为卵巢悬韧带；下缘附于盆底。子宫阔韧带的后层包被卵巢并形成卵巢系膜；前后两层之间包有输卵管、卵巢固有韧带、子宫圆韧带、血管、淋巴管、神经及结缔组织等。子宫阔韧带可限制子宫向侧方移位。

（2）子宫圆韧带 为窄而扁的纤维束状带，由平滑肌和结缔组织构成。起于子宫前面的上外侧缘，输卵管子宫口的前下方。在子宫阔韧带前层覆盖下，走向前外侧，经过腹股沟管，终止于大阴唇及阴阜上部，是维持子宫前屈及前倾位的主要结构。

（3）子宫主韧带 为子宫阔韧带下部两层腹膜之间的一些纤维结缔组织束和平滑肌纤维，较坚韧，将子宫颈及阴道上部连于骨盆侧壁，是维持子宫颈正常位置、防止其

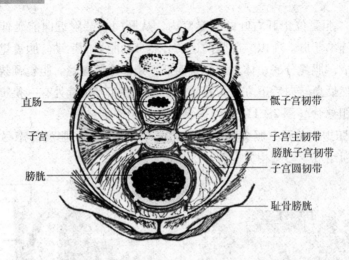

直肠

子宫

膀胱

骶子宫韧带

子宫主韧带

膀胱子宫韧带

子宫圆韧带

耻骨膀胱

图 2-118   子宫弓弦力学解剖子系统示意图

向下脱垂的主要结构。

（4）**子宫骶韧带**   由平滑肌和结缔组织构成，起于子宫颈及阴道上部后面，经直肠的两侧，止于骶骨前面。此韧带表面盖以腹膜，形成弧形皱襞为直肠子宫襞。此韧带向后上牵引子宫颈，并与子宫圆韧带共同维持子宫的前倾前屈位。

（5）**耻骨膀胱韧带**   从膀胱颈到耻骨的下面有一束坚硬的肌性纤维束，称为耻骨膀胱韧带。此韧带可防止膀胱向后移位。

（6）**膀胱子宫韧带（膀胱子宫襞）**   由从子宫体和宫颈交界处反折至膀胱的腹膜构成，是连接子宫和膀胱的纤维结缔组织。

3. 动态弓弦力学单元   子宫动态弓弦力学单元由子宫静态弓弦力学单元加上相应的骨骼肌组成。参见相关专著。

由于全身有众多的内脏器官，故内脏弓弦力学解剖系统很复杂。在此，我们只能举例说明。

综上所述，我们可以得出以下结论：

（1）人体的弓弦力学解剖系统是物理学的力学成分在人体骨关节与软组织之间的具体表现形式，是人体运动系统的力学解剖结构，它的基本单位是关节，一个关节的弓弦力学解剖系统包括静态弓弦力学单元和动态弓弦力学单元及其辅助结构。

（2）由于人体骨关节周围软组织起止点的不同，在同一部位的骨骼上可以有一个或者多个肌肉、韧带的起止点。起于同一部位的肌肉、韧带可止于不同的骨骼，起于不同骨骼的多条肌肉、韧带等软组织也可止于同一骨骼。各部分的弓弦力学解剖单元相互交叉，形成人体整体弓弦力学解剖系统。

（3）脊柱弓弦力学解剖系统对维持脊柱的生理曲度具有重要意义，脊柱前、后面软组织损伤是引起脊柱生理曲度变化的始发原因。

（4）脊-肢弓弦力学解剖系统找到了脊柱与四肢的力学传导的路径，从力学层面实现了脊柱与四肢的统一。动、静态弓弦力学单元的关系可归纳为四句话，即动中有静，静中有动，动静结合，平衡功能。

（5）内脏弓弦力学解剖系统为研究慢性内脏疾病提供了全新的思路和方法，也为针刀治疗慢性内脏疾病提供了理论依据。

（6）弓弦力学解剖系统组成部分的慢性损伤，必然引起弓弦组成部的受力异常。在弓弦力学解剖系统中，应力集中的部位首先是弓弦结合部即软组织的起止点，其次是弦即软组织的行经路线，最后是弓即骨关节。这可以解释为什么骨关节周围的软组织损伤在临床上最为多见，其次才是软组织行经路线的损伤，最后是骨关节本身的损伤如骨质增生、创伤性关节炎、骨性关节炎等。

（7）弓弦力学解剖系统的创立，阐明了慢性软组织损伤、骨质增生及慢性内脏疾病等临床疑难杂症的病理机制和疾病的病理构架，完善和补充了针刀医学基础理论，将针刀治疗从"以痛为输"的病变点治疗提升到对疾病的病理构架治疗的高度上来，解决了针刀治疗有效率高、治愈率低的现状，为针刀治愈困扰全人类健康的慢性软组织损伤性疾病、骨质增生症及慢性内脏疾病提供了解剖力学基础。

第四节 人体表面解剖

人体体表定位对针刀医学的临床治疗操作来说是非常必要的，因为针刀治疗是一种闭合性手术，要有效地避开刀下的神经血管和其他重要脏器，都必须对进针刀点以内的解剖结构有明确的了解，体表定位学就是为了解决针刀医学临床上这一问题而提出来的。在过去的解剖学文献中已有很多类似于体表定位学的描述，只是没有明确地将其概念化和系统化而已，因而也就没有形成解剖学的专门学科。

一、体表标志

（一）头颈部的骨性、肌性及皮肤标志

1. 眶上缘 为眶上方的骨缘。其中、内 1/3 交点处，即距正中线约 2.5cm 为眶上孔或眶上切迹（图 2 – 119），内有眶上血管和神经通过。用力按压时，可引起明显压痛。

2. 眶下缘 为眶下方的骨缘。其中点下方约 0.8cm 处为眶下孔（图 2 – 119），内有眶下血管和神经通过。此处可进行眶下神经阻滞。

3. 眉弓 为眶上缘上方约 1.5cm 处的横行骨性隆起（图 2 – 119），男性隆起较显著，其内侧份的深面有额窦。

4. 颏孔 在下颌体外侧面，成人适对下颌第二前磨牙的下方，下颌体上、下缘中点，是颏血管、神经进出处，距正中线约 2.5cm（图 2 – 119）。此为颏神经麻醉的进针部位，又是下颌骨骨折的好发部位。眶上孔、眶下孔与颏孔均在经瞳孔的垂直线上，分别为鱼腰、四白和夹承浆穴。

5. 颧弓 位于耳屏至眶下缘的连线上，为颧骨向后延伸的骨性隆起，由颧骨的颞突和颞骨的颧突共同构成（图 2 – 120）。因位置突出，是颌面部骨折的好发部位之一。

颧弓下缘与下颌切迹间的半月形中点，为咬肌神经封闭及上、下颌神经阻滞麻醉的进针点。

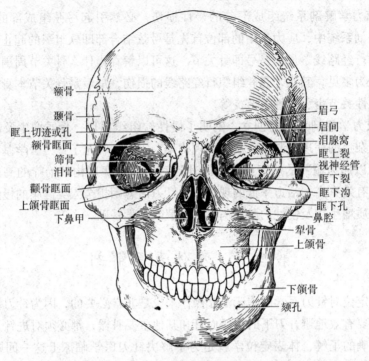

额骨
颞骨
眶上切迹或孔
额骨眶面
筛骨
泪骨
颧骨眶面
上颌骨眶面
下鼻甲

眉弓
眉间
泪腺窝
眶上裂
视神经管
眶下裂
眶下沟
眶下孔
鼻腔
犁骨
上颌骨
下颌骨
颏孔

图 2-119　颅骨前面观示意图

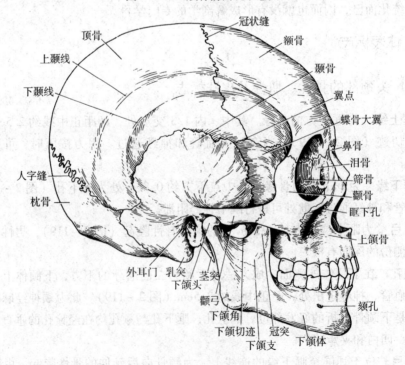

顶骨
上颞线
下颞线
人字缝
枕骨

冠状缝
额骨
颞骨
翼点
蝶骨大翼
鼻骨
泪骨
筛骨
颧骨
眶下孔
上颌骨

外耳门　乳突
下颌头
颧弓
下颌角
下颌切迹　冠突
下颌支　下颌体
茎突
颏孔

图 2-120　颅骨侧面观示意图

6. 颞窝 为颞弓上方凹陷处，内有颞肌等结构。

7. 翼点 位于颞窝内，为顶骨、额骨、蝶骨和颞骨四骨相会合处，多呈"H"形（图 2 – 120）。此处是颅骨骨质的薄弱部分，其深面有脑膜中动脉的前支经过，当受到暴力打击时，易发生骨折，并常伴有该处的动脉破裂，形成硬膜外血肿。

8. 下颌头 在颞弓下方、耳屏的前方，作开口、闭口运动时，能触及下颌头向前、后滑动（图 2 – 120）。张口时，下颌头后方凹陷处自上而下分别为耳门、听宫和听会穴。

9. 下颌角 在耳前下方，为下颌骨下缘后端与下颌支后缘下端相互移行的转角处（图 2 – 120）。下颌角位置较突出，骨质较为薄弱，是下颌骨骨折的好发部位。

10. 耳屏 位于耳甲腔前方的扁平突起。在耳屏前方约 1cm 处可触及颞浅动脉的搏动。在其前方可以检查颞下颌关节的活动情况。

11. 顶结节 在耳尖上方约 5cm 处，是顶骨外侧面的隆凸部。

12. 乳突 位于耳垂后方，是颞骨的一骨性突起（图 2 – 120、图 2 – 121）。乳突根部前内方有茎乳孔，面神经由此孔出颅。乳突内面的后部为乙状窦沟，容纳乙状窦。在乳突根部手术时，注意不要损伤面神经和乙状窦。

13. 枕外隆凸 位于枕部、后正中线上、头发内，是枕骨外面正中的最突出的隆起，与枕骨内面的窦汇相对应（图 2 – 121）。枕外隆凸的下方有枕骨导血管，颅内压增高时此导血管常扩张，施行颅后窝开颅术若沿枕外隆凸做正中切口时，注意匆伤及导血管和窦汇，以免导致大出血。枕外隆凸的下方为风府穴。

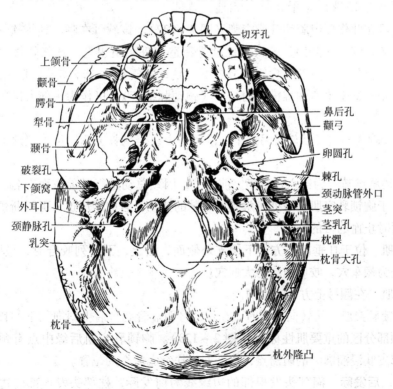

图 2 – 121 颅骨后面观示意图

14. 上项线　位于枕外隆凸的两侧，为自枕外隆凸至乳突的稍向上的弧形线，内面适对横窦。

15. 前囟点　又称额顶点，为冠状缝和矢状缝前端的交点。在新生儿，此处的颅骨因骨化尚未完成，仍为结缔组织膜性连接，呈菱形凹陷，称为前囟，在1～2岁时闭合。临床上可根据前囟的膨出或内陷，判断颅内压的高低。

16. 人字点　又称顶枕点，为矢状缝后端与人字缝的交点，位于枕外隆凸上方约6cm处。有的人此处呈一线形凹陷，称为后囟。后囟较前囟小，生后不久即闭合。患有佝偻病和脑积水时，前、后囟均闭合较晚，甚至不闭合。

17. 舌骨　位于颏隆凸的下后方、喉结上方，适对第三颈椎下缘平面（图2-122）。舌骨体两侧可触及舌骨大角，是寻找舌动脉的标志。

18. 甲状软骨　位于舌骨下方，在成人，其上缘平第四颈椎上缘，正对颈总动脉分叉处（图2-122）；前正中线上的甲状软骨前角、喉结及上缘处呈一"V"形凹陷的甲状软骨切迹均可触及，临床上常用作辨别颈正中线的标志，喉结在成年男性则更加清晰可见。

19. 环状软骨　位于甲状软骨的下方，以环甲膜（环甲正中韧带）与甲状软骨相连，急性

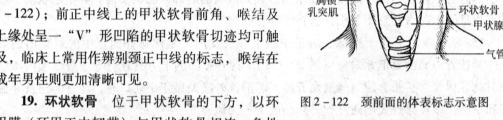

图2-122　颈前面的体表标志示意图

喉梗塞病人可在此作环甲膜切开或穿刺（图2-122）。该软骨在喉、气管软骨中是唯一完整的软骨环，气管切开时，若误伤此软骨易造成呼吸道阻塞。环状软骨约平第六颈椎，该平面是喉与气管、咽与食管的分界处，是计数气管软骨环和甲状腺触诊的标志。环状软骨两侧，适平第六颈椎横突前结节（颈动脉结节），可作为头部大出血的暂时压迫止血点。

20. 气管软骨　自环状软骨弓向下，沿颈正中线至胸骨上窝，可清楚地触及气管颈部（图2-122）。

21. 颈动脉结节　为第六颈椎横突前结节，因颈总动脉行其前方而得名。在环状软骨弓平面，于胸锁乳突肌前缘处可触到该动脉的搏动，若向后压迫，可阻断颈总动脉血流，达到暂时止血的目的。

22. 咬肌　位于耳垂前下方，下颌支外侧面，当上、下牙列咬合时，呈肌性隆起。咬肌隆起处为颊车穴，咬肌前缘为大迎穴。

23. 颞肌　在颧弓上方的颞窝内。

24. 胸锁乳突肌　头转向对侧时，在颈部可明显看到自后上斜向前下的长条状肌性隆起，是颈部分区的重要肌性标志（图2-123）。胸锁乳突肌后缘中点有颈丛皮支穿出，为颈部皮肤浸润麻醉的阻滞点，该处亦为扶突穴所在的位置。

25. 前、后发际　额部头发根部的边缘线为前发际，枕部头发根部的边缘线为后发际。

26. 上、下睑 睑的游离缘称为睑缘，睑缘长有睫毛。上、下睑内侧相连处称为内眦；上、下睑外侧相连处称为外眦。上、下睑之间的裂隙称为睑裂。眼睑处皮下组织疏松，当面部水肿时，尤其是上睑常先出现浮肿。

27. 人中 又称人中沟，为上唇表面正中线上的纵行浅沟。人中沟的上、中 1/3 交点处为水沟穴。

28. 鼻唇沟 为鼻翼外侧向口角外侧延伸的浅沟，位于上唇与颊之间，左右对称。若发生面瘫，左右鼻唇沟可深浅不一。

29. 颏唇沟 为下唇下方与颏部交界处正中线上的浅沟。

30. 锁骨上小窝 位于胸锁关节上方，为胸锁乳突肌的胸骨头、锁骨头与锁骨之间的凹陷。

31. 锁骨上大窝 位于锁骨中1/3上方的凹陷（图2－123），窝底可触及锁骨下动脉的搏动、臂丛和第一肋，亦可在此触摸到肿大的淋巴结。

32. 胸骨上窝 位于胸骨颈静脉切迹上方的凹陷（图2－123），此处可触及气管颈部。

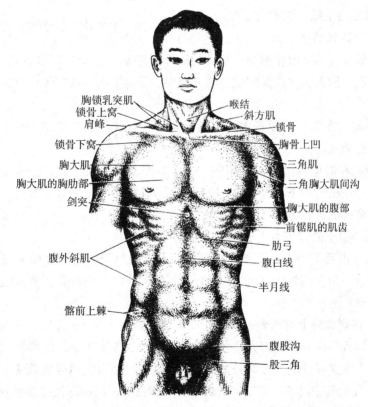

图 2－123 躯干前面的体表标志示意图

（二）躯干部的骨性、肌性及皮肤标志

1. 背纵沟 或称后正中沟，为背部正中纵行的浅沟，在沟底可触及各椎骨的棘突

（图2－124）。头俯下时，平肩处可摸到显著突起的第七颈椎棘突，常用作辨认椎骨序数的标志；胸椎棘突斜向后下，呈叠瓦状；腰椎棘突呈水平位，第四腰椎棘突平髂嵴最高点；骶椎棘突退化后融合成骶正中嵴。

2. 肩胛骨　位于背部外上方皮下，可以摸到肩胛冈、肩峰、内侧角（上角）和下角。两侧肩胛冈外侧端为肩峰，是肩部的最高点；两侧肩胛冈内侧端的连线平对第三胸椎棘突；两侧肩胛骨的内侧角连线平对第二胸椎棘突；两侧肩胛骨的下角连线平对第七胸椎棘突（图2－124）。

3. 髂嵴和髂后上棘　髂嵴位于腰部两侧皮下，为髂骨翼的上缘。两侧

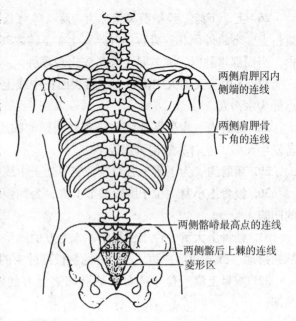

图2－124　躯干后面的骨性标志示意图

髂嵴最高点连线平对第四腰椎棘突，是计数椎骨棘突的标志（图2－124）。髂后上棘为髂嵴后端的突起，胖人为一皮肤凹陷，瘦人则为一骨性突起，两侧髂后上棘连线平对第二骶椎棘突。

4. 骶正中嵴　在骶骨后面正中线上可触及，其中以第二、三骶椎处最显著。此嵴为骶椎棘突融合而成。

5. 骶管裂孔和骶角　沿骶正中嵴向下，由第四、五骶椎背面的切迹与尾骨围成的孔为骶管裂孔，是椎管的下口（图2－124）。该裂孔两侧向下突起为骶角，体表易于触及，是骶神经麻醉的进针定位标志。

6. 尾骨尖　位于骶骨下方，肛门后上方约4cm处可触及。

7. 菱形区　由后正中沟的下部扩大而成。其上角相当于第五腰椎棘突，两侧角相当于髂后上棘，下角为尾骨尖（图2－124）。当腰椎或骶、尾骨骨折或骨盆畸形时，菱形区可出现变形。

8. 锁骨　在胸廓前上方两侧，全长在皮下均可摸到（图2－123）。其内侧2/3向前凸，外侧1/3向后凸；内侧端粗大，外侧端扁平；中、外1/3交界处薄弱，为骨折好发部位；中、外1/3交界处的下方为锁骨下窝，其深面有腋血管和臂丛通过。

9. 喙突　在锁骨中、外1/3交界处的下方一横指处，向后深按即能触及。

10. 颈静脉切迹　是胸骨柄上缘中部的凹陷。因胸廓上口前低后高，相差约4cm。此切迹平面在后方平对第二胸椎体的下缘，女性较男性略低。

11. 胸骨角　胸骨柄与胸骨体相接处形成突向前方的横行隆起，两侧连接第二肋软骨，是计数肋的标志。胸骨角平面平对主动脉弓起止端、气管杈、左主支气管与食管交叉处以及第四胸椎体下缘。

12. 剑突 为胸骨体下方一薄骨片，幼年时为软骨，老年后才完全骨化（图2－123）。其与胸骨体相接处称为胸剑结合，此处两侧与第七肋软骨相连。剑胸结合位置表浅而清晰，平第九胸椎。剑突本身形状不固定，在胸骨体下方两肋弓的夹角处有一三角形凹陷，于此处可摸到剑突。

13. 肋和肋弓 肋共12对，由肋骨和肋软骨构成。除第一肋位于锁骨后方不易触及外，其余各肋及肋间隙在胸壁均可摸到（图2－123）。第一至七对肋骨借肋软骨直接与胸骨相连；第八至十对肋软骨不直接连于胸骨，而是依次连于上一肋软骨，如此形成一对肋弓，是肝和脾的触诊标志，其最低点即第十肋的最低处向后约平对第二、三腰椎之间。两侧肋弓在前正中线相交会，两者之间的夹角称为胸骨下角，为70°～110°；一侧肋弓与剑突之间的夹角称为剑肋角，左剑肋角为心包穿刺常用的进针部位之一。第十一、十二对肋前端游离于腹壁肌肉之中。第十二肋在背部下方可触及，为背部和腰部的分界标志。

14. 髂前上棘和髂结节 沿髂嵴向前，可触及髂前上棘（图2－123）。在髂前上棘后方5～7cm处，可触及髂结节。人直立时，两侧髂结节的连线平对第三、四腰椎之间，是手术麻醉和腰椎穿刺的标志。

15. 耻骨联合上缘和耻骨结节 在腹前正中线的下端可触及耻骨联合上缘，其下有外生殖器。耻骨联合上缘外侧约2.5cm处为耻骨结节。

16. 耻骨弓 耻骨弓位于会阴部，由两侧的耻骨下支与坐骨支构成，其间的夹角称耻骨下角，男性为70°～75°，女性为90°～100°。

17. 斜方肌 该肌自项部正中线及胸椎棘突向肩峰伸展，轮廓呈三角形（图2－125），一般不明显，运动时略可辨认。

18. 背阔肌 为覆盖腰部及胸部下份的阔肌（图2－125），运动时可辨认其轮廓。

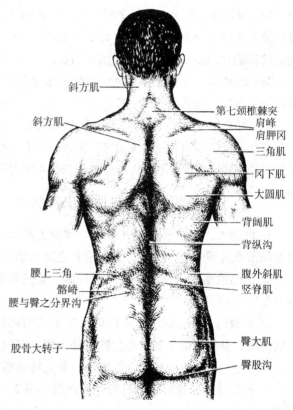

图2－125 躯干后面的体表标志示意图

19. 竖脊肌 在后正中沟的两侧，呈纵行隆起，在棘突的两侧可触及（图2－125）。该肌外侧缘与第十二肋的交角，称为脊肋角、肾区或腰上三角（图2－125）。肾位于该角深部，是肾囊封闭常用的进针部位。

20. 胸大肌 为胸前壁上部的肌性隆起（图2－123）。当臂内收及旋内时，在胸前、外侧交界区可摸到该肌的下缘。

21. 前锯肌　做上肢前推动作时，在胸侧壁上可见到前锯肌下部肌齿，肌肉发达者比较明显（图 2-122）。与前锯肌下部肌齿交错处为腹外斜肌的附着部位。

22. 腹直肌　位于腹前壁正中线两侧，被 3~4 条横沟分成多个肌腹，这些横沟即腱划，肌收缩时在脐以上可见到（图 2-123）。

23. 腹外斜肌　在腹外侧壁，以肌齿起自下数肋，其轮廓较为清楚（图 2-123）。

24. 乳头　在胸前壁表面可见。男性乳头位于第四肋间隙与锁骨中线相交处（图 2-123）；女性乳头的位置因乳房的形态不同而有所改变。

25. 脐　位于腹前正中线上，为一圆形凹陷，位置不稳定，约平第三、四腰椎之间。正常情况下，脐约在头顶与足跟之间中点稍上方（图 2-123）。

26. 腹白线　位于腹前正中线、两侧腹直肌之间，由剑突至耻骨联合，在脐以上较宽，脐以下则不明显（图 2-123）。

27. 半月线　由腹直肌外侧缘形成，又称腹直肌旁沟，自第九肋软骨前端向下至耻骨结节，呈略向外侧凸的弧线（图 2-123）。右侧半月线与右肋弓的相交处，相当于胆囊底的体表投影点。肥胖者此线则不明显。

28. 腹股沟　位于髂前上棘与耻骨结节之间，是腹部和股前部在体表分界的浅沟，其深面有腹股沟韧带（图 2-123）。

29. 屁纹沟　为两侧臀部在骶骨后面正中线上分界的纵行浅沟，该沟可作为骶管裂孔穿刺进针的定位标志。若病人偏胖，骶管裂孔在屁纹沟顶点下方 0.5cm 处；若病人偏瘦，骶管裂孔在屁纹沟顶点上方 0.5cm 处；若病人体形适中，骶管裂孔在屁纹沟顶点处。

（三）上肢部的骨性、肌性及皮肤标志

1. 肱骨大、小结节及结节间沟　肱骨大结节在肩峰的下方，为三角肌所覆盖；肱骨小结节在肩胛骨喙突的稍外方；两者之间为结节间沟，内有肱二头肌长头腱通过。

2. 三角肌粗隆　位于臂中部的外侧，是三角肌的止点，当臂平举时，此处表面皮肤可见一小的凹陷。

3. 肱骨内、外上髁及尺神经沟　在肘关节两侧的稍上方，内侧最突出的骨点为肱骨内上髁，外侧最突出的骨点为肱骨外上髁。在内上髁与尺骨鹰嘴之间为尺神经沟，内有尺神经通过。外上髁较内上髁略小，此处疼痛临床上称为网球肘。

4. 尺骨鹰嘴　为肘后明显的骨性突起（图 2-126）。当肘关节屈伸时，可见其上下移动。

5. 桡骨头　在肱骨外上髁下方，伸肘时在肘后方容易摸到。当前臂作旋前、旋后动作时，可清晰地感知桡骨头在旋转。

6. 尺骨头　位于尺骨下端，在腕部尺侧偏后方可摸到。

7. 桡骨茎突　位于腕桡侧，为桡骨下端外侧份的骨性隆起（图 2-126）。

8. 尺骨茎突　位于腕尺侧，当前臂旋前时，可在尺骨头下方摸到（图 2-126）。正常情况下，尺骨茎突比桡骨茎突高。

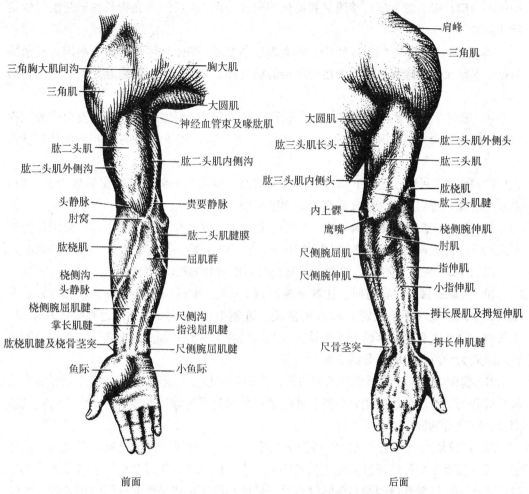

图 2 - 126 上肢的体表标志示意图

9. 腕尺、桡侧隆起 腕尺侧隆起位于腕前尺侧的皮下，后伸桡腕关节时明显隆起，深面为豌豆骨；腕桡侧隆起位于腕前桡侧的皮下，后伸腕关节时明显隆起，深面为手舟骨。

10. 三角肌 是一个底朝上而尖向下的三角形肌肉，从前、后、外侧包裹肩关节，使肩部呈圆隆状（图 2 - 126）。在肩关节脱位或三角肌萎缩时，可呈"方形肩"畸形。

11. 肱三头肌 当前臂伸直时，在三角肌后缘下方的一条纵行肌隆起为其长头，其外侧的隆起为外侧头，内下方的隆起为内侧头（图 2 - 126）。

12. 肱二头肌 位于臂前面的肌性隆起，屈肘时更加明显，该肌下部肌腱可在肘窝处摸到（图 2 - 126）。

13. 腕掌侧的肌腱 握拳屈腕时，在腕掌侧可见到 3 条肌腱，位于中间者即掌长肌腱，位于桡侧者为桡侧腕屈肌腱，位于尺侧者为尺侧腕屈肌腱（图 2 - 126）。在桡侧腕屈肌腱与掌长肌腱之间可按压到正中神经。

14. 腕背侧的肌腱 拇指伸直、外展时，在腕背桡侧可看到 3 条肌腱，自桡侧向尺侧依次为拇长展肌腱、拇短伸肌腱和拇长伸肌腱（图2－126）。在拇长伸肌腱的尺侧为指伸肌腱。

15. 鱼际、小鱼际 鱼际为位于手掌桡侧的隆起，深面为运动拇指的肌肉；小鱼际为位于手掌尺侧的隆起，深面为运动小指的肌（图2－126）。两侧隆起之间的凹陷称为掌心。

16. 腋窝 为胸部外侧与臂之间的凹陷，位于肩部的下方，其前壁主要由胸大肌构成，后壁主要由大圆肌和背阔肌构成。当上肢下垂时，用手伸入腋窝可辨别其各壁及前、后缘。

17. 腋前、后襞 上肢下垂时，在腋窝前面，臂皮肤与胸部皮肤交界处为腋前襞；在腋窝后面，臂皮肤与背部皮肤交界处为腋后襞。

18. 肱二头肌内、外侧沟 肱二头肌的内、外侧缘各有一纵行的浅沟，分别称为肱二头肌内、外侧沟。肱二头肌内侧沟较明显，内有肱血管、正中神经、尺神经等通过。

19. 肘窝横纹 屈肘时，出现于肘窝处横行的皮肤皱纹。

20. 腕掌侧横纹 屈腕时，在腕掌侧出现2～3条横行的皮肤皱纹，分别称为近侧横纹、中间横纹（不甚恒定）和远侧横纹。近侧横纹约平尺骨头；远侧横纹较明显，在其中、外1/3交点处可摸到手舟骨，在此远侧约1cm处可摸到大多角骨；其尺侧端远侧的隆起为豌豆骨，豌豆骨的远侧为钩骨。

21. 鼻烟壶 位于腕背外侧部的浅凹，当拇指外展、后伸时明显。其外侧界为拇长展肌腱和拇短伸肌腱，内侧界为拇长伸肌腱；窝底为手舟骨和大多角骨。窝内有桡动脉通过，可触及其搏动。

22. 手掌纹 有3条：鱼际纹斜行于鱼际的尺侧，近侧端常与腕远侧横纹的中点相交，其深面有正中神经通过；此纹的远侧端达手掌桡侧缘，正对食指的掌指关节。掌中纹形式不一，一般其桡侧端与鱼际纹重叠，尺侧端终于第四指蹼向近侧的延长线。此纹与掌中线的交点，为掌浅弓的顶点。掌深弓位于掌浅弓近侧1～2cm处。掌远纹自手掌尺侧缘横行向桡侧，稍弯向第二指蹼处，恰对第三至五掌指关节线。

（四）下肢部的骨性、肌性及皮肤标志

1. 坐骨结节 在臀股沟内侧端的上方，屈髋时在皮下可触得；或取坐位时，与凳子相接触的皮下可摸到。

2. 股骨大转子 为股骨颈与体交界处向上外侧的方形隆起，构成髋部最外侧的骨性边界。髂结节下方10cm处，能明显触及股骨大转子（图2－127）。

3. 股骨内、外侧髁和胫骨内、外侧髁 髌骨两侧可分别触及上方的股骨内、外侧髁和下方胫骨内、外侧髁，股骨内、外侧髁的最突出部称为股骨内、外上髁。在股骨内上髁上方还可触及收肌结节。

4. 髌骨 在膝关节前面的皮下，常作为测量标志（图2－127）。

5. 胫骨粗隆 为胫骨内、外侧髁间前下方的骨性隆起，向下续于胫骨前缘（图2－127）。在髌韧带下端可触及胫骨粗隆。

6. 胫骨前缘、后缘及内侧面　自胫骨粗隆向下延为胫骨前缘，是一条较锐的骨嵴，全长均可于皮下触及（图 2－127）。胫骨内侧面在胫骨前缘的内侧，位于皮下，易触及。胫骨后缘为胫骨内侧面的后缘，皮下可触及。

7. 腓骨头　平胫骨粗隆的外后方，可摸到腓骨头，其下方为腓骨颈（图 2－127）。

8. 内、外踝　内踝为胫骨下端内侧面的隆凸。外踝为腓骨下端一窄长的隆起，比内踝尖低 1cm（图 2－127）。内踝是测量下肢长度的标志点。

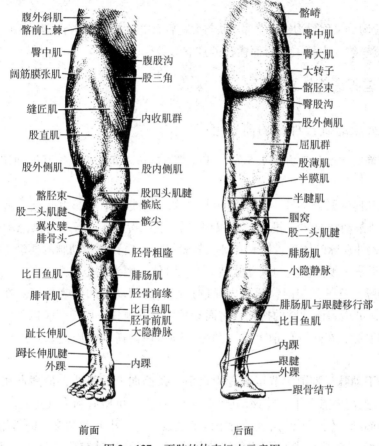

图 2－127　下肢的体表标志示意图

9. 跟骨结节　是跟骨后端的突出部分，为跟腱的附着处（图 2－127）。

10. 舟骨粗隆　是足舟骨向内下方的隆起，位于足内侧缘中点稍后处。舟骨粗隆的前下方凹陷处为公孙穴的位置。

11. 第五跖骨粗隆　是第五跖骨底外侧的突起，位于足外侧缘中份。

12. 臀大肌　形成臀部圆隆的外形（图 2－127）。

13. 股四头肌　形成大腿前面的肌性隆起，肌腱经膝关节前面包绕髌骨的前面和两侧缘，向下延伸为髌韧带，止于胫骨粗隆（图 2－127），为临床上膝反射叩击部位。

14. 半腱肌腱、半膜肌腱　附于胫骨上端的内侧，构成腘窝的上内界。屈膝，在膝关节后面的内侧可触及半腱肌腱和半膜肌腱（图 2－127）。

15. 股二头肌腱　为一粗索，附着于腓骨头，构成腘窝的上外界。屈膝，在膝关节后面的外侧可触及股二头肌腱（图2－127）。

16. 腓肠肌内、外侧头 腓肠肌腹形成小腿后面的肌性隆起，俗称"小腿肚"。其内、外侧头构成腘窝的下内、下外界（图2－127）。

17. 跟腱 在踝关节后方，呈粗索状，向下止于跟骨结节（图2－127）。

18. 胫骨前肌腱、踇长伸肌腱和趾长伸肌腱 位于踝关节前面，当伸踝、伸趾时，可见到3条肌腱，位于中间者为踇长伸肌腱，位于内侧者为胫骨前肌腱，位于外侧者为趾长伸肌腱。

19. 臀股沟 又称臀沟，为臀部皮肤与大腿后面皮肤之间的横行浅沟（图2－127）。

20. 腘窝横纹 为膝关节后面横行的皮肤皱纹。

二、血管神经的体表定位

（一）头颈部血管神经的体表定位

1. 腮腺管 在颧弓下方约1.5cm，从鼻翼与口角之间的中点至耳屏间切迹连线的中1/3段。

2. 颈总动脉和颈外动脉 取下颌角与乳突尖连线的中点，由此点至胸锁关节引一连线，为这两条动脉的体表投影。又以甲状软骨上缘为界，下方为颈总动脉的体表投影，上方为颈外动脉的体表投影。在环状软骨侧方可摸到颈总动脉的搏动，将该动脉向后内方压迫于第六颈椎横突的颈动脉结节上，可使一侧头部止血。

3. 面动脉 咬肌下端前缘至目内眦的连线，为面动脉的体表投影。在咬肌前缘下颌骨下缘处，可摸到该动脉的搏动，将面动脉压向下颌骨，可使眼裂以下面部止血。

4. 颞浅动脉 在外耳门前上方、颧弓根部可摸到搏动，压迫该处可使颞部和头顶部止血。

5. 锁骨下动脉 胸锁关节至锁骨中点引一条凸向上的弧线，最高点在锁骨上缘约1cm。于锁骨上窝中点向下，将该动脉压在第一肋上，可使肩和上肢止血。

6. 颈外静脉 位于下颌角至锁骨中线的连线上，是小儿静脉穿刺的常用部位。

7. 副神经 自乳突尖与下颌角连线的中点，经胸锁乳突肌后缘中、上1/3交点，至斜方肌前缘中、下1/3交点的连线为副神经的体表投影。

8. 臂丛 自胸锁乳突肌后缘中、下1/3交点至锁骨中、外1/3交点稍内侧的连线。臂丛在锁骨中点后方比较集中，位置表浅，易于触及，常作为臂丛锁骨上入路阻滞麻醉的部位。

9. 神经点 在胸锁乳突肌后缘中点处，颈丛皮支浅出颈筋膜的集中点，是临床颈部皮神经阻滞麻醉的部位。

10. 面神经 主干自茎乳孔出颅后，经乳突的前内方、耳垂的下方，向前进入腮腺，在腮腺内分支并相互交织成丛，最后分为5支呈扇形分布于面肌。

11. 枕下神经 为第一颈神经后支，较粗大，穿寰椎后弓上方和椎动脉下方，进入枕下三角，分布于枕下肌。

12. 枕大神经　为第二颈神经后支的内侧支，粗大，穿斜方肌腱至皮下，伴枕动脉上行，分布于枕部皮肤。

13. 第三枕神经　为第三颈神经后支的内侧支，穿斜方肌浅出，分布于枕下区皮肤。

（二）躯干部血管神经体表定位

1. 腹壁下动脉　腹股沟韧带中、内1/3交界点与脐的连线为腹壁下动脉的体表投影。腹腔穿刺或手术切口，宜在此线的外上方，以免损伤该动脉。

2. 臀上动、静脉和神经　髂后上棘与股骨大转子尖连线的上、中1/3交点，即为臀上动、静脉和神经出盆处的体表投影。

3. 臀下动、静脉和神经　髂后上棘与坐骨结节连线的中点，即为臀下动、静脉和神经出盆处的体表投影。

4. 腰神经的后支　腰神经后支及其分出的内、外侧皮支在各自行程中，都分别经过横突、上关节突及韧带构成的骨纤维孔，及腰椎乳突与副突之间的骨纤维管，或穿胸腰筋膜裂隙。在正常情况下这些孔、管或裂对通行其内的血管、神经有保护作用，但若孔、管周围骨质增生或韧带硬化则造成对腰神经后支的压迫，这是临床上腰腿痛的重要原因之一，可通过压迫缓解术、针刀松解术进行治疗。

（三）上肢部血管神经的体表投影

1. 腋动脉和肱动脉　上肢外展90°，手掌向上，由锁骨中点至肱骨内、外上髁中点稍下方引一直线，为这两条动脉的体表投影。背阔肌或大圆肌下缘以上为腋动脉的体表投影，以下为肱动脉的投影（图2-128）。在肱二头肌内侧沟可摸到肱动脉的搏动。将肱动脉压向肱骨，可使压迫点以下的上肢止血。

2. 桡动脉　自肱骨内、外上髁中点稍下方至桡骨茎突的连线，即桡动脉的体表投影（图2-128）。腕上方桡侧腕屈肌腱的桡侧，可摸到该动脉的搏动，中医称为"寸口脉"，常在此切脉，此处也是计数脉搏的地方。

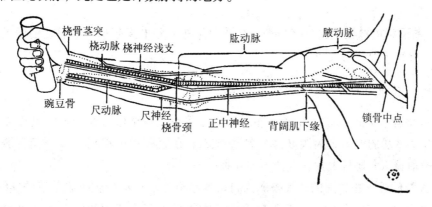

图2-128　上肢血管神经的体表定位示意图

3. 尺动脉 自肱骨内上髁至豌豆骨桡侧缘的连线，该线的下 2/3 段为尺动脉下段的体表投影。自肱骨内、外上髁中点稍下方，向内下方引一条线至上述连线的上、中 1/3 交界处，为尺动脉上段的体表投影（图 2 - 128）。在腕横纹两端同时向深部压迫，可压住桡、尺动脉，使手部止血。

4. 指掌侧固有动脉 位于手指掌侧面的两缘，在手指根部两侧压向指骨，可使手指止血。

5. 尺神经 自肱二头肌内侧沟上端肱动脉起始端搏动点至肱骨内上髁与鹰嘴之间，继而沿前臂尺侧达豌豆骨外侧缘的连线为尺神经的体表投影（图 2 - 128）。

6. 正中神经 自肱二头肌内侧沟上端肱动脉起始端搏动点至肘部肱骨内、外上髁连线中点稍内侧，继而循前臂正中向下，达腕部桡侧腕屈肌腱与掌长肌腱之间至腕掌横纹中点的连线为正中神经的体表投影（图 2 - 128）。

7. 桡神经 自腋后襞下缘外端与臂交点起，向外斜过肱骨后方，至肱骨外上髁的连线，为桡神经本干的体表投影；自肱骨外上髁至桡骨茎突的连线，为桡神经浅支的体表投影；自肱骨外上髁至前臂背侧中线中、下 1/3 交点的连线，为桡神经深支的体表投影（图 2 - 128）。

8. 臂内侧皮神经 发自臂丛内侧束，行于腋静脉的后方和内侧，于臂上部内侧穿出深筋膜，分布于臂内侧皮肤。

9. 前臂内侧皮神经 发自臂丛内侧束，先行于腋动、静脉之间，然后行于肱动脉内侧于臂中部穿出深筋膜，分布于前臂内侧皮肤。

10. 前臂外侧皮神经 肌皮神经在肱二头肌与肱肌之间行向外下方，其末支于肱二头肌外侧缘穿出深筋膜成为前臂外侧皮神经，分布于前臂外侧部皮肤。

11. 臂外侧上皮神经 腋神经自三角肌后缘穿出深筋膜成为臂外侧上皮神经，分布于臂外侧区上部及肩部皮肤。

12. 臂外侧下皮神经 起自桡神经，在三角肌止点远侧浅出，分布于臂下外侧部皮肤。

13. 臂后皮神经 起自桡神经，在腋窝处发出臂后皮神经，较小，分布于臂后区皮肤。

14. 前臂后皮神经 起自桡神经，在臂中份外侧穿出深筋膜，继而在前臂后面下行至腕部，分布于前臂后面皮肤。

（四）下肢部血管神经的体表投影

1. 股动脉 大腿微屈、外展、外旋时，由髂前上棘至耻骨联合连线的中点至收肌结节连线，该线的上 2/3 为股动脉的体表投影。在腹股沟中点稍下方可摸到股动脉搏动，将股动脉压向耻骨上支，可使下肢止血。

2. 大隐静脉 在大腿的体表投影为自耻骨结节外下 4cm 处至收肌结节的连线上。

3. 腘动脉 自大腿中、下 1/3 交界处与大腿后面正中线内侧的 2.5cm 处至腘窝中点的连线为腘动脉斜行段的体表投影；腘窝中点至腘窝下角的连线为腘动脉垂直段的体表投影。在腘窝中加垫，屈膝包扎，可压迫腘动脉，使小腿和足止血。

4. 胫前动脉和足背动脉　自胫骨粗隆与腓骨头之间的中点至足背内、外踝之间的中点的连线，为胫前动脉的体表投影；自足背内、外踝之间的中点至第一、二跖骨底之间的连线，为足背动脉的体表投影。姆长伸肌腱外侧可摸到足背动脉的搏动，中医称为趺阳脉，向下压迫可减轻足背出血。

5. 胫后动脉　自腘窝下角至内踝、跟腱之中点的连线，为胫后动脉的体表投影。在内踝与跟结节之间可摸到搏动。将该动脉压向深部，可减轻足底出血。

6. 坐骨神经　坐骨神经出盆点在髂后上棘与至坐骨结节连线中点外侧 2～3cm 处。坐骨神经干的体表投影为股骨大转子与坐骨结节连线的中点，向下至股骨的内、外侧髁之间中点的连线。

7. 胫神经　自股骨的内、外侧髁之间中点向下至内踝与跟腱之间的连线为胫神经的体表投影。

8. 股外侧皮神经　发自腰丛，在髂前上棘下方 5～6cm 处穿阔筋膜浅出皮下。其位置恒定，分前、后两支，前支较长，分布于股外侧面皮肤，后支分布于臀区外侧皮肤。

9. 腓浅神经　由腓总神经分出，于小腿外侧中、下 1/3 交界处穿出深筋膜至皮下，随即分为内、外侧支行至足背，即足背内侧皮神经和足背中间皮神经。

10. 臀上皮神经　为第一至三腰神经后支的外侧支，一般有 3 支，在髂嵴上方竖脊肌的外侧缘穿出胸腰筋膜，越过髂嵴，分布于臀上部的皮肤。

11. 股后皮神经　为骶丛的分支，在臀大肌下缘穿出深筋膜浅出，然后沿股后正中线的深面下行，自本干沿途发出分支，分布于股后区、腘窝和小腿后面上部的皮肤。

12. 腓肠内侧皮神经　在腘窝由胫神经发出，与小隐静脉伴行于腓肠肌内、外侧头之间，多数在小腿中份穿深筋膜浅出，随后与腓肠外侧皮神经发出的交通支吻合成腓肠神经。

13. 腓肠外侧皮神经　由腓总神经发出，于腘窝外侧角穿出深筋膜，向下分布于小腿后外上部的皮肤，并发出一条交通支与腓肠内侧皮神经吻合。

14. 腓肠神经　多由腓肠内侧皮神经和腓肠外侧皮神经发出的交通支于小腿后区下部吻合而成，穿出深筋膜后，经外踝后方达足背外侧，分布于小腿后区下部及足背外侧的皮肤。

三、内脏器官的体表投影

（一）肺和胸膜的体表投影

1. 肺尖和胸膜顶　胸膜顶包裹肺尖，突入颈根部，高出锁骨内侧 1/3 上方 2～3cm（图 2－129）。颈部针刺时加以注意，以免造成气胸。

2. 肺前缘和胸膜前界　肺的前缘几乎与胸膜前界一致，自锁骨内侧 1/3 上方 2～3cm 处向下经胸锁关节后面，至第二胸肋关节高度两侧靠拢，继而垂直向下。左侧至第四胸肋关节高度斜向外下，至胸骨体外侧 2～2.5cm 下行，达第六肋软骨中点处移行为下界。右侧至第六胸肋关节高度移行为下界，跨过右剑肋角者约占 1/3，因此心包穿刺

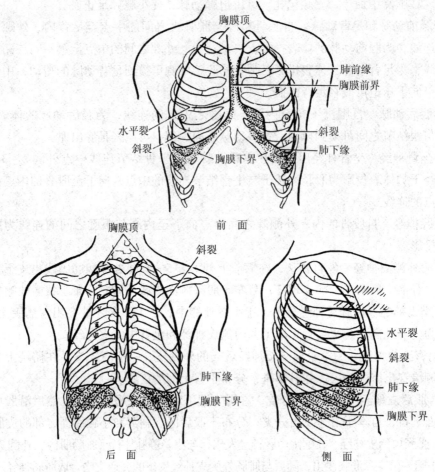

胸膜顶

肺前缘
胸膜前界

水平裂
斜裂
胸膜下界
斜裂
肺下缘

前　面

胸膜顶
斜裂

肺下缘
胸膜下界

后　面

水平裂
斜裂
肺下缘
胸膜下界

侧　面

图 2 - 129　肺和胸膜的体表投影示意图

以左剑肋角较为安全。两侧胸膜前界在第二至四胸肋关节高度靠拢，有时可相互重叠，出现率约 26%，老年人可达 39.5%。前界一般可分上段和下段，形成上、下两个三角形无胸膜区。上区称胸腺区，内有胸腺；下区称心包区，内有心包和心（图 2 - 129）。

3. 肺下缘和胸膜下界　肺下缘即肺下界，高出胸膜下界约 2 个肋或 2 个胸椎的高度。平静呼吸时，肺下界在锁骨中线、腋中线和肩胛线分别与第六、八、十肋相交，在后正中线处平第十胸椎棘突。小儿肺下界比成人约高 1 个肋。胸膜下界左侧起自第六肋软骨中点处，右侧起自第六胸肋关节后方，两侧均斜向外下方。在锁骨中线、腋中线和肩胛线分别与第八、十、十一肋相交，在后正中线平第十二胸椎棘突。右侧胸膜下界一般比左侧胸膜稍高（图 2 - 129）。

（二）心和瓣膜的体表投影

1. 心的体表投影　心在胸前壁的投影可以用四点及其连线来确定，即左上点在左第二肋软骨下缘，胸骨左侧缘外侧约 1.2cm；右上点在右第三肋软骨上缘，胸骨右侧缘外侧 1cm；右下点位于右第六胸肋关节处；左下点即心尖点，在左侧第五肋间隙距前正中线 7～9cm 或锁骨中线内侧 1～2cm。左、右上点与左、右下点的连线分别为心的上界与下界；左上、下点向左微凸的弧线为心左界；右上、下点向右微凸的弧线为心右界（图 2 - 130）。

2. 房室瓣和动脉瓣的体表投影　肺动脉瓣位于左侧第三胸肋关节处；主动脉瓣在胸骨左缘，平对第三肋间隙处；二尖瓣在左侧第四胸肋关节处；三尖瓣在前正中线平对第四肋间隙的高度上（图 2 - 130）。上述 4 组瓣膜的投影与临床所用的各瓣膜听诊区并非完全一致，后者主要是由血流方向决定的。

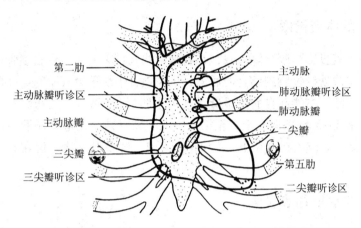

图 2 - 130　心及其瓣膜的体表投影示意图

（三）腹腔主要脏器的体表投影

腹腔主要脏器在腹前壁的投影，随着年龄、体位、体形、消化道充盈状态及腹壁肌肉紧张度的差异而有所变化，成年人一般情况时见表 2 - 1。

表 2 - 1　成人腹腔主要器官在腹前壁的投影

右季肋区	腹上区	左季肋区
1）肝右叶大部分	1）肝右叶小部分和肝左叶大部分	1）肝左叶小部分
2）部分胆囊	2）部分胆囊	2）贲门、胃底和部分胃体
3）结肠右曲	3）幽门部和部分胃体	3）脾
4）部分右肾	4）十二指肠上部和降部	4）胰尾
	5）胰头和胰体	5）结肠左曲
	6）两肾的一部分和肾上腺	6）部分左肾
右外侧区	**脐区**	**左外侧区**
1）升结肠	1）充盈时的胃大弯	1）降结肠
2）部分回肠	2）横结肠及大网膜	2）部分空肠
3）右肾下部	3）左肾下部	3）左肾下部
	4）左、右输尿管	
	5）部分十二指肠、空肠、回肠	
	6）腹主动脉和下腔静脉	

续表

右髂区	腹下区	左髂区
1）盲肠	1）部分回肠	1）大部分乙状结肠
2）阑尾	2）充盈时的膀胱	2）部分回肠
3）回肠末端	3）妊娠后期的子宫	
	4）部分乙状结肠	
	5）左、右输尿管	

（四）肝的体表投影

肝上界的体表投影与膈穹隆一致，在右腋中线起自第七肋，在右锁骨中线与第五肋相交，于前正中线处横过胸剑结合的后方，至左锁骨中线平第五肋间隙。肝下界的体表投影与肝前缘一致，右侧起自肋弓最低点（第十肋），经第八、九肋软骨结合处离开右肋弓，在剑突下 3～5cm 斜向左上，至第七、八肋软骨结合处进入左肋弓，移行于肝的上界（图 2－131）。成人在剑突下 3～5cm 范围内可触及肝前缘，但在右肋弓下不应触及肝前缘。

（五）胆囊底的体表投影

胆囊底稍突出于肝下缘，其体表投影相当于右锁骨中线或右腹直肌外侧缘与右肋弓的交点处。胆囊炎时有压痛。

（六）阑尾的体表投影

阑尾根部附于盲肠后内侧壁，为 3 条结肠带的汇合点，其体表投影在脐与右髂前上棘连线的中 1/3 和外 1/3 交界处，即 McBurney 点（图 2－131）；亦可用左、右髂前上棘连线的右 1/3 和中 1/3 交界处作为投影点，即 Lanz 点。阑尾炎时常有明显压痛。

（七）脾的体表投影

脾的长轴与第十肋一致，其上端在左腋中线平第九肋，距后正中线 4～5cm；下端在左腋前线平第十一肋（图 2－132）。

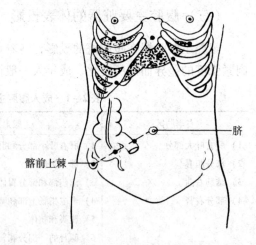

脐

髂前上棘

图 2－131　肝和阑尾根部的体表投影示意图

（八）肾的体表投影

肾位于脊柱两侧，贴附于腹后壁，两肾肾门相对。因受肝右叶的影响，右肾比左肾低半个椎体（1～2cm），左肾上端平第十一胸椎下缘，下端平第二腰椎下缘。左侧第十二肋斜过左肾后面的中部，右侧第十二肋斜过右肾后面的上部。肾门约平第一腰椎体平面，距正中线约5cm（图2-133）。临床上常将竖脊肌外侧缘与第十二肋之间的区域，称为肾区（脊肋角）。当叩击或触压肾病患者此区时，会引起叩击痛或压痛。在肾区手术或针刺时，注意勿伤及胸膜，以免发生气胸。

肾的体表投影：在后正中线两侧2.5cm和8.5cm处各作两条垂线，通过第十一胸椎和第三腰椎棘突各作一水平线，上述6条纵、横线所围成的2个四边形范围内。肾门的体表投影在腹前壁位于第九肋前端，在腹后壁位于脊肋角。

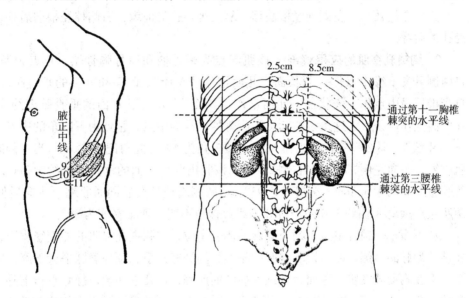

图2-132 脾的体表投影示意图　　　　图2-133 肾的体表投影示意图

第五节　应用解剖

在进行针刀闭合性手术时，有上述解剖学知识就可以顺利进行了，但是，当疾病造成病人的肢体畸形或某种强迫体位时，闭合性手术则遇到困难，因为上述立体解剖、精细解剖、体表定位都是在标准体位情况下确定其内、外位置，当无法使病人处于标准体位时，他们内部的解剖结构和体表定位就发生了很大的变化，所以必须建立一门新的解剖学学科来解决这一难题，应用解剖学也因此应运而生。

因为本书篇幅所限无法讲述应用解剖学的全部内容，只能阐述其部分内容，以说明应用解剖学的范围和含义，系统的论述参见相关专著。

一、颈部

1. 颈椎椎体的应用解剖　以颈椎棘突中点的连线为中线，以此中线作一矢状切面，这样所有椎体前面的正中点都在此矢状切面内。当头部向左侧旋转10°时除第七颈椎外，其余椎体棘突的中点都将向右侧不同程度地偏离此矢状面，各个椎体棘突偏离矢状面的距离分别为：C_1 1.5cm、C_2 1.1cm、C_3 0.7cm、C_4 0.3cm、C_5 0.2cm、C_6 0.1cm；当头部向左侧旋转20°时各个椎体偏离矢状面的距离分别为：C_1 1.8cm、C_2 1.3cm、C_3 0.9cm、C_4 0.5cm、C_5 0.3cm、C_6 0.1cm；当头部向左侧旋转45°时各个椎体偏离矢状面的距离分别为：C_2 2.5cm、C_2 1.8cm、C_3 1.1cm、C_4 0.5cm、C_5 0.3cm、C_6 0.1cm。

当头部转动不同角度时，其本椎体的椎动脉节段移动的方向，一侧与其相应棘突移动的方向一致，移动的距离也是基本一致（和转动方向相反的一侧）；另一侧的方向则相反，移动的距离是缩短基本相同厘米数（和转动方向同侧）。

头向左侧转动，左侧神经根前移，靠近神经孔的前缘；右侧神经根向后移，靠近神经孔的后缘。

2. 胸锁乳突肌的应用解剖　该肌起点为胸骨柄和锁骨胸骨端，止点为颞骨乳突，自两侧乳突下缘中点作一冠状面，此面记作"A面"，此面和乳突的垂直距离为0cm；自寰椎后弓中点作一矢状面，此面记作"B面"，乳突至B面的垂直距离约为5.5cm，在此面上作一条线，这条线的起点为胸骨柄上端的中点，止点为下颌角的中点，此线记作"M线"，那么胸锁乳突肌和M线下端夹角为49°，此角记作"α"。当左侧胸锁乳突肌收缩，头向左侧屈并转向右侧25°时，该肌止点距A面的垂直距离约为3cm，与B面的垂直距离约为3.5cm，α 则变为93°；当两侧胸锁乳突肌同时收缩，头向后仰15°时，两肌止点远离A面约1.8cm，与B面距离保持不变，则 α 又变为39°。

从下颌角至锁骨中点是颈外静脉的体表定位，在胸锁乳突肌的外侧缘皮下，副神经在颈外静脉的后侧，在胸锁乳突肌的深面，副神经几乎和颈外静脉平行下降；臂丛神经主干也在胸锁乳突肌的深面，在颈外静脉的前侧，也几乎和颈外静脉平行下降。副神经和颈外静脉的平面距离约为1cm，臂丛神经主干和颈外静脉的平面距离约为1.2cm。副神经和胸锁乳突肌的后侧缘交点在胸锁乳突肌的上、中1/3交界处，颈外静脉和胸锁乳突肌后缘的交点在胸锁乳突肌上2/5和下3/5交界处，臂丛神经主干和胸锁乳突肌后缘的交点在胸锁乳突肌中点稍偏下处。

当头向右侧旋转25°时，左侧副神经、颈外静脉、臂丛神经主干和胸锁乳突肌的后侧缘交点分别上升约1.1cm、0.3cm、0.5cm；右侧副神经、颈外静脉、臂丛神经主干和胸锁乳突肌的后侧缘交点分别下降约1cm、0.4cm、0.6cm。

当头向后仰15°时，副神经、颈外静脉、臂丛神经主干和胸锁乳突肌后缘的交点分别上升约0.8cm、0.3cm、0.6cm。

二、上肢部

1. 桡神经在上臂的应用解剖　为臂丛神经中较大的分支，其中含有第五至八颈神经的纤维，第一胸神经的纤维亦可加入其中。起于臂丛后束，在腋窝内位于腋动脉的背侧，经肩胛下肌、背阔肌及大圆肌的前面，至上臂与肱深动脉伴行，沿肱骨后面的桡神经沟，经肱骨肌管（由肱骨、肱三头肌内侧头和外侧头所围成）转至外侧，穿过臂外侧肌间隔。

桡神经在三角肌下缘的截面上，位于上臂背侧中份；在肱骨髁近侧，位于上臂背侧外、中 1/3 交点处。

当上臂上举 120°时，桡神经在上述两点处分别向内侧移动约 0.5cm、0.8cm；在上举 180°时，桡神经向内侧移动的距离和在 120°时近似（上述所指移动距离为在体表的定位）。肱深动脉与桡神经的动态变化相同。

当上臂最大限度地后伸、内旋时，桡神经在上述两点向内侧移动的距离分别约为 1.5cm、2.5cm（上述所指移动距离为在体表的定位）。肱深动脉和桡神经的动态变化相同。

2. 正中神经在上臂的应用解剖 由正中神经内、外侧根，约在腋动脉第三段前外侧合并构成。在臂部，它先行于肱动脉外侧，而后经动脉前方（或后方）绕至动脉内侧下行至肘窝，向下穿旋前圆肌进入前臂。正中神经在上臂无分支，但其至旋前圆肌的分支常在穿过该肌之前发出。正中神经在前臂的体表定位：自肱动脉始端搏动点至肱骨内、外上髁连线中点稍内侧的连线。

正中神经在三角肌下缘的截面上，位于上臂掌侧内 2/5 与外 3/5 交点处；在肱骨髁近侧，位于上臂掌侧内、中 1/3 交点处。

当上臂上举 120°时，正中神经在上述两点处分别向内侧移动约 0.7cm、1.1cm；在上举 180°时，正中神经在上述两点处分别向内侧移动约 0.9cm、1.5cm（上述所指移动距离为在体表的定位）。肱动脉与正中神经的动态变化相同。

当上臂最大限度地后伸、内旋时，正中神经在上述两点向内侧移动的距离分别约为 1.3cm、2.2cm（上述所指移动距离为在体表的定位）。肱动脉和正中神经的动态变化相同。

3. 桡侧腕屈肌的应用解剖 位于前臂前面中部皮下，外侧为旋前圆肌和肱桡肌，内侧为掌长肌，是一块典型的梭状肌。它以粗的肌腹，起自肱骨内上髁和前臂筋膜，肌纤维斜向外下方移行为细长的腱。其腱穿经屈肌支持带下面，沿大多角骨沟到手掌，止于第二至三掌骨基底部的掌侧面。肌腱经过大多角骨沟内时，周围包绕腱滑膜鞘，称桡侧腕屈肌腱鞘。此肌主要是屈腕关节，但因止点偏外，从而也可使手外展和前臂旋前。桡侧腕屈肌受正中神经支配。

正中神经自肘窝向下，穿过旋前圆肌两个起头之间，由肱二头肌腱膜内上方处进入桡侧腕屈肌肌腹的深面，偏于肌腹之外侧下行，于掌长肌和桡侧腕屈肌腱之间穿出，然后经腕管入掌。正中神经在前臂上 2/3 的一段，位置较深，在指浅屈肌与指深屈肌之间；在前臂下 1/3 的部分，位置比较表浅，仅被固有筋膜和皮肤覆盖。

在肘横纹下 2.5cm 处正中神经位于前臂内 3/8 与外 5/8 的交界点，记作 "Z_1 点"，往下略向外行，至前臂上 2/3 与下 1/3 交界点（记作 "Z_2 点"）左右处垂直下降，在 Z_2 点处正中神经位于前臂掌侧的中点。

桡动脉、桡静脉与正中神经的外侧缘伴行，通过桡侧腕屈肌腹的外侧缘深面后，桡动、静脉即和正中神经分离（相距约 2cm），行于肱桡肌和桡侧腕屈肌腱之间入掌。

当肘关节屈曲 90°并内旋 90°时，肱桡肌即离开桡骨面，Z_1 点即向外侧移动约 1cm 左右，Z_2 点基本不变。当手掌外旋 45°时，Z_1 点与 Z_2 点之间的正中神经基本成一条直线。

桡动脉和桡静脉与正中神经的动态变化相同。

三、腰背部

胸腰椎的应用解剖　从前面看椎体由上向下依次加大，从侧面看胸段呈凸向后的胸曲，腰段呈凸向前的腰曲。胸椎椎体呈短柱状，其矢状径比横状径略长。椎体两侧面在横径上略为凸隆，上下各有一半圆形的浅窝，分别为上肋凹与下肋凹。上下位椎骨的肋凹与椎间盘相合构成一整个的凹，此凹与肋骨小头相关节。横突呈圆柱状，前面有一凹面，称横突肋凹，与肋结节相关节。胸椎横突自上而下逐渐变短，上部6个胸椎的横突肋凹均凹陷，向前外方；下部6个胸椎的横突肋凹则平坦，向前外上方。各胸椎棘突的长度和方向不一，第五至八胸椎的棘突最长，呈垂直位，彼此相互重叠；上部及下部胸椎的棘突则略为倾斜。腰椎为所有椎骨中最大者，前面比后面略为凹陷。第一至第三腰椎的横突逐渐增长，以第三腰椎者为最长；而第四、五腰椎则逐渐变短，并且向上倾斜。腰椎棘突为长方形的扁板，呈水平位伸向后方，各棘突间距离：腰1~2约1.3cm、腰2~3约1cm、腰3~4约1.5cm、腰4~5约1cm。

从骶中嵴通过第三腰椎棘突尖部中点作一直线，然后从第六胸椎棘突尖部中点（此点为胸椎生理后曲的最高点）至第四颈椎棘突尖部中点（此点为颈椎生理前曲的最低点）作一直线，此两条线是接近于平行的线，它们的交点在人体的脊柱以上，当脊柱前屈时，此点就在脊柱以内，故通过上两条直线上、下方的夹角即可测量脊柱前屈的度数。

当脊柱前屈20°时，第六至十肋骨前侧间距缩短1/4，第十至十一、十一至十二肋骨在背侧的间距增宽1/4，椎间盘的前侧缩短1/5，椎间盘的后侧增宽1/4，棘突间的间距增宽1/5，横突间的间距变化不大，神经根在神经孔内的位置变化不大。

当脊柱前屈40°时，第六至十肋骨前侧间距缩短1/3，第十至十一、十一至十二肋骨在背侧的间距增宽2/5，椎间盘的前侧缩短1/3（在弯曲度最大的部位），椎间盘的后侧增宽2/5，棘突间的间距增宽2/5，横突间的间距缩短1/5（在弯曲度最大的部位），神经根在神经孔内的位置向前移动，贴近神经孔的前侧。

当脊柱前屈80°时，第六至十肋骨前侧间距缩短4/5，第十至十一、十一至十二肋骨在背侧的间距增宽3/5，椎间盘的前侧缩短1/2，椎间盘的后侧增宽1/2，棘突间的间距增宽1/2，横突间的间距缩短1/4，神经根在神经孔内的位置进一步向前移动，紧贴在神经孔的前壁上。

四、下肢部

1. 坐骨神经的应用解剖　自梨状肌下孔穿至臀部，被盖于臀大肌深侧，约在坐骨结节与大转子之间中点处（此点记作"I_1点"）下降，临床上常用此点作为检验坐骨神经的压痛点。继经上孖肌、闭孔内肌、下孖肌及股方肌的后面至股部。在此神经的内侧有臀下动脉及股后皮神经。在股后部坐骨神经行于大收肌与股二头肌长头之间，下降至腘窝。一般于腘窝的上角处（在腘窝上角处的这个点位于大腿后侧之中份，此点记作

"I₂点"），分为两终支，内侧者为胫神经，外侧者为腓总神经，胫神经较腓总神经大。

当下肢外旋60°时，I_2点向外移动1.5cm，I_1点基本不动。

当下肢上抬60°时，I_1点向下移1cm，I_2点向下移1cm。

当下肢上抬90°时，I_1点向下移1.5cm，I_2点向下移1.5cm。

当下肢后伸30°时，I_1点向上移0.8cm，I_2点向上移0.8cm。

当下肢内旋60°时，I_2点向内移动1.5cm，I_1点基本不动。

2. 髌骨的应用解剖　髌骨是人体最大的籽骨，全骨扁平，呈三角形，位于膝关节前方的股四头肌腱中。其前面粗糙而凸隆，表面上有许多血管孔。后面光滑，称为关节面，此面有一纵行钝嵴，将此面分为内、外两部分，每个部分又分上、中、下三个小关节面；内侧三个关节面的内侧另有一纵行的小关节面。髌骨的关节面分成七个小关节面，关节面多而小，对运动有利，可以减少摩擦，但对髌骨本身来说，容易造成骨折。关节软骨厚薄不一致，最厚处达7mm。

膝关节完全伸直时，髌骨上部两个关节面与股骨髌面相吻合。

膝关节屈曲30°时，髌骨中部两个关节面与股骨髌面相吻合。

膝关节屈曲100°时，髌骨下部两个关节面与股骨髌面相吻合。

膝关节屈曲140°时，髌骨最内侧的关节面与股骨髁间切迹之内侧缘的月形面相吻合。

3. 胫神经的应用解剖　自坐骨神经分出后，经腘窝中间垂直下降，初位于腘动脉外侧，至腘窝中点（此点记作"T_1点"），跨过动脉背面至其内侧；下达腘肌下缘，与腘动脉共同穿过比目鱼肌腱弓深侧，至小腿后侧的上部，神经位于深浅屈肌之间（即位于腓肠肌及比目鱼肌的深侧）。至小腿后侧下1/3以下，该神经仅被皮肤及固有筋膜覆盖。胫神经深侧，大部分贴在胫后肌的后面，而至小腿下部则贴在胫骨的后面。在内踝以上4cm处，胫神经位于小腿后侧中份（此点记作"T_2点"）。在内踝后侧，胫神经穿过分裂韧带的深侧进入足底，于此，胫神经分为足底外侧神经及足底内侧神经。

胫后动脉在小腿后上部位于胫神经的外侧，继而由神经的前侧转至其内侧。在内踝后侧，与胫神经一同穿过分裂韧带的深侧，并行进入足底。

当下肢外旋45°时，T_1基本不动，T_2向内侧移动约0.5cm。

当下肢外旋90°时，T_1向外侧移动约0.5cm，T_2向内侧移动0.75cm。

当下肢内旋60°时，T_1向内侧移动约0.3cm，T_2向内侧移动0.5cm。

胫后动脉的动态变化与胫神经基本相同。

第三章　针刀医学病理生理基础

针刀医学的病理生理学内容是从新的认识角度对人体生命活动做出了独特的诠释，它不仅是对过去病理生理学的一种补充，而且在许多方面有本质性的突破。

第一节　针刀医学对人体生命特性的理解和认识

一、人体生命特性

人体是有生命的活体，具有新陈代谢、兴奋性和生殖等生命特性。新陈代谢是生命活动基础，兴奋性是指机体对刺激产生兴奋的能力，是机体能够生存的必要条件，而生殖是通过自我复制来延续种系。除此以外，人体还具有对损伤的自我修复和自我调节的生命特性，这是生物界在长期进化过程中获得的自我防御机制之一，即存活的健康细胞不断进行分裂和增殖，以取代死亡细胞和修复受损组织。

二、人体自我修复的方式、修复过程及意义

人体自我修复有两种方式：一是由损伤周围的同种细胞来修复，并完全恢复原来的结构及功能。二是由纤维结缔组织来修复取代，称为纤维性修复，以后形成瘢痕。参与修复的细胞分裂增生的现象称为再生。不同的组织再生能力不同，一般情况下，平时容易受损伤的、生理过程中经常更新的组织再生能力强。细胞根据再生能力不同分为3种：

1. 不稳定细胞　再生能力强的细胞，包括表皮细胞（如呼吸道、消化管和泌尿生殖器的黏膜被覆上皮细胞）、淋巴细胞、造血细胞等，这些种类的细胞每时每刻都在进行衰老与新生，具有应对损伤的强大再生修复能力。

2. 稳定细胞　各种腺体器官的细胞，如肝、胰、内分泌腺、汗腺、皮脂腺及肾小管上皮细胞，血管内皮细胞，骨膜细胞等。正常情况下不再生，但当受到损伤时，表现出较强的再生能力。

3. 再生力微弱或无再生力的细胞　包括神经细胞、心肌细胞和骨骼肌细胞，这些细胞再生能力极弱，损坏后均由纤维结缔组织代替，很难恢复原有的结构和功能。

当再生能力强的组织细胞损伤时，可由同种细胞来分裂增生，恢复原来的结构及功

能，即完全性修复。但组织再生能力弱或缺损范围大，则不能由周围同种细胞来分裂增生修复，而由肉芽组织修复。

肉芽组织是指新生的毛细血管和成纤维细胞构成的幼稚的结缔组织，具有抗感染保护创面，填补创口及其他组织缺损，机化或包裹坏死、血栓、炎性渗出物及其他异物等作用。肉芽组织在组织损伤后 2 ~ 3 天内即可出现，自下向上或从周围向中心生长、推进，填补缺损，随着时间的推移逐渐成熟为纤维结缔组织，并逐渐老化为瘢痕组织，以使组织器官保持完整性和坚固性。

在研究疾病的发生发展过程中，人们往往忽略了这个特性。比如在研究慢性软组织损伤疾病的病因、发病机制时，只注重它的炎性反应及在组织损害时它的细胞内外电位的变化等表面现象，而恰恰忽略了组织具有自我修复能力。因此，只有当伤害和缺损超过人体的自我修复、自我调节的限度时，人体才需要借助外来因素的干预。目前世界上所采取的一切医疗手段，就是人体所需要的外来因素的干预，所以这种干预必须是有节制的，不可超越人体自我修复和自我调节的范围，如果强行超越，将造成不良后果。比如，骨质增生本身是人体对异常应力代偿的结果，在治疗骨质增生症时，医生只需要通过针刀调节骨关节周围软组织的力平衡，分散局部集中的应力，人体就会根据生命本身的力学需要进行自我调节，因骨质增生所引起的临床表现也就随之消失。没有必要大量无节制补钙，更不能将骨质增生切除，造成后遗症和并发症。这就是在对人体生命特性有了充分认识的基础上形成的治疗骨质增生的指导思想。

另外，在人体的自我修复和自我调节过程中，在某种特定的条件下，也可以产生另一方面的后果，这也是在研究人体生理病理时不可忽略的一个重大问题。比如组织细胞过度增生会形成肿块，压迫血管及周围组织。瘢痕形成会对机体产生不利的影响：①瘢痕收缩：关节周围软组织的瘢痕可引起关节功能障碍，内脏器官的瘢痕可引起相关器官的功能障碍，如胃溃疡瘢痕可引起幽门梗阻。②瘢痕性粘连：特别是在器官之间或器官与体腔壁之间发生的纤维性粘连，常常不同程度地影响器官功能。器官内广泛损伤导致广泛纤维化、玻璃样变，可发生器官硬化。如软组织在损伤后的自我修复过程中会出现以下 3 种情况：如果过分制动，受损的两个或两个以上组织就会粘连到一起；如果反复损伤（或较大损伤），不仅会粘连，而且会形成内部瘢痕；如果损伤后人体为了自我保护使受损组织长时间处于收缩状态，而没有在适当时间进行舒张性活动，就会使组织挛缩，从而造成人体内力平衡失调，形成新的病理因素，这就是慢性软组织损伤的根本病因。这一新的关于慢性软组织损伤病因学的理论，是建立在对人体生命特性这一基本认识基础上的，不过这是从人体生命特性的负面作用方面来认识的。

三、人体对损伤的自我调节和自我修复

人体对各种损伤因子及其引起的损伤做出抗损伤反应是生物机体的重要特征，也是生物机体维持生存的必要条件。如当人握住镐柄长时间做挖土等劳动时，人手掌的皮肤将受到磨损，以至于皮肤保护内部组织器官的功能将要丧失，这时人体的自我调节功能就会调动一切生理因素来对抗这种伤害，使手掌被磨损的皮肤坚硬起来，形成俗话所说

的"老茧"。老茧是一种角质，是比普通皮肤的硬度要高许多倍的"皮肤"，人体所以要长出这样不正常的"皮肤"，就是要来对抗镐柄对皮肤的物理性伤害。如果这种伤害在继续，这种对抗物理性伤害的皮肤就将继续存在，并且硬度继续加强；如果这种物理性伤害的因素被解除，人体就会调动自我调节功能使这种对抗物理性伤害的"皮肤"逐渐变软，直至完全蜕掉。人体对抗化学性伤害的基本过程也一样。不过这里需要说明的是，如果伤害的程度较大，伤害的速度较快，人体的自我调节功能就无能为力了，因为人体自我调节生命特性的发挥是需要时间的，并且是有限度的。如果所需要的时间不够，或超越了它的限度，人体的自我调节功能就不能发挥作用。过去恰恰都是看到这种快速的超越自我调节能力的各种伤害比较多，而很少注意到速度比较慢又在自我调节限度以内的各种伤害。正因为这样，自我调节的生命特性就容易被忽略了。人体的这样一个重要的生命特性被忽略，由此而产生的各种慢性疾病的病因病理就无法搞清楚，使我们在研究这些慢性疾病的病因病理时，像在黑暗中摸索，找不到出路。

抗损伤和自我修复、自我调节的能力是人体的生命特性，这是被广泛认可的，但是在研究某些疾病的发生、发展和治疗时却被忽略。西方医学提出的生物医学模式就是一个实例。它以机械论和还原论为基础。而机械论和还原论的医学观忽略了人体的这一生命特性，分析问题多用微观分析方法（如组织学、病理解剖学等），没有充分认识到人体的自我修复潜能，导致我们对许多疑难病的病因和病理机制认识不清楚，滥用伤害性治疗方法，造成许多无法挽回的后遗症和并发症。针刀医学之所以对这个问题进行深入研究和反复强调，就是要解决以上两个实际问题。

第二节　生物力学因素在疾病发生发展过程中的重要作用

一、生物力学的发展

在科学的发展过程中，生物学和力学相互促进和发展着。哈维在 1615 年根据流体力学中的连续性原理，按逻辑推断了血液循环的存在，并由马尔皮基于 1661 年发现蛙肺微血管而得到证实；流体力学中描述直圆管层流运动的泊松定理，其实验基础是狗主动脉血压的测量；黑尔斯测量了马的动脉血压，为寻求血压和失血的关系，引进了外周阻力的概念，同时指出该阻力主要来自组织中的微血管；弗兰克提出了心脏的流体力学理论；施塔林提出了物质透过膜的传输定律；克罗格由于对微循环力学的贡献，希尔由于对肌肉力学的贡献而先后（1920 年和 1922 年）获诺贝尔生理学或医学奖。到了 20世纪 60 年代，生物力学成为一门完整、独立的学科。

20 世纪 70 年代末，在现代生物力学创始人冯元桢先生的大力推动下，生物力学作为一门新兴的交叉学科在我国起步。近 10 年来，随着生物力学研究深入到细胞分子水平，生物力学学科自身也在不断发展，又逐渐形成了一个新兴的研究领域"力学生物学"，并已成为生物力学重要的学科发展前沿。力学生物学研究力学环境（刺激）对生物体健康、疾病或损伤的影响，研究生物体的力学信号感受和响应机制，阐明机体的力学过程与生物学过程如生长、重建、适应性变化和修复等之间的相互关系，从而发展有疗效的或有诊断意义的新技术，促进生物医学基础与临床研究的发展。

二、人体内3种基本力学形式

人体在不断进化过程中，由于受到各种力学影响，逐渐形成自身的解剖力学系统。同时，人体又受到地球引力的影响，可以说人是生长在力的汪洋大海之中。力学因素每时每刻都影响着机体各层次的生命活动过程，所以研究人体的生理病理时，力是不可忽视的因素。一方面，力在维持正常生命活动中起着积极的作用，而不正常的力学状态是造成众多临床疑难杂症的主要原因。

在人体内部有固体物质和流体物质两大类。固体物质包括各种软组织（如肌肉、韧带、血管、淋巴管、神经、腱鞘、滑囊、关节囊、筋膜、大脑、脊髓和各种内脏器官）和骨骼；流体物质包括血液和组织液。因此人体内的力学系统包括固体力学系统和流体力学系统。这两大力学系统所表现的力学形式是多种多样的，但概括起来只有3种基本的力学形式，即拉力、压力和张力。力的反作用力，又称为应力，对于人体来说，各种力对他的作用都有反作用力，所以在研究力对人体的影响时，都采用应力这个概念，这样人体内的3种基本力学形式就称为拉应力、压应力和张应力。拉应力是沿一条线向两端方向相反的离心作用力；压应力是沿一条线方向相对的向心作用力；张应力是从一个圆的中心向周围扩散的作用力。

为什么说人体的基本力学形式只有3种呢？因为组成人体的各种物质从外部物理性质来分类，可分为刚体、柔体和流体。骨组织属于刚体；各种软组织，包括大脑、脊髓和各种内脏器官、肌肉、韧带、神经、腱鞘、滑囊、关节囊、筋膜等都属于柔体；各种体液包括血液都属于流体。由于压应力是沿一条线方向相对的向心作用力，因此不管是刚体、柔体还是流体都可能受到压力的影响，但主要是刚体。而拉应力主要作用于各种软组织，张应力主要是流体在流动时由于管腔容量小而流体的流量大所产生的张力和流体被堵塞、滞留时所产生的作用力。比如人体的所有关节都有骨性组织即刚体构成它的主要部分，故相对应的骨关节面会受到压应力的影响；大脑、脊髓和内脏器官在人体内都呈现悬挂式，因受地球引力的作用，其自身重量就形成了对抗性的拉力，所以都受到拉应力的影响；其他软组织的两端或周边都附着在其他组织结构上，因此也受到拉应力的影响；而体液包括血液容易产生张力，因此在组织器官内容易受到张应力的影响。

三、人体内正常力学状态对生命活动的意义

人体内的正常力学状态，是人的生命活动不可缺少的因素。比如，没有心脏的搏动和血管的收缩与舒张（拉力和张力），血液就不能循环；没有关节的运动和肌肉的收缩与舒张（压力和拉力），人体就不能活动；没有消化系统各器官的蠕动（拉力和张力），人就不能吃饭和消化；没有泌尿系统各器官的收缩和舒张（张力和拉力），小便就不能存留和排出；没有神经系统的正常兴奋和抑制（主要是拉力辅助以张力），人体的一切

生命活动将混乱不堪。

人体受着地球引力的影响，这是众所周知的，而对于人体内存在的错综复杂的力学现象，了解得就不是很清楚了。通过对人体弓弦力学解剖系统的了解和学习，使我们知道，人体是一个复杂的力学结构生命体。在正常情况下，这个力学系统对于人体的生命活动来说是相对平衡的。为什么要提出"生命"和"活动"两个概念呢？因为人体内的力学平衡不同于机械类的力学平衡，它要时时受到"生命"和"活动"的制约和影响，也就是说人体内的力学平衡是建立在"生命"和"活动"的基础上的，如果它影响了"生命"和"活动"，单纯力学平衡在人体内就是力学不平衡了。不仅如此，在人体内出现了这种力学不平衡的时候，人体将立即调动自我调节功能，对抗这种力不平衡状态对"生命"和"活动"的影响，以保证人体的"生命"和"活动"不受损害。为了说清这个问题还是需要从临床研究开始。

从上述可知，人体内的正常力学状态对人的生命活动来说，是不可忽视的重要因素。对这样一个重要因素，在研究人体的生理、病理时，必须时时考虑到。过去恰恰就在这样一个重要问题上忽略了很多，大多数在人体内可见的组织器官（包括细胞）的自身功能上下工夫，而对"力"这样一个不可见的、在显微镜下也不可见的但又是客观存在着的对生命活动起重要作用的因素，在研究具体问题时忽略了，因而使我们走了很多弯路。就拿研究骨质增生疾病病因来说，在研究增生骨质的化学成分、细胞学的变化等方面下了极大的工夫，据说全世界在研究这些问题方面每年投入上百亿美元，用了数十年的时间，仍然没有找到骨质增生的真正病因。当认清了"力"在人体的生理、病理中的重大作用之后，抛开原来的研究方法，很快就找到了骨质增生的真正病因是人体内的力学平衡失调，并在临床实践中取得了成果。这使我们深刻意识到"观念"对科学研究的重大意义。

四、人体生命活动对异常的力学状态的适应和调节

世界上一切事物都有两面性，有正面的作用，也就有负面的作用，力也是如此。当人体内的力学状态发生异常时，对人的生命活动就会产生不良影响，即组织结构和生理功能就会发生改变，甚至引起严重的疾病。所谓异常就是力的作用点、力的方向、力的大小，相对于正常的力学状态发生了改变。但人是有生命的活体，当组织结构的力学状态发生改变，对人的生命活动产生影响甚至破坏时，人体就会发挥自己生命的本能，对影响或者破坏生命活动的力学状态进行调整或对抗，使这种影响和破坏的程度尽量降低或者是消失。但当这种影响和破坏的程度完全超越了人体自身调节和对抗能力时，人体的生命活动将遭受严重的破坏甚至死亡。

人体对异常力学状态及其所引起的破坏可产生3种不同的自我调节方式：第一种，如果人体内的异常力学状态是在人体的自身调节范围以内，机体可对影响和破坏的组织结构和生理功能进行自我纠正，使人体的组织结构和生理功能恢复正常，这样既不会造成疾病也不会产生新的病理变化而造成另一种疾病，这是最佳的结果。一般来说，大部分人体内的异常力学状态是在自身调节范围以内的，因而不引起任何症状和疾病。第二

种，当人体的异常力学状态超过自身的调节范围时，人体就会调动一切因素和这种异常力学状态进行对抗，对抗的方式有修复被异常力学状态所破坏的组织结构（如粘连、瘢痕和挛缩），或加强被破坏组织结构的强度（如增生、硬化、钙化和骨化），使异常力学状态不能对人体进行更严重的损伤和继续损伤，或重建有相似功能的组织结构来代替已被损伤组织结构的功能，以维持生命活动的正常进行。这是在没有纠正异常力学状态情况下的自身保护调节，但是这种调节容易形成新的病理因素，形成新的疾病，如慢性软组织损伤所形成的粘连、瘢痕和挛缩以及各种软组织硬化、钙化、骨化所形成的骨质增生都是这种对抗性调节的结果。当异常的力学状态对人体的组织结构的破坏已超过自我对抗能力时，人体就无能为力了，结果将会很严重。第三种是当异常力学状态对人体的组织结构和生理功能产生影响或较大强度的破坏，以上两种调节方法已经无效时，人体被迫采取的调节方式，即使其适应的调节方式，也是人体避免进一步损伤的一种调节方式。这也可以说是人体对异常力学状态所造成的破坏无能力纠正的一种对策，这是与对抗性自我保护机制（增生、硬化、钙化、骨化）不同的另一种自我调节机制。这种调节只能保持生命重要器官的结构和生理功能不被破坏，而牺牲部分组织和器官的结构和功能。如小儿髋关节半脱位长期得不到正确治疗和纠正，直至长大成人，人体就通过适应性调节功能使髋臼变形、股骨头变形、股骨头外侧肌肉硬化和钙化，来保持髋关节的伸屈功能和人的行走能力，人虽然能够行走却是跛行，髋关节虽能伸屈但达不到正常角度（特别是外旋、外展）。

　　了解人体对异常力学状态的各种调节，对于临床和科研都极为重要。明白组织结构和生理功能的异常改变，如组织结构的增生、硬化、钙化甚至是骨化所形成的骨质增生是人体自我调节的结果，在研究骨质增生的病因及病理机制时就有了方向，就不会再陷于过去那种茫然无措，就增生（硬化、钙化、骨化）研究增生，劳而无功的尴尬境地了。过去对这方面的理解不够，对一些疾病制定了非常不恰当的治疗方案，使这些疾病治疗后还不如治疗前，甚至造成终身残废或死亡；对一些疾病的病因病理研究花费了大量的人力和物力，而收效甚微。

　　尽管几十年来医学界就力学因素对人体的影响进行了广泛深入的研究，并获得了许多定量性的研究成果，然而运用力学因素的影响来认识人类某些疑难病的病因却不是很多。事实上，有部分疑难病发生的真正病因就是力学因素。过去只认识到力学因素能够对人体造成损伤，是一些损伤性疾病的病因，而且大多数都局限在明显可见的损伤范围内，而对那些隐藏在背后的力学因素所造成的疾病及其病理变化则知之甚少，所以使这一部分疾病的病因问题一直不能解决，当然也就没有恰当的治疗方法，使这部分疾病成为疑难病。要解决这个问题，首先要搞清力学因素和人体的生理学关系，不能孤立地看到力对人体的影响，而忽略了人体对异常力学状态的反作用，这个反作用就是用来对抗不正常的力学状态，使之不能对人体造成伤害和进一步伤害。明确了这个问题，这类所谓疑难病的病因就容易找到了。针刀医学正是从这个角度，发现了某些疑难病的真正病因，比如骨质增生的病因、骨化性肌炎的病因、慢性内脏疾病的病因等，并运用生物力学知识，认识人体力学解剖系统的结构与功能，采用最为合理的保护和治疗措施，减少创伤疾患的发生，提供科学实用的治疗方法。

这一问题的解决，从表面上说是注重力学因素，实际上是注重了生理学因素。如果力学因素作用在一个无生理学特性的木头上，就不会有上面的病因学问题。所谓对力学因素在部分疑难病的发生发展中的新认识，就是建立在针刀医学生理学新的理论基础之上的。

第三节 重新认识疾病的发生和转归

一、疾病的发生与发展

一般认为，疾病是在一定病因作用下，机体稳态的调节紊乱而导致的异常生命活动过程。在此过程中躯体、精神及社会适应上的完好状态被破坏，导致人体内环境失衡，与外界环境或社会不相适应。

疾病发生的原因是指引起疾病必不可少的、决定疾病特异性的因素。它和疾病之间有着必然的规律性的因果联系，也就是说，没有病因就不能发生相应的疾病。西医学把病因分为生物性因素（各种病原微生物如细菌、病毒和寄生虫）、理化因素（包括高温或低温、高压、电流、机械力、强酸、强碱及毒物等）、营养因素（营养物质的缺乏或过多）、遗传性因素（染色体或基因的改变）、先天性因素（影响胎儿发育的因素）、免疫因素和社会、心理因素，其中生物性因素和理化因素是疾病发生的常见病因。如上呼吸道感染、肺炎、心肌炎、肝炎、结肠炎、胰腺炎、膀胱炎、肾炎、脑炎等都由生物性因素即感染引起。

中医学认为阴阳平衡是维持和保证人体生命活动的基础，阴阳失调则导致疾病的发生变化。将病因归结为三大类，即所谓外因感受风、寒、暑、湿、燥、火六淫之邪，内因喜、怒、忧、思、悲、恐、惊七情所伤，不内不外因即跌打损伤、饮食、劳倦。对疾病、证候的认识，中医学有着独特的理论与方法。中医学认为，疾病的发生是正邪消长的表现。《黄帝内经》提出"正气存内，邪不可干"，"邪之所凑，其气必虚"的疾病观。

这些中西医关于疾病发生的内外原因，反映了中西医基本的学术思想，并在这种基本学术思想的指导下，形成了各自独特的庞大学术体系，对医治人类疾病发挥了巨大作用。但随着医学科学的发展，特别是在对人的生理、病理有了更深刻的认识之后，人们已经越来越注意到，尽管生物性因素和理化因素可引起疾病的发生，但不是主要的（外来的暴力性伤害除外），而机体的内环境变化、异常才是主要的，尤其是在疾病的发展过程中。比如上呼吸道感染是细菌或病毒侵入所致，但在同样的环境中，有的人感染，有的人却不感染，这是什么原因呢？这是由于人体的内环境不同的缘故，其他诸如此类的疾病发生也都是这样的。这个问题中西医都注意到了，特别是中医在这方面研究得更深入。但问题是关于内环境的变化、异常与外来因素对疾病发生的重要性，谁是第一位的，谁是第二位的，这关系到在医学研究时的侧重点这样一个大问题。有些疾病至今没有弄清楚原因，主要就是把研究的侧重点搞错了，这样就不可能得到研究结果。

比如，关于慢性软组织损伤、骨质增生性疾病、慢性内脏疾病等临床常见病、多发病的病因和病理机制就没有搞清楚。慢性软组织损伤疾病是影响人类健康、降低人类生存质量的主要疾病，中西医学界对此类疾病的发病原因、病理变化做了大量研究，但进展不大。现代骨伤科教科书《中医骨伤科学》中指出："软组织损伤常就诊于骨伤科，但对其发病机制和病理形态的改变知道很少，应列入骨伤科病理学的研究范围。"《黄家驷外科学》有类似的说明。

　　针刀医学通过大量的临床实践证明慢性软组织损伤是人体对力学损伤（如暴力损伤、积累性损伤、疲劳性损伤、人体自重性损伤）进行自我调节和自我修复的结果，是一种自我代偿性疾病。而且发现它的病理机制不是一个点的病变，而是以点成线、以线成面、以面成体形成立体网络状病理构架，这个病理构架的解剖学基础就是人体弓弦力学系统。可以形象地将其比喻为一张渔网，渔网的各个结点就是软组织在骨骼的附着点，是粘连、瘢痕最集中，病变最集中的部位，换言之，它是慢性软组织损伤病变的关键部位，连结各个结点的网线就是软组织的行径路线。当人体某一软组织受到异常应力的作用造成局部出血、渗出后，人体会启动自身的应急系统，利用粘连、瘢痕对损伤部位进行修复，如果这种修复是完全的、彻底的，人体就恢复正常的动态平衡状态；如果人体不能通过粘连、瘢痕对抗异常应力，就会引起软组织挛缩；如果局部的粘连、瘢痕过多过剩，就会引起周围软组织的粘连和瘢痕，导致软组织受力异常。随着病情发展，这些软组织根据其弓弦力学系统的形态结构，将异常的应力传达到软组织的附着点，最终引起该部位周围软组织广泛粘连和瘢痕。骨质增生是软组织损伤在骨与关节应力集中部位的特殊表现形式。慢性内脏疾病是由于脊柱、胸廓及骨盆的错位牵拉了固定内脏的韧带、筋膜或者肌肉，引起相关内脏错位，最终引起内脏的功能紊乱所致。

　　针刀医学研究发现，疾病发生除必须有特定的原因外，还与许多条件性因素有关，任何原因都是在机体的内外环境的具体条件下发挥作用的。由于条件的不同，同一原因作用的结果也就可能不同。所谓条件，是指那些在原因作用的前提下，能够促进或阻止疾病发生和发展的各种因素，它们同疾病的发生并无直接的因果关系。原因和条件在疾病发生中的关系，可以用具体疾病加以说明。如肩周炎，根据原始损伤的严重程度不同，人体对损伤的反应不同，人体修复调节的程度和快慢也会有不同，有的患者症状轻，经过自我修复和锻炼一段时间后，没有经过医生治疗，肩关节功能得以恢复，临床表现自然消失，这就是有些学者提出肩周炎是一种不需要治疗的自愈性疾病的原因。但有的患者，由于损伤重，自我修复功能差，肩关节周围的粘连、瘢痕就成为引起肩周炎的发病原因。其发病的关键部位是肱二头肌短头的附着点喙突处、肩胛下肌在小结节止点处、肱二头肌长头经过结节间沟处、小圆肌的止点，此时就需要通过针刀加以松解和调节，才能治愈疾病。针刀医学从力学角度去认识疾病的发生发展，明确了临床上许多所谓疑难杂症的病因及发展规律，从而找到了治愈这些疾病的钥匙。

二、疾病的转归

　　疾病的转归即疾病的结局，表现为康复与死亡两种形式。疾病的转归如何主要取决于致病因素作用于机体后发生的损伤与抗损伤的力量对比，正确而及时的治疗可影响疾病的转归。

康复分为完全康复和不完全康复。完全康复是指机体的症状、体征完全消失，形态改变、功能和代谢障碍完全恢复正常，劳动能力恢复。不完全康复是指疾病的主要症状已经消退，但功能、代谢障碍和形态改变并未完全恢复正常，而是通过某些器官的代偿来维持生命活动，可遗留下某些病理状态或后遗症（如烧伤后形成的瘢痕、风湿性心瓣膜变形、外伤或其他疾病引起的各种残疾等）。

疾病能否痊愈与痊愈的快慢，一方面给予及时、正确、有效的诊断治疗，并积极调动患者自身的一切有利因素，给予全方位的摄养和祛病指导十分重要；另一方面，患者正气的强弱、心理状态的优劣，以及能否积极配合治疗等至为关键。

对于疾病的治疗一般从多个方面考虑，对症治疗即减轻症状，比如止痛、安眠、减低肌张力、抗焦虑抑郁，还有升压降压、降糖、退热。对症治疗的目的是尽可能提高生活质量，减少并发症，目前绝大多数治疗方法属于这一类。比如降压药并不能治好高血压，降糖药也不能治好糖尿病，疾病仍然会继续发展。另一类就是保护支持性治疗，延缓疾病发展，比如营养神经、抗氧化、提高能量代谢水平等。这种治疗的目的是提高机体的抗病能力。

但随着医学研究的不断深入，人民生活质量的提高，治疗理念也应有所改变，治疗不应单单针对疾病本身，更应重视疾病所导致的功能障碍，着重于提高生活质量，恢复患者独立生活、学习和工作的能力。治愈的标准应该是在保证人体组织结构和完整性不受破坏，有关脏器的功能和人的工作能力不受影响的情况下，将致病因素排除，这才叫真正的治愈。这个观点的转变对于医学科学的进一步提高，减少个人和社会的负担都有积极的意义。

要达到上述目标，除了要对治疗技术进行彻底的改造提高外，更重要的是研究人的生理特性，治疗是引导和帮助人体强大的自我调节的生理功能来战胜疾病，而不是代替或影响人体强大的自我调节的生理功能，尽量少用或不用那些伤害性的治疗措施。

第四节　恢复人体力平衡是针刀治疗疾病的根本目标

西医学认为，细胞是构成生命的最基本单位。人体由多种细胞构成，功能相似的细胞形成组织，不同组织再构成各种器官，进而组成系统，系统中各组织器官通过神经、分泌、免疫系统调节与血液有机地组合在一起，最终形成一套完整的、代谢旺盛的、相对平衡的人体生态环境体系。

细胞外液是细胞生存和活动的液体环境，称为机体的内环境。在正常生理情况下，内环境的各种物理、化学性质是保持相对稳定的，称为内环境稳态。内环境稳态不是固定不变的静止状态，而是处于动态平衡状态，表现为内环境的理化性质只在很小的范围内发生变动，例如体温维持在 37℃ 左右，血浆 pH 维持在 7.35~7.45，血糖平衡等。内环境稳态的维持有赖于各器官，尤其是内脏器官功能状态的稳定、机体各种调节机制的正常以及血液的纽带作用。内环境的平衡是细胞维持正常生理功能的必要条件，也是机体维持正常生命活动的必要条件。

中医学早在《黄帝内经》中就指出："阴平阳秘，精神乃治。"中医学还指出人体是一个整体，机体和脏腑间的盈亏平衡是保持人体健康的关键。

可以看出，平衡包括量的平衡和结构的平衡。量的平衡是指量的相等和量的一定比例的保持，如细胞内液或细胞外液中阴阳离子的相等、酸碱的一定比例，中医学所强调的阴阳力量的均等或阴阳保持适当的比例。结构的平衡是指机体内部各种因素、各个部分之间互相适应和协调，互相补充。人体结构可分为整体结构和局部结构，它们分别反映了人体整体和人体各组成部分的组织形式。结构的平衡与否，直接关系到人体生命的存亡。平衡的结构是人体生存和机体稳定的必要前提。人体结构平衡可区分为两种不同情况，一是人体具有特定的内部结构，这一结构对于该机体来说是唯一的，不容许结构上的任何变异；二是人体内部结构可以容许一定范围的不同。同一个体随着年龄的增长机体内部结构要发生不同程度的变化，也就是人体内部结构可以容许一定范围内的不同，但是，它必须在人体生理变化所允许的规定范围内，如果超出了这个范围，就会导致结构平衡的破坏。量的平衡是结构平衡的基础，量的平衡直接影响着结构平衡；结构平衡也影响着量的平衡，一定结构要求一定的量，在不同结构中要求一定的量的比例。

平衡是相对的、暂时的，也是有条件的，它受一定条件的制约，必须建立在人体生理变化所允许的规定范围内。平衡又受各种因素的影响，包括内环境和外环境。内环境是人体生存的体内因素，而外环境是人体生存的体外因素。由于机体的自我调节功能，一般情况下能恢复平衡，保持正常的功能和结构。但是如果人体某一方面或某一部分出现了严重的不平衡，得不到有效纠正，人就可能死亡，就像一座大厦出现轻微的倾斜（轻度的不平衡），立即采取有效措施进行维修纠正不平衡状态，大厦就可以依然耸立；如果一座大厦出现严重的倾斜（重度的不平衡）又无法加以纠正，那么大厦就会倒塌而不复存在。

总之，世界上的事物都是相通的，我们的人体和地球一样存在着"生态系统"。大量砍伐树木一旦造成生态平衡破坏，就会形成沙漠化、干旱和泥石流等自然灾害。同样，当人体的"生态系统"被打破而导致人体失衡时，机体也将引起连锁反应，产生病变，一切疾病就相应产生，衰老也会加速。因此维持人体平衡是保持健康的根本。

平衡是保存一切事物的根本条件，而疾病的发生就是机体的不同部分、不同部位或整体失去了平衡。如内环境稳态失衡可导致疾病：温度、酸碱度等偏高或偏低，会影响酶的活性，使细胞代谢紊乱；营养不良、淋巴回流受阻、肾炎等都会引起组织水肿；大量出汗时，体液过多丢失，可引起乏力、低血压、心率加快、四肢发冷等。高血压、冠心病、糖尿病、心脑血管病以及恶性肿瘤等的发病率逐年增高，其原因就是人体内环境被破坏导致整体平衡状态失衡。中医所说的"盈则满，满则溢"，如脑出血等。同样，"亏则虚，虚则损，损则病"，如眩晕、贫血、腰痛、心悸、哮喘等，这些证候大多因为脏腑亏虚所引起。

因此，保持机体健康与治疗疾病的核心就是全面调节人体机能平衡，促进新陈代谢，激发自我整合康复水平。治疗疾病所采取的一切手段就是为了纠正各种各样的不平衡状况，使之恢复平衡。如中医的治疗大法就是调节阴阳平衡。同样，在西医，如机体发生酸中毒、电解质失衡，就是通过输液、注入相应的药物纠正电解质失衡。但目前很多治疗手段不仅没有恢复平衡，反而产生了新的不平衡。

慢性软组织损伤、骨质增生及慢性内脏疾病的根本原因是人体内的力平衡失调。软组织损伤后，人体通过粘连、瘢痕和挛缩进行自我修复和自我调节，当超过人体代偿能力时，发生在四肢骨关节就会形成骨质增生、骨关节移位；发生在脊柱、胸廓、骨盆就会牵拉固定内脏的韧带、筋膜，导致相关内脏错位，使内脏功能紊乱而引发临床表现。针刀通过松解软组织的粘连和瘢痕，分散了局部集中的应力，为人体恢复力平衡创造了条件，从而治愈疾病。

针刀医学的一切治疗手段都是旨在恢复人体生理状态的平衡。通过 30 多年的实践，证明它是行之有效的。这也是为什么针刀医学治病往往能达到根治、近乎一劳永逸效果的原因。因此，平衡应成为一切临床研究的最高目标。要做到这一点，医生不仅要有丰富的医学专业知识，而且要有包括哲学在内的社会科学专业知识。当今世界比较有名的医科大学都开设社会科学课程就是这个道理。如果没有社会科学的专业知识，而只有医学专业知识，不仅会在临床研究上像一只迷途的羔羊，乱蹦乱闯，而且在医学的理论研究上也将陷于思路狭窄、容易盲从的境地，很难取得大的理论进展。

把"平衡"这样一个哲学的概念应用到医学的研究上，不仅能够抓住生理、病理和临床上的一些实质性问题，而且可以开阔思路，同时使我们从宏观上、整体上把握住医学的理论研究和临床研究的方向。总之，概括起来针刀医学的核心就是"平衡"两个字。

第四章　针刀闭合性手术理论

过去国内外不少医学专家都试图研究出一种创伤少、痛苦小、疗效又好的闭合性手术方法，如内镜外科学、注射外科学、钥匙孔外科学等。但这些外科学都无法代替现代的外科手术，有的只能治疗一两种疾病，且疗效亦不能令人满意。究其原因主要是因为这些外科学都是建立在开放性手术的基础理论之上，没有建立起闭合性手术的基础理论。开放性外科手术的英文名词是"operation"，即打开的意思，可见不打开是不能进行外科手术的，且外科教科书上也说："手术时术野越清楚越好"，所以不打开怎么能做得到呢？开放性手术有其自身一整套的基础理论和操作技术，如麻醉技术、止血技术、复苏技术、无菌技术和比较完整的生理学、解剖学基础理论。这些技术和基础理论是适用于开放性手术的，而闭合性手术以这些技术和理论作为基础则是不能实现的。

针刀闭合性手术理论包括三个方面的内容，即针刀解剖学基础、针刀作用原理、针刀闭合性手术器械及其操作方法。

第一节　针刀解剖学基础

开放性手术是在直视状态下进行的，而闭合性手术是在非直视下进行的，因此闭合性手术相对于开放性手术来说，难度要大得多，对人体解剖知识的要求更高。掌握针刀解剖学的知识是针刀闭合性手术的基础，它包括3个方面的内容，即人体弓弦力学解剖系统、人体表面解剖及应用解剖。

一、人体弓弦力学解剖系统

人体弓弦力学解剖系统是以骨骼为弓，以连接骨骼的关节囊、韧带、肌肉、筋膜为弦，完成人体运动功能的力学解剖系统。它由4个部分组成，即四肢弓弦力学解剖系统、脊柱弓弦力学解剖系统、脊-肢弓弦力学解剖系统及内脏弓弦力学解剖系统。针刀医学研究发现，人体弓弦力学解剖系统的力平衡失调是导致慢性软组织损伤疾病及骨质增生疾病的根本原因，其力平衡失调后，就会在弓弦结合部及弦的应力集中部位产生粘连、瘢痕和挛缩，形成立体网络状病理构架。针刀闭合性手术不需要长形切口，是在非直视下松解粘连、瘢痕和挛缩，破坏疾病的病理构架。所以，掌握人体弓弦力学解剖系统结构，是完成针刀闭合性手术的基础，也是针刀闭合性手术安全和有效的根本保证。

二、人体表面解剖

人体表面解剖是指人体表面的各种体表标志以及体表投影。体表标志主要包括人体的骨性标志、肌性标志及皮肤标志；体表投影主要包括人体重要神经、血管及脏器在人体表面的投影。针刀闭合性手术是非直视手术，在针刀手术过程中，术者无法看到针刀在体内的运行轨迹。所以，掌握人体表面解剖，对于针刀手术入路的选择、针刀在体内的操作以及避开人体重要神经、血管及脏器具有重要的作用。

三、应用解剖

应用解剖是指人体因肢体畸形或处于某种强迫体位状态下的非标准体位的解剖结构。当疾病造成病人的肢体畸形或处于某种强迫体位时，他们内部的解剖结构和体表定位就会发生很大改变，此时，标准体位下的体表定位则无法指导完成针刀闭合性手术。所以，掌握应用解剖，就能有效避开重要的神经、血管及脏器，对保证在非标准体位下完成针刀闭合性手术具有十分重要的意义。

第二节　针刀作用原理

一、针刀机械原理

针刀以刺入的方式进入人体，在体内进行疏通、切割、剥离等操作。针刀刃具有切、割、削和分离作用，而针刀体前部参与分离的功能。比如，针刀刀法中的提插刀法、铲剥刀法、通透剥离刀法就是利用针刀刀刃的切、割、削等功能，而纵行疏通和横行剥离刀法则是利用针刀刃和针刀体前部的分离功能（图4-1）。

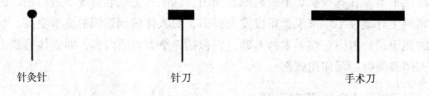

针灸针　　　　　针刀　　　　　手术刀

图4-1　针灸针、针刀、手术刀皮肤创伤示意图

由于针刀的刀刃宽度只有0.8mm，故可以将其看作是以针的方式刺入人体。针刀进入人体后，以线性结构在人体内进行切割、分离，所以针刀可以在针刀体刚度允许的情况下，沿直线方向对人体组织进行切割、分离。针灸针也是以刺入的方式进入人体，但它是以点的工作原理在人体内进行工作，其对人体的作用就是围绕这个点对人体进行刺激。手术刀在人体内的工作原理也是线性结构工作原理，但由于手术刀切开皮肤的范围大，人体不能靠自我修复和自我代偿封闭切口，必须通过缝合才能闭合切口。由此可见，针刀与针灸针及手术刀的工作原理是不同的（表4-1）。

表 4 – 1 针灸针、针刀、手术刀的区别与联系

	针灸针	针刀	手术刀
理论指导	经络理论	针刀医学理论	西医外科理论
进入人体方式	刺入	刺入	切开
工作原理	点	短线性结构	长线性结构
对人体的作用	刺激	切割、分离	切割、切除
术后缝合	不需要	不需要	需要
术后遗留瘢痕	无	无或很小	有，很大

二、针刀治疗原理

针刀医学研究发现，慢性软组织损伤疾病及骨质增生疾病的发生是由于人体弓弦力学系统的力平衡失调所致，人体失代偿后产生粘连、瘢痕、挛缩和堵塞，形成立体网络状病理构架。针刀的治疗原理主要是通过在非直视条件下进行闭合性松解术，切开瘢痕、分离粘连与挛缩、疏通堵塞，从而破坏疾病的病理构架，恢复软组织和骨关节的力平衡，使疾病得以治愈。同时针刀还可以发挥刺激穴位、疏通经络、调节人体气血的作用。

第三节 针刀闭合性手术器械及操作方法

一、针刀的形态结构

针刀是以刺入的方式进入人体，在体内进行切割、分离，不需要缝合切口的医疗器械。

针刀由针刀柄、针刀体、针刀刃3部分组成。根据针刀体的直径不同分为Ⅰ型针刀、Ⅱ型针刀和Ⅲ型针刀。根据针刀体的形状不同分为直形针刀（图4－2）和弧形针刀（图4－3）。

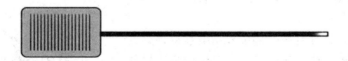

图 4 – 2 直形针刀形态结构示意图

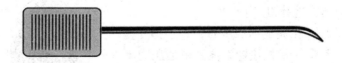

图 4 – 3 弧形针刀形态结构示意图

　　Ⅰ型直形针刀主要用于软组织行经路线（如肌腹部）粘连、瘢痕和挛缩的松解；Ⅰ型弧形针刀主要用于软组织起止点的松解；Ⅱ型直形针刀及Ⅱ型弧形针刀主要用于强直性脊柱炎、关节强直、脑瘫等疑难疾病的针刀松解；Ⅲ型直形针刀及Ⅲ型弧形针刀主要用于股骨头坏死的针刀松解。

　　1. 针刀柄　针刀柄与针刀刃的方向一致，用以确定后者的方向。针刀柄的形状有长方形、葫芦形之分，针刀柄表面有防滑与非防滑之分。长方形防滑针刀刀柄表面上有防滑纹，可显著增加使用者拇指与食指持柄的摩擦力，具有防滑的作用，便于夹持施力，可提高医生对针刀的掌控度，显著提高针刀操作的安全性，同时提高针刀手术的精准度和流畅性。

　　2. 针刀体　为圆形，有一定硬度。针刀体前部参与针刀在体内的分离功能。

　　3. 针刀刃　有齐口型、燕尾型、楔型、凹槽型、斜面型等（图4-4），根据针刀松解的部位和组织不同，选用不同刀刃的针刀。

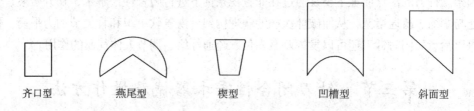

齐口型　　　燕尾型　　　楔型　　　凹槽型　　　斜面型

图4-4　针刀刃的分型示意图

　　针刀是在针刀医学理论指导下用于治疗疾病的工具，它既不是针灸针，也不是手术刀。随着针刀医学的全面发展，针刀的种类将会越来越多。

二、针刀操作方法

　　1. 四步进针刀规程　四步进针刀规程包括以下4个步骤：定点、定向、加压分离、刺入（图4-5）。

　　（1）定点　在确定病变部位和精确掌握该处的解剖结构后，在进针刀部位用记号笔做标记，局部碘酒消毒后再用酒精脱碘，然后覆盖无菌洞巾。

　　（2）定向　使刀口线与大血管、神经及肌腱走向平行，将刀口压在进针刀点上。

　　（3）加压分离　在完成第二步后，右手拇、食指捏住针刀柄，其余3指托住针刀体，稍加压力不使刺破皮肤，使进针刀部位形成一个长形凹陷，刀口线和重要血管、神经以及肌腱走向平行，浅表细小的神经和血管就会被分离在刀刃两侧。

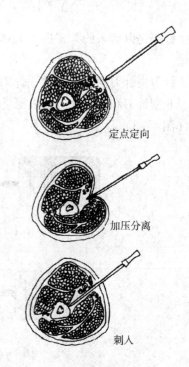

定点定向

加压分离

刺入

图4-5　四步进针刀规程示意图

（4）刺入 当继续加压，感到一种坚硬感时，说明刀口下皮肤已被推挤到接近骨质，再稍加压即刺入皮肤。此时进针刀点处凹陷基本消失，浅表细小的神经和血管即可避开刀刃的切割，完成进针刀过程。

所谓四步规程，就是进针刀时必须遵循的 4 个步骤，每一步都有丰富的内容。定点就是确定进针刀的部位，是建立在对病因病理的准确诊断、对局部解剖结构的立体掌握的基础之上的。定向是在准确掌握进针刀部位的解剖结构的前提下，采取各种手术入路确保手术安全进行，有效地避开神经、血管和重要脏器。加压分离，是在浅层部位有效避开神经、血管的一种方法。在前三步的基础上，才能开始第四步的刺入。刺入时，以右手拇、食指捏住针刀柄，其余 3 指作支撑，压在进针刀点附近的皮肤上，防止刀锋刺入过深，而损伤深部重要神经、血管和脏器，或者深度超过病灶，损伤健康组织。

2. 针刀手术入路 针刀的手术入路是一种闭合性手术入路。要想保证手术安全有效，没有一套精确科学的手术入路方法是不能达到目的的。选择闭合性手术入路的难度相对来讲比较大，它建立在对疾病病变部位精确定位的基础上，不仅要平面定位，而且要立体定位。因此必须选择一个安全而科学的手术入路，才能安全有效地施行手术。当然，这其中还有很多技巧问题，然而技巧也必须在精确定位的前提下才能发挥作用。

针刀的手术入路主要有以下 5 种：

（1）一般手术入路

（2）按骨性标志的手术入路（包括以骨突为标志的手术入路、以横突为标志的手术入路）

（3）按肌性标志的手术入路

（4）以局部病变点为标志的手术入路

（5）按经络腧穴的手术入路

有关针刀手术入路的具体操作方法将在《针刀刀法手法学》中作详细论述。

3. 针刀手术操作方法 针刀在临床上的操作方法较为复杂，目前较为常用的主要有：

（1）纵行疏通法

（2）横行剥离法

（3）提插切割法

（4）骨面铲剥法

（5）通透剥离法

（6）注射松解剥离法

在针刀操作过程中，还要考虑角度和深度等问题，有关针刀手术操作方法的具体内容请详见《针刀刀法手法学》。相信随着时间的推移，针刀治疗的领域不断扩大，将会出现更多的新的操作方法。

第五章 慢性软组织损伤病因病理学理论

第一节 慢性软组织损伤的概述

一、人体的组成

1. 西医学对人体组成的认识（形态分类法） 人体是一个生命体，西医学根据人体组织结构不同将人体分为系统、器官、组织、细胞。由细胞组成4类组织即上皮组织、结缔组织、肌肉组织和神经组织，再由不同类型的组织联系形成具有一定形态特征和特定生理功能的结构即器官，一些在机能上有密切联系的器官联合起来完成一定的生理功能就组成了系统，如心脏和血管组成了循环系统。人体有许多系统，在神经系统和内分泌系统的调节控制下，相互联系、相互协调完成其不同的生理功能来维持整个生命活动。这是一种从大到小的纵向性分类，这种分类对详细了解人体的形态结构与功能的关系有重要作用。它们各自完成自身的功能，如运动系统完成运动功能，心血管系统完成动力供血等功能，消化系统完成食物的消化吸收功能。这种分类方法是对人体组织的简单叠加和拆分，各系统及组织之间缺乏内有的联系，比如，消化系统与循环系统的内在联系、泌尿系统与呼吸系统的联系、耳与足的关系、肺与膀胱的关系等。这也是目前西医分科越来越细，而各科之间缺乏有效沟通的原因所在。

2. 中医学对人体组成的认识（功能分类法） 中医学具有2000多年的悠久历史，是世界传统医学中最具系统性，而且应用最广泛的医学。中医学的基本特点之一是整体观念，其中包括对人体的认识。中医学认为人是天地之气和四时（四季）阴阳变化的产物。《内经》："人以天地之气生，四时之法成。"即人与天（自然）是一个整体。另外，人体本身也是一个整体，是以心为主宰、五脏为中心的有机整体。中医学认为人体是由心、肝、脾、肺、肾五脏，胃、小肠、大肠、三焦、膀胱和胆六腑，皮、肉、筋、脉、骨等五体，以及眼、耳、鼻、口、舌、前阴和肛门诸窍共同组成的。所有这些组织器官都是通过全身经络互相联系起来的，而且这种联系有其独特的规律。即一脏、一腑、一体、一窍构成一个系统，如心、小肠、脉、舌构成心系统，肝、胆、筋、目构成肝系统，脾、胃、肉、口构成脾系统，肺、大肠、皮、鼻构成肺系统，肾、膀胱、骨、耳和二阴构成肾系统。每一个系统均以脏为首领，故五大系统以五脏为中心。在各系统内，脏、腑、体、窍之间具有非常密切的联系，脏腑所化生的精气不但滋养脏腑本身，同时也滋养着形体和官窍，以共同完成人体的生理活动功能。而五脏之中，又以心为最高统帅，即在整个人体中，心对人的生命活动起着主宰作用。同时，五脏之间还存在着五行相生相克的关系，以此维持五大系统间的平衡。从构成物质的角度，中医学认为气血津液是构成人体的基本物质，是维持人体生命活动的基本物质。气是不断运动的、极其细微的物质；血是循行于脉内的红色液体；津液是人体一切正常水液的总称。气血津液是人体脏腑生理活动的产物，又为脏腑经络进行生理活动提供所必需的物质和能量，所以，气血津液也是脏腑经络功能活动的物质基础。

3. 针刀医学对人体组成的认识（综合分类法）　针刀医学研究发现，人体是一个力学结构生命体，人体最根本的属性是运动性，人类从胚胎开始到死亡都离不开运动，运动是人体的固有属性，而力是运动中最基础、最重要的元素。人体组织的形态结构都是建立在力学基础上的，如人体的形状近似圆形，因为圆形是最能避免外力损伤的几何形状，人体的重要器官都在颅腔、胸腔、腹腔和盆腔的深层，以免受到外力的损伤。针刀医学根据人体组织的物理性能及外部物理形态，将人体分为刚体（硬组织）、柔体（软组织）和流体（人体的各种体液）。硬组织指骨组织。软组织包括肌肉、韧带、筋膜、关节囊、滑囊、腱鞘等运动系统的软组织，内脏器官以及神经、血管、大脑、小脑、延髓、脊髓等。体液包括血液、淋巴液、各种组织液。根据人体各部位软组织和硬组织的形态结构和功能不同，将人体软组织和硬组织分为脊柱弓弦力学解剖系统，四肢弓弦力学解剖系统，脊－肢弓弦力学解剖系统和内脏弓弦力学解剖系统。这 4 个系统相互制约、相互联系，共同完成人体的力学功能，维持人体的力学平衡。

二、慢性软组织损伤的定义

除硬组织（骨组织）之外的一切组织的损伤都可称为软组织损伤，由软组织损伤缓慢演变而成的疾病就称为慢性软组织损伤。包括脊柱弓弦力学解剖系统损伤，四肢弓弦力学解剖系统损伤，脊－肢弓弦力学解剖系统损伤和内脏弓弦力学解剖系统损伤。这个定义大大超过了常说的软组织损伤和慢性软组织损伤疾病的范围，但是对于深刻认识目前临床上一些慢性疾病极为重要。

这一概念的内涵是各系统软组织急性损伤后，在人体自我修复和自我调节过程中所出现的失代偿现象，即慢性软组织损伤。它的外延是一种迁延难愈的慢性疾病。所以要研究慢性软组织损伤疾病的病因病理，首先要研究软组织损伤后，人体的自我修复和自我调节过程及其结果，才有可能找到所有慢性软组织损伤的真正病因。

第二节　慢性软组织损伤的范围

过去对慢性软组织损伤疾病的范围认识不足，认为慢性软组织损伤就是运动系统组织器官的损伤。其实这种认识是极不完整的，慢性软组织损伤疾病不仅是指以上这些组织器官受到损害而导致的疾病，还包括内脏器官以及与其相连的神经、血管、韧带、筋膜、大脑、小脑、延髓、脊髓等，这些组织既然是软组织，那么它们的损伤性疾病也应该是软组织损伤疾病，由此导致的慢性疾病，就属于慢性软组织损伤的范围。比如慢性支气管炎、中风后遗症、慢性盆腔炎等。

不是要把原来认为不是软组织损伤范围的疾病，一定说成是慢性软组织损伤的疾病，而是因为这些器官本来就属于软组织器官，当它受到各种损伤以后，导致的一些严重慢性病与通常所说的慢性软组织损伤疾病的病因病理完全一致。正因为过去不认识这一点，才使一些顽固性内脏器官损伤性疾病的病因病理难以认识，从而也就找不到有力而有效的治疗方法。这一观点的改变至关重要，它会使我们重新认识这类疾病的本质，而不会被临床错综复杂的现象所迷惑，因而也就能够找到针对性极强的治疗措施，使绝大部分顽固的内脏器官的慢性疾病得到根治，为成千上万的患者解除痛苦。

第三节　软组织损伤的各种形式

损伤就是指人体组织受到程度不同的破坏，如破裂、断裂、变形、坏死、循环通道堵塞、缺损等。造成机体这些变化的形式大约有如下11种：

1. 暴力损伤　指人体受到外来的跌、打、碰、撞、挤、压、拉等所造成的损伤。

2. 积累性损伤　指人体受到的一种较轻微的持续性的反复的牵拉、挤压而造成的损伤，这种损伤通过长时间的积累，超过人体的自我恢复代偿能力，就成为一种积累性损伤疾病。

3. 情绪性损伤　由于情绪过分激动造成血管膨胀、肌肉强烈收缩或痉挛，导致血管壁损伤、肌纤维断裂；或者情绪过分抑制，造成人体内体液（包括血液）循环减慢，使之在某部位潴留、梗塞，导致某些器官膨胀而造成损伤，并挤压附近器官，造成损伤的蔓延。

4. 隐蔽性损伤　这种损伤大部分不为患者所察觉，比如在一些娱乐性活动中或偶然的较轻微的跌、打、碰、撞所造成的损伤。当时有疼痛感受，但并没在意，过了一段时间后发觉疼痛，患者往往忽略损伤史，而容易被误诊为其他疾病。

5. 疲劳性损伤　指人体的四肢、躯干或内脏器官长时间超负荷工作所造成的损伤。如过度用脑造成大脑有关部位损伤、暴饮暴食造成消化系统（如肝、胃等）有关器官损伤、长时间激烈的体育运动造成四肢、躯干和内脏有关器官（如心、肺等）损伤、勉强搬抬重物所造成的损伤等，皆属于疲劳性损伤。

6. 侵害性损伤　指吸烟（烟中的苯并芘、尼古丁）对肺组织的损伤，酗酒对肝脏及胃的损伤，药品对肝肾等器官的损伤，食物内的有毒成分、空气中的毒性物质对人体的伤害等，最终都造成人体软组织的损伤。

7. 人体自重性损伤　这是指人体过于肥胖，超过正常体重，不仅使心脏负荷太大，造成心肌损伤，而且本身的超常重量也会使某些软组织器官长期处于超负重状态，造成损伤。

8. 手术性损伤　指目前外科手术的大量开展所造成的损伤。因为外科手术必须破坏切开正常的组织结构才能达到病变就位，手术切口也要通过瘢痕组织才能愈合，所以外科手术在治疗疾病的同时对人体所造成的新的损伤是不可避免的。

9. 病损性损伤后遗症 指由某种疾病造成软组织损伤的结果。如类风湿性关节炎引起关节周围的软组织炎性反应，最终导致软组织粘连、瘢痕和挛缩，骨关节变形；再如脑中风后引起的麻木、口㖞眼斜、中枢性瘫痪等。

10. 环境性损伤 指天气高温、严寒、火热灼伤等所造成的损伤。高温可以引起血管暴涨、破裂；严寒可引起软组织痉挛、挛缩（都可以造成牵拉性损伤）及血液、体液潴留、堵塞；火热灼伤可造成组织坏死、大量渗出、循环通道阻塞。

11. 功能性损伤 指通过西医的检查手段未见器质性异常，但却出现了该器官功能的异常。如阵发性心律失常、窦性心动过缓、神经官能症等。

以上所列举的造成人体软组织损伤的 11 种形式，只有暴力性损伤、积累性损伤是以往医学上研究软组织损伤所指的范围，其余都被放到其他的疾病研究之中，这不能不说是一种失误。因为以上所举各种形式的损伤对人体软组织破坏的性质都是一样的，更为重要的是从组织形态学上来说，它们的病理变化过程几乎是相同的，而且这些损伤过了急性期之后，都会产生新的致病因素。人体在哪里损伤，其自我调节机制就在哪里发挥作用，进行自我修复，在自我修复过程中，导致四大新的病理因素——粘连、瘢痕、挛缩、堵塞（包括微循环阻塞、淋巴管阻塞、体液通道阻塞等）的产生。这些新的病理因素就会导致新的疾病，即常说的慢性软组织损伤疾病。不过过去所说的慢性软组织损伤疾病，都是指运动系统的肌肉、韧带、筋膜、腱鞘、滑囊、关节囊等软组织的慢性疾病，远远没有认识到大多数内脏器官的顽固性慢性病和运动系统的慢性软组织损伤疾病具有相同的病理因素，正因为如此，到目前为止对许多属于慢性软组织损伤的内脏病，还处于无能为力的状态。当然，在慢性软组织损伤新的病因病理学理论出现之前，对运动系统慢性软组织损伤疾病也是无能为力的。正是因为研究了运动系统慢性软组织损伤疾病的病因病理，并在实践中取得了出乎意料的疗效之后，才使我们进一步发现许多严重的慢性内脏疾病的发病机制和运动系统慢性软组织损伤疾病是相同的，这也给治疗这类慢性内脏疾病找到了根本的出路。

以上所列 11 种软组织损伤的形式，本身就包括了内脏的软组织损伤，从而使我们能够清楚认识到这类内脏疾病的发生是由于软组织损伤之后，在自我修复过程中产生的新的病理因素（粘连、瘢痕、堵塞、挛缩）造成的。

第四节 慢性软组织损伤的病因

关于慢性软组织损伤，多少年来人类一直在不断地探讨它的病因，并提出了各种理论，这些理论都从不同角度揭示了慢性软组织损伤病理变化过程，为进一步研究慢性软组织损伤的病因提供了条件，但是都没有从根本上解决慢性软组织损伤病因问题。究其原因在于把本来属于慢性软组织损伤病理变化过程中的一种现象误认为是病因，使得我们的临床专家以"这种现象"当做"病因"，因而所制订出各种各样的治疗方案都不能取得满意的疗效。

一、中、西医学对慢性软组织损伤病因学的认识

关于慢性软组织损伤病因的各种学说颇多，在国内外比较有影响的有以下几种：

（一）无菌性炎症学说

任何刺激作用于机体，只要有适当的强度和时间，并超越了机体的防御能力都可引起炎症。一般致炎因子有如下 4 类。①生物性因子：致病微生物，如细菌、病毒、立克次体、真菌、螺旋体、寄生虫等。②物理性因子：高温、低温、放射线，以及各种机械损伤。③化学性因子：包括酸、碱等腐蚀性化学物质和战争毒气。④过敏性因子：如花粉、皮毛、鱼、虾及其他粉尘可作为过敏原引起变态反应性炎症。此外，某些感染后，抗原抗体复合物亦可引起炎症。

慢性软组织损伤的炎症反应，其致炎因子当然主要是非生物因子，亦即由非细菌之类的致炎因子所致，故称为无菌性炎症。

慢性软组织损伤所引起的无菌性炎症多为慢性的，一般在急性发作期才有局部疼痛加剧现象。其炎症的局部症状，在体表表现不突出，也不易看到，因为血管充血、氧合血红蛋白增多而呈现的红色，只在表皮下的慢性软组织损伤疾病的急性发作期才可偶尔见到，轻度者病灶处皮肤可见红晕，只有在触诊时才可触知块状、条索状肿物；热也是在触诊时才偶可触知。最主要的局部症状为痛（或麻、酸、胀），功能障碍也表现最为明显。

炎症的转归，有愈复、转变为慢性、扩散 3 种情况。慢性软组织损伤都是损伤后没有完全愈复，变为不完全愈复，成为经久不愈的慢性疾病。也就是说慢性软组织损伤主要病理病机是慢性无菌性炎症。

无菌性炎症学说给治疗该疾病提供的理论依据就是要努力使这种无菌性炎症彻底消除，即可治愈该类疾病，从上述理论的叙述，可说是客观而清楚的。但临床实践证明，在慢性软组织损伤的急性发作期，其效果明显，但难以根除；不在急性发作期，几乎是无效的，这是所有从事慢性软组织损伤疾病治疗的临床医生都深有体会的。

（二）闸门学说

即闸门控制学说，这是 1965 年 Melzack 和 Wall 在特异学说和型式学说基础上，为疼痛控制所提出的。其基本论点是：粗纤维和细纤维的传导都能激活脊髓后角上行的脑传递细胞（T 细胞），但又同时与后角的胶质细胞（SG 细胞）形成突触联系，当粗纤维传导时，兴奋 SG 细胞，使该细胞释放抑制递质，以突触前方式抑制 T 细胞的传导，形成闸门关闭效应。而细纤维传达则抑制 SG 细胞，使其失去 T 细胞的突触前抑制，形成闸门开放效应。另外粗纤维传导之初，疼痛信号在进入闸门以前先经背索向高位中枢投射（快痛），中枢的调控机制再通过下行的控制系统作用于脊髓的闸门系统，也形成关闭效应。细纤维的传导使闸门开放，形成慢性钝通并持续增强。

（三）激发中心学说

激发中心学说是近 20 年来，国外在研究慢性软组织损伤疾病的病理机制中提出的一种学说。该学说认为慢性软组织损伤疾病的一些顽固性痛点处有一个疼痛的激发中心，这个激发中心是该种疼痛的根源，如果设法把这个激发中心破坏，疼痛就可消失。那么这个激发中心的内在原因是什么？它的组织学、形态学、生物化学和生理学基础是什么？目前只是借助于现代仪器测知，疼痛部位有一个激发疼痛的疼痛源。

（四）筋膜间室综合征学说

筋间室综合征（osteofascial compartment syndrome）是一个外来语，"compartment"的英文原意为"隔室"、"隔间"，如译成间隔综合征，则易与解剖学上的"间隔"相混淆（因为解剖学上一般将肢体内分隔肌肉群的筋膜板称为"间隔"）而造成误解，所以在我国统一命名为"筋膜间室综合征"，以表明病变发生在筋膜内的组织上。

此理论认为在肢体中，在骨和筋膜形成的间室内，因各种原因造成组织压升高，由于间室容量受筋膜的限制，压力不能扩散而不断升高，致使血管受压损伤，血液循环受阻，供应肌肉、神经组织的血流量减少，严重者发展为缺血坏死，最终导致这些组织功能损害，由此而产生一系列证候群，统称为"筋膜间室综合征"。

各种致病因素，急性损伤（如骨折、严重软组织撕裂和挫伤、血管损伤或手术误伤等）和慢性损伤（如软组织劳损、肌肉疲劳，某些出血性、神经性疾病，药物刺激，肾性或医源性原因等）均可导致本病的发生。但其病理变化产生了一个共同的结果，即筋膜包围的间室内组织压不断增高，以致压迫血管，妨碍血液循环，肌肉和神经因此而缺血，甚至坏死。

（五）骨性纤维管卡压综合征学说

对慢性软组织损伤病理的研究发现，四肢许多骨性纤维管的狭窄卡压，可以引起错综复杂的临床症状。如骨间掌侧神经卡压综合征、肘管综合征、腕管综合征、踝管综合征、跗骨窦综合征等，都属骨性纤维管综合征范围。这一发现使我们认识到，途经这些纤维管的神经、血管、肌肉循行部位出现错综复杂的临床症状，其根源在于这些骨性纤维管受伤后变得狭窄，卡压了经过的神经、血管、肌肉。但对狭窄的由来及其在动态下的病理变化，还需进一步研究。

（六）痹症学说

慢性软组织损伤性疾病属于中医痹症范围。《灵枢·贼风》云："若有所堕坠，恶血在内而不去，卒然喜怒不节……寒温不时，腠理闭而不通，其开而遇风寒，则血气凝结，与故邪相袭，则为寒痹。"

痹者，闭也，闭塞不通之意。外伤日久，再"寒温不时"，则"气血凝结，与故邪相袭"，闭而不通而为痹，这是讲暴力外伤后遗的软组织损伤疾病。对于劳损引起者，经文也有阐述,《素问·宣明五气篇》云:"五劳所伤,久视伤血,久卧伤气,久坐伤肉,久立伤骨,久行伤筋,是谓五劳所伤。"所谓血、肉、筋都指软组织,所谓"久"就是时间长久,时间久而伤,即现代所说之劳损,亦即慢性软组织损伤。

关于痹症的临床症状,《素问·痹论》中说:"痹,或痛,或不痛,或不仁。"又说:"痛者寒气多也,有寒故痛也;其不通不仁者,病久入深,荣卫之行痹,经络时疏,故不通,皮肤不营故为不仁。"不仁,就是知觉不灵、麻木之意,与慢性软组织损伤的痛、麻症状完全一致。

当然,中医学所言之"痹"不是单指目前常说的慢性软组织损伤疾病,包括范围较广,有筋痹、骨痹、皮痹、脉痹、肌痹等多种疾病。

"痹"是不通的意思,是气血运行郁滞而导致功能紊乱的病理概念;也是气血郁滞后产生局部疼痛和感觉迟钝、麻木不仁、运动障碍、无力、挛缩等症状的总称。清代医家沈金鳌在《杂病源流犀烛》一书中,对"痹"的说明更加清楚:"痹者,闭也,三气杂至,壅蔽经络,血气不行,不能随时祛散,故久而为痹。或遍身或四肢挛急而痛者,病久入深也。"

对于慢性软组织损伤这一类疾病,在中医学"痹症"病理学的理论指导下,千百年来用"温通辛散、活血化瘀"等方法进行治疗,虽费时费药,但取得了一定的效果。

(七)筋出槽学说

皮肤、皮下组织、肌肉、肌腱、筋膜、韧带、关节囊、滑液囊以及神经、血管等在中医学中统称为筋,西医学中称为软组织。筋出槽,就是说这些软组织在损伤后离开原来的正常位置,故中医学有筋转、筋歪、筋走、筋翻等具体名称。软组织损伤的各种疾病,中医学统称为"伤筋",筋出槽为其重要的病理变化。

筋出槽学说,是中医学在软组织损伤疾病病理方面的一大独特贡献,对临床治疗具有积极而有效的指导作用,对急性软组织损伤疾病的完全性愈复具有重要作用,有一些急性软组织损伤未能完全性愈复,变为慢性软组织损伤疾病,一部分就是由于在治疗急性软组织损伤时,未能将筋转、筋歪、筋走、筋翻等病理变化纠正而造成的。当然急性软组织损伤不是都有筋转、筋歪、筋走、筋翻这一筋出槽问题,还有其他如筋断、筋柔、筋粗等问题。

急性损伤的筋出槽未纠正,变为慢性时筋出槽问题依然存在,并且都会因自我修复、血肿机化而被固定下来。那么,到了慢性期"筋出槽"问题还是不是主要病理因素?筋翻、筋歪、筋转等问题是否有办法解决?慢性软组织损伤包括的另一类积累性劳损所引起的疾病,就很少有筋出槽的问题。筋出槽的病理学说能否给慢性软组织损伤的治疗提供有效的理论依据?又有何方法解决?这都是值得深思的问题。

(八)气滞血瘀学说

中医学对慢性软组织损伤所表现的疼痛,认为主要是由于"气滞血瘀"所引起,即所谓"不通则痛"。因为慢性软组织损伤疾病,显著的肿胀都不明显,皮肤颜色大都正常。不像急性损伤那样，伤肿严重，病情严峻急迫，疼痛剧烈，而是慢慢隐痛，亦有的时发时止，休息后减轻，劳作后加重，此即为气血凝滞、流通不畅使然。

这种对慢性软组织损伤的病理认识是有一定道理的。中医所讲的"气"，即现代所说的能量动力之类和呼吸之气。"血"，即血液，血流。损伤日久，局部和整体能量均受损耗，且加疼痛，动力无从发挥；损伤时络破血溢，日久不能恢复，局部组织变性，甚至有无菌性炎症反应，局部血液被阻，病变部位缺氧缺血，当然就是气滞血瘀了。

(九) 肌筋紧张学说

近年来，中国学者通过对慢性软组织损伤的病理作深入的观察和研究，根据中医学的有关理论，提出了可与气滞血瘀理论相媲美的肌筋紧张学说，并提出和"不通则痛"相对应的"不松则痛"的论断。这一病理观点，无疑更加接近慢性软组织损伤病理的本质，所以带给临床更多的启迪和指导。损伤日久，在局部发生一连串生物物理学和生物化学变化，在自我修复过程中，局部缺氧缺血，软组织挛缩。中医学就有"大筋变短，小筋变粗"的说法。

这一学说的提出，对慢性软组织损伤的病理研究来说确是一大进步，它揭示了慢性软组织损伤疾病中一个重要的病理变化。

二、针刀医学对慢性软组织损伤病因学的认识

针刀医学经过大量的针刀临床实践，提出在人体骨与软组织之间存在一个力学解剖系统——人体弓弦力学解剖系统。这个解剖系统论证了骨与软组织的内在力学联系以及二者与内脏之间的内在联系，找到了慢性软组织损伤、骨质增生及慢性内脏疾病的内在联系，明确了针刀治疗部位与人体解剖结构的内在联系，明确了粘连、瘢痕和挛缩形成的机制及部位，压痛点与疾病的关系。

针刀医学研究发现，各种原因引起人体相关弓弦力学系统解剖结构的形态变化，导致弓弦力学解剖系统的力平衡失调是形成慢性软组织损伤疾病的根本原因。

第五节　慢性软组织损伤的病理机制——网眼理论

一、网眼理论的定义

慢性软组织损伤不是一个点的病变，而是以人体弓弦力学解剖系统为基础，形成以点成线、以线成面的立体网络状病理构架。我们可以将它形象地比喻为一张渔网，渔网的各个结点就是弓弦结合部，是软组织在骨骼的附着点，是粘连、瘢痕和挛缩最集中，病变最重的部位，是慢性软组织损伤病变的关键部位；连结各个结点的网线就是弦（软组织）的行经路线。

由于软组织的附着部位不同，同一个骨骼又有多个软组织附着，而这些软组织的行经路线也是各不相同，所以就形成了以软组织在骨骼的附着点为结点、以软组织的路线

为网线的立体网络状病理构架。

慢性软组织损伤是人体对软组织损伤进行自我修复和自我代偿的结果。当人体某一软组织受到异常应力的作用后，首先在病变局部会发生出血、渗出，人体会通过自身的调节系统，利用粘连、瘢痕对损伤部位进行修复。如果这种修复是完全的、彻底的，人体就恢复正常的动态平衡状态，如果人体不能通过粘连、瘢痕和挛缩对抗异常应力，就会引起软组织挛缩，导致该软组织力平衡失调。由于同一骨平面有多个软组织的附着，某一软组织损伤后，就会引起周围软组织的粘连和瘢痕，导致周围软组织受力异常。而同一骨平面所附着的软组织的行经路线各不相同，又会引起多个软组织的粘连、瘢痕和挛缩，从而形成一个以点成线、以线成面、以面成体的网络状病理构架。

慢性软组织损伤病理构架的网眼理论为研究慢性软组织损伤提供了形态病理学基础，为提出针刀治愈率、降低复发率提供了形态解剖学基础。理解和掌握慢性软组织损伤的病理构架理论——网眼理论，首先要弄清创伤的修复愈合方式，才能理解慢性软组织损伤的本质。

二、创伤愈合的方式

（一）炎症反应期

软组织损伤后，局部迅速发生炎症反应，可持续 3～5 日。此过程中最主要的病理反应是凝血和免疫反应。凝血过程中，引发血小板被激活、聚集，并释放出多种生物因子，如促进细胞增殖的血小板源性生长因子、转化生长因子，这些因子和血小板释放的花生四烯酸、血小板激活的补体 C5 片段等共同具有诱导吞噬细胞的趋化作用，血小板源性内皮细胞生长因子在炎症反应期后参与肉芽毛细血管的形成，增加血管通透性，使中性粒细胞、单核细胞游离出血管，并在趋化物的作用下到达损伤部位。免疫反应首先是中性粒细胞、单核/巨噬细胞的作用，中性粒细胞最先进入损伤组织，并分泌血小板活化因子和一些趋化物质，在各种生长因子和趋化物的联合作用下，随之单核细胞到达损伤部位，并转化为巨噬细胞。上述中性粒细胞和单核/巨噬细胞均具有很强的清除坏死组织、病原体的功能。单核/巨噬细胞是炎症阶段的主要分泌细胞，它可以分泌许多生长因子和刺激因子。这些因子为炎症后期的细胞增殖分化期打好了坚实的基础。同时，巨噬细胞还可影响生长因子和细胞间的相互作用，没有巨噬细胞它们将不易发挥作用。淋巴细胞和肥大细胞也参与炎症反应期，它们对血管反应、组织再生修复能力等均有影响。

（二）细胞增殖分化期

此期的特征性表现是通过修复细胞的增殖分化活动来修复组织缺损。对表浅损伤的修复主要是通过上皮细胞的增殖、迁移并覆盖创面完成；对于深部其他软组织损伤则需要通过肉芽组织形成的方式来进行修复。肉芽组织的主要成分是成纤维细胞、巨噬细胞、丰富的毛细血管和丰富的细胞间基质。在普通软组织中，成纤维细胞是主要的修复细胞。肉芽组织内的血供来源于内皮细胞的增殖分化和毛细血管的形成，先是内皮细胞在多肽生长因子的趋化下迁移至伤处，迁移至伤处的内皮细胞在一些生物因子的刺激下开始增殖，当内皮细胞增殖到一定数目时，在血管生成素等血管活性物质的作用下分化成血管内皮细胞，并彼此相连形成贯通的血管。

（三）组织修复重建期

肉芽组织形成后，伤口将收缩。而后，体表损伤由再生上皮覆盖或形成瘢痕；深部损伤则通过形成肉芽组织达到暂时愈合。在普通的软组织损伤中，再经过组织重建，即肉芽组织转变为正常的结缔组织，成纤维细胞转变为纤维细胞，从而实现损伤组织的最终愈合。

三、慢性软组织损伤的本质

慢性软组织损伤后，人体通过自我修复、自我调节过程对受损软组织进行修复和重建，其修复重建方式有3种：一是损伤组织完全修复，即组织的形态、功能完全恢复正常，与原来组织无任何区别；二是损伤组织大部分修复，维持其基本形态，但有粘连或瘢痕或者挛缩形成，其功能可能正常或有所减弱；三是损伤组织自身无修复能力，必须通过纤维组织的粘连、瘢痕和挛缩进行修复，其形态和功能都与原组织不同或完全不同，成为一种无功能或有碍正常功能的组织。了解创伤愈合的过程，正确认识粘连、瘢痕、挛缩及堵塞的本质，对针刀治疗此类疾病具有重要临床指导作用。

（一）粘连的本质

粘连是部分软组织损伤或手术后组织愈合时必然经过的修复过程，它是人体自我修复的一种生理功能。但是，任何事物都有两面性，当急、慢性损伤后，组织的修复不能达到完全再生、复原，而在受伤害的组织中形成粘连、瘢痕或（和）挛缩，且这种粘连和瘢痕影响了组织、器官的功能，压迫神经、血管等，就会产生相关组织、器官的功能障碍，从而引发一系列临床症状。此时，粘连就超过了人体本身修复的生理功能，而成为慢性软组织损伤中的病理因素。粘连的表现形式有以下几种：

1. 肌束膜之间的粘连 正常状态下，每块肌肉收缩时并非所有肌纤维全部同时参与活动，而是部分舒张，部分收缩，这样交替运动才能保持肌张力。如果肌内部损伤，肌束间发生粘连，肌束间便会产生感觉或运动障碍。在肌内可产生条索或结节之类的病变，这种情况多发生于单一的肌肉组织肌腹部损伤。

2. 肌外膜之间的粘连 即相邻的肌肉外膜之间的粘连。如果两块肌肉的肌纤维方向相同，而且是协同肌之间的粘连，可能不产生明显的运动障碍，也就不会引起较重症状；如果两块肌肉的肌纤维走行方向不同，当一块肌肉收缩时，这种粘连将影响收缩肌肉本身及相邻肌肉的运动，妨碍其正常功能，临床上可检查到压痛、条索、结节等改变，如肱二头肌短头与喙肱肌之间的粘连。

3. 肌腱之间的粘连 如桡骨茎突部肌腱炎引起拇长展肌腱与拇短伸肌腱之间的

粘连。

4. 腱周结构之间的粘连 腱周结构包括腱周围疏松结缔组织、滑液囊、脂肪垫或软骨垫等组织，它是保护腱末端的组织结构。当肌腱末端受到损伤时，因出血、渗出、水肿等无菌性炎症可产生腱末端与腱周结构的紧密粘连，这种粘连可发生在腱与自身的腱周结构之间，也可发生于两个相邻的腱周围结构之间。

5. 韧带与关节囊的粘连 关节囊周围有许多韧带相连，有的与关节囊呈愈着状态，密不可分，成为一体，而另一部分则多是相对独立、层次分明的。它们各自有独立的运动轨迹，损伤之后在关节囊与韧带之间、韧带与韧带之间会产生粘连。如踝关节创伤性关节炎，就是由于外伤引起踝关节囊与三角韧带及腓跟韧带之间的粘连。

6. 肌腱、韧带与附着骨之间的粘连 肌腱和韧带均附着于骨面上，有的肌腱行于骨纤维管道中，在肌腱、韧带的游离部损伤时，肌腱和韧带的起止点及骨纤维管会产生粘连，影响关节运动，造成关节运动障碍，产生一系列症状。如肩周炎，就是肩关节周围的肱二头肌短头起点、肱二头肌长头通过结节间沟部，以及肩袖周围起止点之间的粘连，引起肩关节功能障碍。

7. 骨间的粘连 即骨与骨之间连接的筋膜、韧带和纤维组织之间的粘连，如胫腓骨间膜的粘连、尺桡骨间膜的粘连、腕关节内部韧带连接处的粘连等。

8. 神经与周围软组织的粘连 神经与周围软组织发生粘连或神经行经线路周围的软组织因为粘连对神经产生卡压。如神经卡压综合征、颈椎病、腰椎间盘突出症、腰椎管狭窄症、梨状肌综合征等疾病的症状、体征就是由此而引起的。

（二）瘢痕的本质

通过西医病理学知识，我们知道损伤后组织的自我修复要经过炎症反应期、细胞增殖分化期和组织修复重建期才能完成。在急性炎症反应期和细胞增殖分化期后，损伤处会产生肉芽组织，其成分为大量的纤维母细胞，这些细胞分泌原胶原蛋白，在局部形成胶原纤维，最终纤维母细胞转变为纤维细胞。随着胶原纤维大量增加，毛细血管和纤维细胞则减少，随之肉芽组织变为致密的瘢痕组织。3 周后胶原纤维分解作用逐渐增强，3 个月后则分解、吸收作用明显增强，使瘢痕在一定程度上缩小变软。在软组织（肌肉、肌腱、韧带、关节囊、腱周结构、神经、血管等）损伤的自我修复过程中，肌肉、肌腱纤维及关节囊等组织往往再生不全，代之以结缔组织修复占主导地位，于是出现的瘢痕也不能完全吸收。从病理学角度看，瘢痕大都是结缔组织玻璃样变性。病变处呈半透明、灰白色，质坚韧，纤维细胞明显减少，胶原纤维组织增粗，甚至形成均匀一致的玻璃样物。当这种瘢痕没有影响损伤组织本身或者损伤周围组织、器官的功能时，它是人体的一种自我修复过程。然而，如果瘢痕过大、过多，造成了组织器官的功能障碍时，就会使相关弓弦力学系统力平衡失调，从而成为一种病理因素，这时就需要针刀治疗了。

（三）挛缩的本质

挛缩是软组织损伤后的另一种自我修复形式。软组织损伤以后引起粘连和瘢痕，以代偿组织、器官的部分功能，如果损伤较重，粘连和瘢痕不足以代偿受损组织的功能时，特别是骨关节周围的慢性软组织损伤，由于关节周围应力集中，受损组织就会变厚、变硬、变短，以弥补骨关节的运动功能需要，这就是挛缩。瘢痕是挛缩的基础，挛缩是粘连、瘢痕的结果。它们都因为使相关弓弦力学系统力平衡失调，从而成为一种病理因素。

（四）堵塞的本质

针刀医学对堵塞的解释是软组织损伤后，正常组织代谢紊乱，微循环障碍，局部缺血缺氧，在损伤的修复过程中所形成的粘连、瘢痕、挛缩使血管数量进一步减少，血流量锐减，导致局部血供明显减少，代谢产物堆积，影响组织器官的修复，使相关弓弦力学系统力平衡失调，从而成为一种病理因素。

综上所述，通过对慢性软组织损伤的病理构架进行分析，我们可以得出以下结论：

第一，慢性软组织损伤是一种人体自我代偿性疾病，是人体在修复损伤软组织过程中所形成的病理变化。人体的自我修复、自我代偿是内因，损伤是外因，外因必须通过内因才能起作用，针刀的作用只是帮助人体进行自我修复、自我代偿，针刀治疗的最终目的是恢复人体弓弦力学解剖系统的力平衡。

第二，粘连、瘢痕和挛缩的组织学基础有一个共同特点，即它们的结构都是纤维结缔组织。这是因为纤维结缔组织是软组织中力学性能最强的组织。由此可以看出，人体对外部损伤的修复和调节方式是一种力学的调节方式，意在加强人体对异常应力损害的对抗能力。如果纤维结缔组织仍不能代偿异常的力学损害，人体就会通过硬化、钙化、骨化来代偿，这就是骨质增生的机制。

第三，慢性软组织损伤的病理过程是以点、线、面、体的形式形成立体网络状病理构架。其病理构架形成的形态学基础是人体弓弦力学系统。慢性软组织损伤后，该软组织起止点即弓弦结合部的粘连、瘢痕、挛缩和堵塞，就会影响在此处附着的其他软组织，通过这些组织的行经路线即弦的走行路线向周围发展辐射，最终在损伤组织内部、损伤组织周围、损伤部位与相邻组织之间形成立体网络状的粘连、瘢痕，导致弓弦力学系统形态结构异常，影响相关弓弦力学系统的功能。

第四，内脏弓弦力学解剖系统的力平衡失调是引起慢性内脏疾病的重要原因。

第六节　慢性软组织损伤病因病理学理论对针刀治疗的指导作用

搞清楚人体弓弦力学系统受损是引起慢性软组织损伤的根本原因以及慢性软组织损伤的病理构架以后，针刀治疗部位及范围亦迎刃而解，使针刀手术操作能做到有的放矢、准确治疗，从源头上解决了针刀安全性的问题，对针刀医学的发展具有重要的现实意义和深远的历史意义。

第一，针刀治疗是以恢复生理功能为最终目的的平衡治疗，而不是仅以止痛作为治疗的目标。根据慢性软组织损伤的网眼理论，针刀治疗通过点、线、面进行整体治疗，破坏疾病的整体病理构架。

第二，网眼理论将中医宏观整体的理念与西医微观局部的理念有机结合起来，既从总体上去理解疾病的发生发展，又从具体的病变点对疾病进行量化分析，对于制订针刀治疗慢性软组织损伤疾病的整体思路、确定针刀治疗的部位、针刀疗程以及针刀术后手法操作都具有积极的临床指导意义。

第三，对慢性软组织损伤的病理构架所提出的网眼理论将针刀治疗从"以痛为输"的病变点治疗提高到对疾病的病理构架治疗的高度上来，将治疗目的明确为扶正调平，显著提高了疾病的治愈率，降低了疾病的复发率。

下面我们就以肩周炎为例，分析慢性软组织损伤的病因、病理构架以及针刀治疗整体松解全过程。

肩周炎是一种临床常见病和多发病，以老年妇女较多见，严重影响患者的生活质量。关于该病的病因和病理机制争论很多。西医学认为，该病是肩部软组织退行性变而引起肩关节的关节囊和关节周围广泛的慢性无菌性炎症，软组织广泛粘连限制了肩关节的活动，因此有"冻结肩"、"凝肩"之称。也有学者认为本病与内分泌、肥胖有关。有部分患者未通过任何治疗，3～6个月后自行痊愈，故有学者将其称为"自限性疾病"。中医热敷、针灸、按摩等疗法效果均不理想，西医亦无有效治疗方法。

针刀医学认为，肩周炎是一种典型的自我代偿性疾病，由于局部的一个病变点，如肱二头肌短头起点受到异常力学损伤后，人体为了保护和修复受伤的肱二头肌短头，就会在局部形成粘连、瘢痕和挛缩，而且为了使受伤的软组织得到休息和部分修复，必然限制肩关节的功能。关节活动受限的结果就是肩关节周围的结构如肱二头肌长头经过结节间沟处、小圆肌及肩胛下肌止点以及肩关节周围的韧带、关节囊因为人体的这种修复调节，长期在异常的解剖位置进行活动，导致肩关节周围的肌肉、韧带、滑液囊损伤，出现粘连、瘢痕和挛缩，造成肩关节周围软组织内广泛的粘连、瘢痕和挛缩，从而形成以点成线、以线成面、以面成体的立体网络状病理构架，最终导致肩关节功能严重障碍，甚至引起关节强直。根据原始损伤的严重程度不同，人体对损伤的反应不同，人体修复调节的程度和快慢也会不同，有的患者症状轻，经过自我修复和锻炼一段时间后，拉开了局部的粘连和瘢痕，没有经过医生治疗，肩关节功能得以恢复，临床表现自然消失，这就是有些学者提出肩周炎是一种不需要治疗的自限性疾病的原因。但有的患者，由于损伤重，自我修复功能差，肩关节周围的粘连、瘢痕就成为引起肩周炎的发病原因。其发病的关键部位是肱二头肌短头的附着点喙突处、肩胛下肌在小结节止点处、肱二头肌长头经过结节间沟处、小圆肌的止点，通过对这4个病变关键点进行针刀松解，1～2次就能治愈该病。

针刀之所以能在短时间内彻底治愈肩周炎，是源于针刀医学对慢性软组织损伤的重新认识。针刀医学认为，人体的骨连接类似于弓箭连接，骨是弓，连接骨的软组织是弦，软组织在骨的附着部称为弓弦结合部。一副弓本身就是一个密闭的力学系统，根据弓箭的受力分析，由于弓和弦的材料不同，所以弓弦结合部是应力集中部位，如果搭上箭，弦上则又产生一个应力集中点。应用于人体其应力集中点就是软组织在骨的附着处（弓弦结合部）以及软组织的行经路线与其他软组织产生摩擦的部位（弦的应力集中部）。肩关节周围有众多软组织的起止点，它们各自按照不同的方向走行。所以，当一个弓弦结合部（如肱二头肌短头起点损伤）受损后，就会引起邻近弓弦结合部（如肱二头肌长头经过结节间沟处、小圆肌和肩胛下肌止点以及肩关节周围的韧带、关节囊）的粘连和瘢痕，从而形成立体网络状病理构架。因此，只对压痛点实施的治疗方法有一定疗效，但由于不能破坏肩周炎的病理构架，故疗效有限。针刀松解病变的关键点，加上针刀术后实施手法彻底破坏肩周炎的病理构架，可从根本上阻断疾病的发展，达到治疗目的。

第六章　骨质增生病因病理学理论

骨质增生疾病是全球性的疑难病症，中老年发病率很高，世界各国医学界对它的生成原因都进行了大量的研究，目前只有一种理论被广泛地接受：骨质增生的根本病因是退行性变。所谓退行性变，就是老化的意思，而人的衰老是不可逆转的自然规律，那么老化也就是不可逆转的，老化不可逆转，退行性变也就不可逆转，因此认为骨质增生疾病不可能得到根本的治疗。

第一节　骨质增生概述

一、西医学对骨质增生的认识

关于骨质增生病因学的研究在世界范围内已有半个多世纪的历史，被大多数人接受的理论认为其病因是退行性变（所谓退行性变就是指骨质老化）。但这种理论不能给临床治疗提供帮助，因为人成年后随着年龄的增长，衰老是不可避免的，也是不可逆转的，即老化是不可逆转的。所以退行性变理论把骨质增生定位为一种不可逆转的疾病。而且退行性变理论也不能完满地解释许多临床现象，如许多20多岁的人就患有骨质增生，所以世界医学界同仁不断地探索骨质增生的真正病因，有的从骨化学方面进行研究，对增生的骨质进行化学分析，结果发现增生的骨质和人体正常骨质的化学成分完全一样；有的从骨内压方面进行研究，用现代先进的仪器设备对骨质增生部位的内压进行测量，结果也未发现异常；还有许多专家对骨质增生的病因进行了各种各样的研究探索，最终都毫无结果。因此骨质增生的病因成了一个世界之谜。由于骨质增生的病因搞不清楚，所以骨质增生所造成的疾病，也就成为一种无法治愈的疾病，有的人把它比喻为不死人的"癌症"。

二、中医学对骨质增生的认识

骨质增生属中医的"痹症"范畴，亦称"骨痹"。《素问·长刺节论》："病在骨，骨重不可举，骨髓酸痛，寒气至，名曰骨痹。"中医学认为本病的发生发展与肝肾亏虚、外伤与劳损、感受风寒湿邪、痰湿内阻、瘀血阻络等有关。

1. 肝肾亏虚　中医学认为"肾主藏精，主骨生髓"，若肾精充足则机体强健，骨骼外形及内部结构正常，且可耐劳累及一般伤损。而"肝主藏血，主筋束骨利关节"，肝血充足则筋脉流利强劲，静可保护诸骨，充养骨髓；动则约束诸骨，免致过度活动，防止脱位。若肾精亏虚，肝血不足，则骨髓发育异常，更兼筋肉不坚，荣养乏源。久之关节在反复的活动过程中，可渐渐地受到损害而过早过快地出现退变。

2. 外伤与劳损　一时性承受超强度的外力，包括扭、挫、撞、跌等，或长时间承受超强度的外力劳损，如特定状态下采取不正确姿势持续紧张地劳作等，都可造成关节的急性或慢性损伤，多发生于颈、腰段，脊柱及髋、膝、踝等负重关节。当这些外力作用于上述部位时，可引起受力最集中的关节局部发生气血逆乱，严重者导致筋损骨伤、血流不循常道而溢于脉外形成瘀血凝滞，使关节骨骼结构受损，失去滋养，久之退行性疾病便会出现。

3. 外感风寒湿邪　感受风寒、着凉、久居潮湿之地、冒雨涉水等，外邪乘隙侵犯肌表经络，客于关节、筋骨，可引起气血运行阻滞，经脉阻痹，筋骨失养，渐成骨痹。

4. 痰湿内阻　"肥人多痰湿"，故体胖之人易患本病。肥胖之体，多阳虚湿盛，湿聚成痰，随经流注于关节部位；又体胖之人可加重关节之负重，二者均可造成关节局部血运不畅、筋骨失养，久则成痹。

三、针刀医学对骨质增生病因病理的认识

过去的研究忽略了力在人体内的重要作用，更忽略了力在骨质增生发生过程中的重要作用。针刀医学从人体力学解剖结构入手，提出人体内存在一个以骨连接为中心的力学传导系统——人体弓弦力学解剖系统，通过研究人体弓弦力学解剖系统的力学特性，以及关节面软骨细胞和软组织的附着点处在持续长时间的高应力作用下的变化过程，发现一切骨质增生的真正原因是骨关节周围软组织的高应力，骨质增生是由软组织损伤所造成的骨关节力平衡失调所致，是慢性软组织损伤在骨关节的特殊表现形式；并且研究了人体内不同的异常力学状态（压力、拉力、张力）所造成骨质增生的不同情况，同时证明这些骨质增生的特点都是符合力学规律的（即力的三要素，作用点、方向、大小），这就全面地揭开了骨质增生病因的本质是"骨关节力学平衡失调"。这一理论的建立，不仅揭开了骨质增生病因病理学之谜，更重要的是为治疗骨质增生疾病找到了根本的出路，即恢复人体内骨关节周围软组织的力学平衡。针刀医学全面系统地阐述了恢复人体内骨关节周围软组织力学平衡的方法和治疗原则，并且创造了一整套治疗各种部位骨质增生的具体操作方法，已使数以百万计的骨质增生病患者恢复了健康状态。

第二节　人体内的三种力学形式

人体在不断进化过程中，由于受到各种力学影响，逐步形成自身的解剖力学系统。不管你是站立、行走还是坐、卧，都摆脱不了力的影响。所以在研究人体的生理病理时，力是不可忽视的因素。力在维持正常生命活动中起着积极的作用，不正常的力学状态是造成人体疾病的重要原因之一。

人体内力的基本表现形式有压应力、拉应力和张应力3种，即压力、拉力、张力。力的反作用力又称为应力，对于人体来说，各种力对它的作用，它都有一个反作用力，所以在研究力对人体的影响时，都用应力这个概念。

拉力是沿一条线向两端方向相反的离心作用力，拉应力是拉力的反作用力（图6-1）。压力是沿一条线方向相对的向心作用力，压应力是压力的反作用力（图6-2）。张力是从一个圆的中心或一个球的中心向周围扩散的作用力，张应力是张力的反作用力（图6-3）。

图6-1 拉力与拉应力示意图

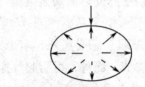

图6-2 压力与压应力示意图　　　图6-3 张力与张应力示意图

组成人体的各种物质依据外部物理性质来分类，可分为刚体、柔体和流体。骨组织属于刚体；各种软组织，包括大脑、脊髓、各内脏器官、肌肉、韧带、筋膜、腱鞘、神经、滑囊、关节囊等都属于柔体；各种体液包括血液都属于流体。由于压应力是沿一条线方向相对的向心作用力，因此不管是刚体、柔体还是流体都可能受到压力的影响，但主要是刚体。而拉应力主要作用于各种软组织，张应力主要是流体在流动时由于管腔容量小而流体的流量大所产生的张力和流体被堵塞、滞留时所产生的作用力。比如，人体的所有关节都是由骨性组织即刚体构成它的主要部分，故关节受到压应力的影响；肌肉、韧带、大脑、脊髓和内脏器官在人体内都呈现悬挂式，因受到地球引力的作用，它自身的重量就形成了对抗性的拉力，所以主要受到拉应力的影响；而各种体液容易产生张力，因此容纳各种体液的管壁主要易受到张应力的影响。

第三节　人体对异常力学状态的调节与适应

一、人体的异常力学状态表现方式

人体内的正常力学状态对生命活动具有重大意义。但是，任何事物都有两面性。当人体内的力学状态发生异常时，力对人的生命活动就会产生不良影响，甚至引起严重的疾病。人体的异常力学状态表现方式为力的作用点、力的方向、力的大小的改变。

通过人体弓弦力学解剖系统使我们认识到，人体的力学传导是通过骨连接进行的。不管是直接骨连接还是间接骨连接，它们的功能都是进行力的传导。所以，单关节弓弦力学解剖系统是人体内最小的力学传导系统。后者是一个密闭的力学解剖系统，它同时传导三种力，即压应力、拉应力和张应力。

二、人体对异常应力的三种自我调节方式

人是有生命的活体，人体内一切组织结构的力学状态都是为生命活动服务的，当这些组织结构的力学状态发生改变时，就会对人的生命活动产生影响甚至破坏，人体就会发挥自己生命的本能，对影响或者破坏生命活动的力学状态进行调整或对抗，使这种影响和破坏的程度尽量降低或消失。只有当这种影响和破坏的程度完全超越了人体自身的调整和对抗的能力时，人体的这种自身调节和对抗的能力才无法发挥作用，这时人体的生命活动必将遭受严重的破坏甚至死亡。

下面以关节为例阐述人体对异常应力的调节过程。在一个关节中，同时受到张应力、压应力和拉应力的共同影响（图6-4）。三者之间既有区别，又有联系，不可分割。构成关节的骨骼主要承受压应力，关节周围的软组织（关节囊、韧带、筋膜）主要承受拉应力，关节内的滑液主要承受张应力。正常情况下，三个力相互平衡，相互渗透，相互制约，它们共同维持正常的关节位置及关节的运动功能。一旦其中一个应力发生改变，就会影响关节的整体力学环境，最终导致三个应力平衡失调，引起关节功能障碍。

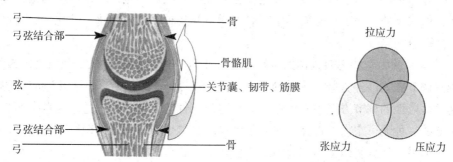

图6-4　关节力学结构示意图

绝大多数情况下，关节的损害都是从软组织开始的。根据人体弓弦力学解剖系统理论分析，弓弦结合部及弦的行经路线是应力的集中点，是最容易损伤的。临床上也是如此，外力首先损伤软组织，如肌肉、韧带、筋膜、关节囊，造成关节软组织的拉力平衡失调，出现局部软组织损伤出血、水肿、功能障碍、代谢产物堆积等，人体在损伤的同时就会进行自我修复和自我调节，首先动员体内凝血机制止血，同时在局部产生炎症样改变，最终通过粘连、瘢痕和挛缩形成纤维结缔组织代偿软组织所丧失的力量。如果是轻微损伤，粘连、瘢痕和挛缩的纤维组织就会转变成为正常组织，恢复软组织的拉力平衡，短时间内完全恢复正常。如果损伤重，就会遗留部分粘连、瘢痕和挛缩的组织，软组织的拉力平衡不能恢复，随着病情发展，在弓弦结合部（软组织在骨骼的附着处）的粘连、瘢痕和挛缩组织逐渐增加，当这些纤维结缔组织达到一定的面积和体积，超过人体自身的代偿和调节能力时，就会牵拉关节两端的骨骼，导致关节间隙变窄，此时就不单单是软组织的问题了，关节间隙的变窄会使骨骼承受更大的压力，如果人体不对其进行调节，就会引起关节面的破坏，导致关节强直。此时人体将动员另一种力学调节方

式，即通过分泌大量滑液，达到润滑关节软骨的目的，在临床上就会表现为关节积液。但大量的滑液又会产生巨大的张力，使周围软组织承受更大的拉力，粘连、瘢痕和挛缩进一步加重。由于人体的代偿和调节能力是有限的，当超过人体的代偿能力和调节能力时，人体会通过将软组织变硬甚至骨化来代偿，如果还不能代偿和调节异常应力，就会发生关节强直，以牺牲关节功能的代价来维持人体的生命活动。

综上所述，人体对异常力学损伤有 3 种调节方式。

1. 将被异常力学状态所影响和破坏的组织结构和生理功能通过自我调节功能进行纠正，使人体的组织结构和生理功能恢复正常，这样既不会造成疾病也不会产生新的病理变化而导致另一种疾病，这是最佳的结果。

2. 将被异常力学状态所影响和破坏的组织结构和生理功能进行对抗性调节，即用增生、硬化、钙化、骨化和组织重建来对抗被异常力学状态所破坏的组织结构和生理功能，并阻止这种异常力学状态的继续影响和破坏作用。这是在没有纠正异常力学状态的情况下的自身保护性调节。如人们在劳动时，双手握镐柄，时间长了，手掌接触镐柄的部位就会长出老茧。老茧就是角质，是人体代偿作用的结果，手掌通过角质增生的方式来抵抗摩擦，否则手掌这些部位的表皮就会被镐柄磨破。但是这种调节容易造成新的病理因素，形成新的疾病。如骨质增生、肌肉增生和各种软组织硬化、钙化、骨化都是这种对抗性调节的结果。

3. 当异常的力学状态对人体的组织结构和生理功能产生影响和较大强度的破坏时，以上两种调节方式已经无效，人体则被迫采取第三种调节方式，即使其适应的调节方式。这种适应性的调节方式中间也有时夹杂着对抗性的调节，这种适应性调节可以被理解为人体的一种无可奈何的选择，因为这种调节只能保持一部分组织结构和生理功能不被破坏，但另一部分组织结构和生理功能仍将被破坏。

三、人体对异常力学状态的适应

当异常力学状态对人体的组织结构和生理功能产生影响或较大强度的破坏，人体的自我调节功能长时间不能使其纠正时，人体则发挥另一种调节功能，使其逐渐适应，这也是人体避免进一步损伤的一种调节方式，这种调节方式可使人体相应的组织器官相对保留一部分生命活动中必需的功能，这也可以说是人体对异常力学状态所造成的破坏无能力纠正时的一种对策。

比如，小儿髋关节半脱位长期得不到正确治疗和纠正，直至长大成人人体就会通过适应性的调节功能使髋臼变形、股骨头变形、股骨头外侧肌肉硬化和钙化，来保持髋关节的伸屈功能和人的行走能力，但是人虽能够行走却是跛行，髋关节虽能伸屈但达不到正常角度（特别是外旋、外展），呈现股骨粗隆外凸畸形。

了解了人体对异常力学状态的适应性调节，对临床和科研极为重要。因为懂得适应性调节这个道理，就能够知道那些组织结构和生理功能的异常改变是人体自我适应性调节的结果，就知道该怎样处理了，而不会盲目地蛮干。在进行科学研究的时候，懂得了人体有自身适应性调节的生理功能，就知道从何入手来研究有关问题，而不会走弯路。

第四节 骨质增生的病因

骨质增生或称为骨刺，为临床常见疾病。对它的发病原因，普遍说法是退行性变，所谓退行性变就是骨骼老化退变，但是这一理论对很多临床现象无法解释。如许多年轻人踝关节、髋关节、腰椎、颈椎等部位都可能有骨质增生现象，这怎么能是老化退变呢？又如许多患风湿和类风湿性关节炎的病人，他们的关节常有骨质增生，这也和老化退变联系不起来。如果把骨质增生或骨刺作为一种疾病，那么有很多中年人骨质增生很严重，但并无临床症状，这也无法解释。

那么骨质增生的根本原因到底是什么呢？通过多年的大量临床观察，并运用生物力学原理对骨性关节炎的病因进行研究，发现临床上凡有骨质增生者大多都与以下 8 种软组织损伤或者疾病有关。

一、软组织损伤与骨质增生的关系

（一）关节附近有软组织损伤、软组织挛缩

关节附近的软组织损伤大都是慢性的，或是急性损伤后的慢性期。慢性软组织损伤中肌肉、韧带挛缩是常见的一种病理变化。挛缩的肌肉、韧带长期处于紧张状态，使得它们受到超常拉力的牵拉，引起肌肉或韧带损伤，甚至少量的肌纤维将被拉伤拉断。每块肌肉或韧带在被牵拉状态下，两端的肌腱及其附着点处是应力最集中的地方，所以在肌肉长期被紧张牵拉的过程中，两端的肌腱及其附着点就有可能被拉伤。这时人体的代偿机制为了加强肌腱和附着点处的强度，避免它们被损伤，就将大量的钙质和磷输送过来，就形成了骨刺或肌肉钙化、骨化。

（二）关节扭伤后遗症

关节扭伤，即中医所说之骨错缝，首先是造成关节周围软组织（包括肌肉、韧带、筋膜、关节囊）损伤，如果未得到恰当治疗，必然造成关节内力平衡失调，进而引起关节错位。

从关节的形态结构可观察到人体任何一个关节都不是平面相连，关节面都是凹凸不平的，但相对的关节面却很吻合。就像每个人的上下牙齿一样，很少是平面相接触的，大多是长短不齐、厚薄不一、前后倾斜的，但咬合的时候也都是很吻合的，如果不吻合，则不能咀嚼食物。而且正常情况下，关节所承受的压力仅在很小的范围内变化，分布于关节面每一个单位面积上的压力也相对稳定。

当关节骨错缝后，关节就不那么吻合了，有些地方负重增加，有些地方负重减少甚至不负重了，然而关节承受的压力并没有变，甚至还有增大，负重区受力的量就大幅度增加。关节面的每一部分所能承受的最大压力是一个常数，不能承受增加部分的压力。根据压强定律公式可知，压力不变，受力面积越小，压强越大。骨错

缝以后，关节内的受力面减少，压力没有变，受力部分的压强就增高了，关节软骨不能承受，必将有大量的软骨细胞被压坏、压死。所以，关节错缝移位不需很大的距离，只要移动 0.5mm 以上的距离，就足以造成以上的结果。如将任何一个人的下颌骨向任何方向移动 0.5mm，上下两组牙齿就不能吻合。关节错缝与这个道理是一样的。

外力首先损伤软组织，然后引起骨组织的损伤。这里需要说明的是，除了巨大的暴力快速作用于人体可直接导致骨折、脱位外，绝大部分损伤都是从软组织损伤开始的。软组织损伤后，人体通过粘连、瘢痕和挛缩进行代偿和调节，在调节过程中，骨关节周围软组织的粘连和瘢痕就会引起关节的位置发生改变，导致关节错位，如果超过其代偿限度，人体就会通过硬化、钙化、骨化的方式来代偿异常应力，钙化、骨化在影像学上就表现为骨质增生（骨刺）。Wolff 定律也支持这个观点。Wolff 定律指出，骨骼的生长会受到力学刺激影响而改变其结构。用之则强，废用则弱。

（三）关节内骨折

关节周围或关节内骨折，在治疗时没有达到解剖对位，关节周围的软组织同样承受异常应力影响，使关节内的压力、拉力、张力平衡失调，最终导致骨质增生和骨刺。

（四）与罹患关节有力学关系的骨干畸形

骨干畸形，造成上下两端关节力线改变，使上下端关节不吻合，同样出现高应力集中点，软组织牵拉，形成关节骨质增生和骨刺，其机制与上述相同，特别是后天外伤造成的骨干骨折畸形愈合，关节骨质增生的情况都较为严重。先天性骨干畸形，相关关节出现骨质增生和骨刺的情况就比较少见，因为它的畸形造成关节的力学变化是生来就有的，先天性的力学关系建立以后，即达到平衡状态，只有后天破坏，才会打破原来的平衡，人体才通过代偿机制来调节。

（五）肌紧张

一个孤立的骨刺生长部位，必定是某一肌肉或韧带的附着点处。如跟骨骨刺总是位于跟骨结节上跖长韧带和跖腱膜的附着点上，因而可以认定这一肌肉韧带必然是挛缩变性，处于紧张的牵拉状态。采取治疗措施将肌肉和韧带的紧张牵拉状态解除后，症状即可消失。治愈后，经长时间观察，骨刺也自然变钝、变小。

（六）关节（肩、肘、腕、手、髋、膝、踝、足）内外翻畸形

关节的内外翻畸形，主要是指后天造成而不是先天固有的。这些关节的内外翻畸形也必然造成关节内力线的偏移。软组织一侧牵拉一侧曲张，是造成力平衡失调的因素。在临床上此种情况造成骨质增生和骨刺形成是比较普遍的。

（七）软组织积累性损伤

人体的重量需要骨组织来承担，但力学的传导则必须通过软组织（肌肉、韧带、筋膜、关节囊）来进行。人是一个复杂的力学结构生命体，既是生命，就会随着时间的推移逐渐衰老。而人体的组织尤其是承担体重的脊柱骨组织与其周围的软组织长期持续受到重力的影响，脊柱周围的软组织会首先产生疲劳性损伤和积累性损伤，人体通过对异常应力的自我调节（3 种方式），最终可能产生骨质增生。骨质增生的部位也是弓弦结合部（软组织在骨组织的附着处），因为根据人体弓弦力学解剖系统，弓弦结合部是应力的集中部位。

骨质增生可以出现在颈、胸、腰段任何脊柱节段。一般来说，脊柱骨质增生都没有临床症状。一方面是因为脊柱的关节多，力学传导的方式也相应很多，而骨质增生的过程是一个很漫长的过程，在这个过程中，人体已经适应了这种异常的环境。另一方面是因为骨质增生已经代偿了异常的应力，所以没有临床表现。如果超过了人体的代偿和调节能力，则会出现相应的临床症状。

二、疾病与骨质增生的关系

类风湿性关节炎或风湿性关节炎关节周围常常有骨质增生出现。这两种病如果得不到正确的治疗，关节周围的软组织就会由于炎性渗出、水肿、坏死，导致关节内 3 种力平衡失调，最后引起骨质增生。可见，疾病所引起的骨质增生的原因仍然是"力平衡失调"而不是关节炎疾病本身。

三、骨质增生的本质

（一）骨质增生是人体力平衡失调的结果

力有 3 个要素：大小、方向、作用点。这 3 个要素缺一都不称之为力，没有无方向的力，没有无作用点的力，也没有无大小及"量"的力。力是矢"量"，它不同于一般的"量"，因此，在用"F"来表示力的时候，都在"F"的上面加上一个小箭头，即 $\vec{F}$，如牛顿第一定律 $F = ma$，当它表示力的时候，即写成 $\vec{F} = ma$。骨质增生是有方向、大小和作用点的。骨质增生的作用点：均发生在弓弦结合部（软组织在骨骼的附着处）；骨质增生的纵轴方向：沿着弦的行经路线生长；骨质增生的大小：根据人体自身的条件（性别、年龄、身高、胖瘦等）不同，所受外力损伤的程度不同、部位不同，骨质增生的大小、形状也是不同的，有鹰嘴形、钳夹形、圆锥形等各种不同的形状。

（二）骨质增生是人体代偿的产物

骨质增生的本质是骨关节周围软组织应力异常后，在人体通过粘连、瘢痕和挛缩这种代偿方式已不能对抗异常应力的情况下，启动第二套代偿调节机制所致。其病理基础是弓弦结合部的软组织力平衡失调，病理发展过程是硬化→钙化→骨化。

（三）骨质增生是慢性软组织损伤在骨关节的特殊表现方式

由此可见，骨质增生（骨刺）是为适应损伤后软组织所产生的异常应力改变而发生的，它既是生理的，又可转变为病理的；它既可以使增生部位增加稳定性，但也可能成为对周围神经、血管等重要器官产生刺激和压迫的因素。而当消除骨关节周围软组织的异常高应力时，骨质增生则可缩小甚至吸收。

第五节　骨质增生的病理机制

骨质增生形成的过程分为 3 个阶段：硬化、钙化和骨化。

（一）硬化

当软组织受到超过正常的拉力影响时，人体首先采取的对抗措施是让受伤的软组织本身增生大量强度大、弹性小的新的肌肉纤维，使该软组织变粗（肌肉）、变窄（筋膜、韧带）、变短（也就是挛缩），使这种超常的拉力不能再继续拉伤该软组织，这就是软组织的硬化阶段。

（二）钙化

当软组织的硬化仍然抵抗不了这种持续的强大的拉力时，人体就将采取进一步的对抗措施，继续加强软组织的强度，把大量的钙质输送到该软组织应力最集中的地方，使软组织钙化，从而使软组织的强度进一步加强。这就是软组织的钙化阶段。

（三）骨化

当钙化都对抗不了这种日益加强的超常拉力时，人体就要采取更进一步的对抗措施，在应力最集中的部位生成许多新的骨细胞，并调动一切有关因素使骨细胞迅速分裂，使该处软组织骨化。这就是软组织的骨化阶段，也就是第三阶段。

下面以跟骨骨刺为例分析骨质增生的病因病理机制。

足部弓弦力学子系统由静态弓弦力学单元和动态弓弦力学单元及辅助装置组成。足部静态弓弦力学单元以跗骨、跖骨及趾骨为弓，连结这些骨骼的关节囊、韧带、筋膜为弦。其功能是维持足部的正常位置、足弓的正常形态。足部动态弓弦力学单元是由足部静态弓弦力学单元加上附着于弓的肌肉所组成，以完成足部的运动功能。软组织在骨的附着处称为弓弦结合部。由于弓和弦的组成结构不一样，所以弓弦结合部是应力集中部位；每个弦（肌肉、韧带、筋膜、关节囊）的行经路线不一样，所以弦与弦的接触部也是应力集中部位（图 6 - 5）。

人体受到地心引力的影响，在行走时，人体的体重最终传达到足弓。在正常行走情况下，通过足弓的张与弛完成力量的传递。过去只是强调组成足弓的骨骼，而完全忽略了附着在骨骼上的软组织。其实，这个道理很简单，没有软组织只有骨骼能组成足弓吗？显然不能，骨骼必须通过软组织的连接才能组成符合人体力学需要的力学解剖结构。有了正确的形态以后，才能完成足的运动功能。

通过分析足部弓弦力学子系统，我们得知，跟骨结节是足弓最大的应力集中部位。由于足弓的长期劳损，使组成足弓的软组织出现慢性损伤，使这些软组织（跖腱膜、趾短屈肌等）在跟骨结节的附着处异常增大，人体通过粘连、瘢痕和挛缩修复受损的软组织并代偿这种应力。如果修复完全，则无任何临床表现。如果应力持续存在，人体就会通过足跟痛，并限制足部活动来警示人体，这时并没有出现跟骨骨刺，但患者已有临床表现。如果还不加以重视，随着足弓受损的程度不断严重，人体就会启动另一种修复和调节方式对异常应力集中部位进行代偿，即硬化、钙化、骨化，形成我们在临床上看到的跟骨骨刺。其目的是通过增加弓的长度、缩短弦的长度来代偿弦在弓弦结合部的异常应力（图6-6）。

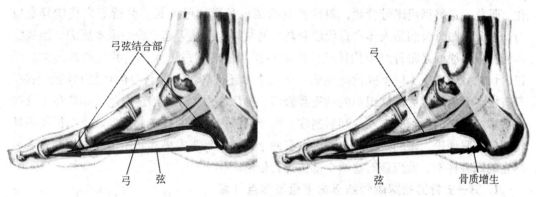

图6-5　足部弓弦力学解剖系统示意图　　　　图6-6　跟骨骨刺形成示意图

了解人体对软组织受到超常拉力时进行对抗调节的3个阶段，对于临床诊断和治疗是极有意义的。当看到软组织硬化时，就知道这是人体进行对抗调节的开始阶段；当看到软组织钙化时，就知道这是人体进行对抗调节的中间阶段；当看到软组织骨化时，就知道这是人体进行对抗调节的最后阶段。这使我们在治疗时能采取一种恰到好处的治疗方法，既不会治疗过分，也不会治疗不及，既将病治好又不会给人体造成不必要的损伤。

第六节　骨质增生病因病理学理论对
针刀治疗的指导作用

针刀医学关于骨质增生的病因病理学理论明确了骨质增生的发生发展规律，为针刀治疗奠定了形态病理学基础。针刀治疗就是通过松解相关弓弦结合部的粘连、瘢痕，达到调节骨关节力平衡的目的。

下面以跟痛症为例，介绍骨质增生病因病理学理论对针刀治疗的指导作用。

根据针刀医学慢性软组织损伤理论及骨质增生理论，跟痛症是由于足部弓弦力学子系统的弦（跖腱膜、趾短屈肌、跖长韧带等）的劳损，引起跖腱膜等软组织起点的粘连、瘢痕，长期应力集中，最终导致跟骨结节骨质增生。

跖腱膜由纵行排列的致密的结缔组织构成，其间有横向纤维交织，分为内外侧部和中央部，内外侧部分别覆盖足姆趾和小趾的固有肌，中央部最强最厚，起于跟骨结节内侧突，继而呈腱膜状分为 5 个束支至各趾。在跖骨头的近端各束浅层支持带与皮肤相连。跖腱膜本身没有主动收缩功能，但它是维持足纵弓形态的重要结构。人体在行走过程中，通过跖腱膜的形变来改变足弓的形状以适应行走的力学变化。如果跖腱膜长期受到超过人体调节范围的应力，在跖腱膜的起止点即弓弦结合部就会通过粘连、瘢痕、挛缩来代偿这些过大的应力，又由于足底腱膜只有一个起点即跟骨结节，向前分裂成 5 束分别止于 5 个趾骨，所以在跟骨结节处所受的应力最大，当人体通过粘连、瘢痕、挛缩都不能代偿这些过大的应力时，就会在跟骨结节处进行对抗性调节，即形成硬化、钙化、骨化，最终形成跟骨骨刺，跟骨骨刺的结果是通过弓变长、弦就短来代偿异常应力。因此，跟骨骨刺是人体自身代偿和调节的结果，不是引起跟痛的根本原因。跟痛症疼痛的根本原因是跟骨结节周围软组织的粘连和瘢痕超过了人体自我代偿的结果。所以，切除骨质增生不但不能治愈该病，而且手术还破坏了人体自身的代偿和调节系统。只有松解骨质增生周围软组织的粘连和瘢痕，分散应力，才能治愈本病，亦避免了开放性手术所带来的严重的并发症和后遗症。由于有膝内翻角的存在，根据软组织损伤病理构架的网眼理论，跟痛症的病变关键点有两个，即跖腱膜中央部和跖腱膜内侧部，要破坏它的病理构架，就应该对这两个部位进行松解。

1. 第一支针刀松解跟骨结节前下缘压痛点（跖腱膜的中央部） 在压痛点定位。从跟骨结节前下缘进针刀，刀口线与跖腱膜方向一致，针刀体与皮肤成90°角，针刀经皮肤、皮下组织、脂肪垫，到达跟骨结节前下缘骨面，调转刀口线90°，在骨面上向前下铲剥 2 刀，范围不超过 0.5cm。

2. 第二支针刀松解跟骨结节内缘压痛点（跖腱膜的内侧部） 在第一支针刀内侧 2cm 的压痛点定位。从跟骨结节内缘进针刀，刀口线与跖腱膜方向一致，针刀体与皮肤成90°角，针刀经皮肤、皮下组织、脂肪垫，到达跟骨结节内缘骨面，调转刀口线90°，在骨面上向前下铲剥 2 刀，范围不超过 0.5cm（图 6 - 7）。

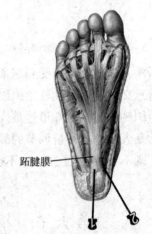

跖腱膜

图 6 - 7 跖腱膜结构及针刀松解示意图

第七章　慢性内脏疾病病因病理学理论

第一节　慢性内脏疾病概述

一、中医学对慢性内脏疾病的认识

经络学说中的督脉和足太阳膀胱经，循行于脊背正中及两侧。历代医学家认为督脉为"阳脉之海"，总督一身之阳气。《难经正义》曰："五脏之俞皆在背，肺俞在第三椎下，心俞在第五椎下，肝俞在第九椎下，脾俞在第十一椎下，肾俞在十四椎下，又有膈俞者，在七椎下，皆夹脊两旁，各同身寸之一寸五分，总属足太阳经也。"又注曰："胃俞在十二椎间，大肠俞在十六椎间，小肠俞在十八椎之间，胆俞在十椎之间，膀胱俞在十九椎之间，三焦俞在十三椎之间。又有心包俞在四椎之间，亦俱夹脊两旁，各同身寸之一寸五分总属足太阳经也。"因而背部的督脉线可作为治疗疾病的中枢治疗线。中医治疗内脏疾病所选用的腧穴通常都在背部。如17对华佗夹脊穴用来治疗顽固的内脏疾病。根据解剖学研究，这些夹脊穴都在相应椎体的横突上，这就是最早脊柱相关性疾病的诊断与治疗。以这些穴位治疗内科病，时或有效时或无效，但是它却为我们提供了重要的研究线索。

二、西医学对慢性内脏疾病的认识

西医主要从慢性病和脊柱相关疾病方面去研究慢性内脏疾病。

（一）慢性病

慢性非传染性疾病是一类起病隐匿、病程长且病情迁延不愈、缺乏确切的传染性生物病因证据，病因复杂且有些尚未完全被确认的疾病的概括性总称。美国疾病控制与预防中心对此病的定义是进行性的、不能自然痊愈及很少能够完全治愈的疾病。这类疾病不由微生物引起，而是以生活方式、环境因素为主因。通常其病因不明，潜伏期长，病理改变不可逆，需要长期治疗和指导，严重损害人类健康。

慢性病包括心脑血管疾病（高血压、冠心病、脑卒中等）、糖尿病、恶性肿瘤、慢性阻塞性肺部疾病（慢性气管炎、肺气肿等）、内分泌及代谢疾病、精神异常和精神病、偏头痛、脊髓损伤、动脉栓塞及血栓症、哮喘、消化性溃疡、慢性肝炎、胃肠机能性障碍、慢性胆道炎、慢性肾脏炎、关节炎、多发性肌炎、骨质疏松症、干眼症等疾病。其病变部位几乎涉及全身各大系统的组织和器官。

（二）脊柱相关性疾病

脊柱相关性疾病是由于脊柱区带内椎周软组织损伤，造成脊柱力学不平衡，直接或者间接刺激和压迫周围的血管、脊髓和植物神经，引起相应的内脏器官和其他器官出现临床症状和体征。脊柱区带的范围上起枕外隆凸的上项线，下到尾椎末端，两侧在颈部棘突中线旁开2cm，在胸、腰、骶部棘突中线旁开3cm。这样一个范围内的各种组织器官称为脊柱区带。

目前已了解的慢性内脏疾病中至少有40多种与脊柱的平衡失调有关，涉及循环、消化、呼吸、泌尿、生殖、内分泌、神经等多个系统。其病理特征为脊柱小关节在矢状位、冠状位和水平位上发生单一或者复合错位。其临床表现错综复杂，症状体征不一致。在治疗方面如整脊、按摩、牵引有效，但易复发。

三、针刀医学对慢性内脏疾病的认识

从西医慢性病的定义中不难看出，几乎各大系统中的内脏器官的慢性疾病都归属于慢性病的范围，但各个器官疾病之间缺乏内在的联系。脊柱相关疾病论认为脊柱错位造成的神经血管压迫是引起内脏疾病的常见原因之一，其中又以脊柱错位后导致植物神经的功能紊乱所造成内脏疾病最为多见，但临床上治疗的部位与植物神经的分布常不相吻合，如腰痛治疗肩部，心律失常及头晕、恶心在骶尾部进行治疗。这显然不符合植物神经的分布规律。

针刀医学在大量临床实践以及对人体组织进行重新分类的基础上提出了慢性内脏疾病的新概念。慢性内脏疾病是指内脏弓弦力学解剖系统受损所引起的内脏器官功能性或（和）器质性的慢性损害后所产生的临床症候群。它的病理基础是内脏弓弦力学解剖系统力平衡失调后引起的内脏错位。针刀通过松解内脏弓弦力学解剖系统弓弦结合部及弦的应力集中部的粘连、瘢痕和挛缩，使内脏恢复正常位置，内脏的功能也就得到恢复。针刀医学从力学角度出发，将人体组织分为两部分，即硬组织和软组织。硬组织就是骨骼，除骨骼以外的组织都是软组织。软组织的力学性能有其共性，那就是它们主要承受拉应力的影响。任何内脏就不是悬空的，它一定通过韧带、筋膜等软组织与骨关节连接在一起（参见第三章），所以相关骨关节的移位是引起内脏移位的基础。慢性内脏疾病概念的提出，从力学角度阐明了如下几个方面的问题：一、骨关节与内脏存在力学解剖连接；二、骨关节疾病是引起内脏疾病的根本原因；三、针刀等物理疗法的治疗原理是通过调节软组织的力学平衡，纠正内脏错位，从而恢复内脏的功能。

第二节　慢性内脏疾病的病因

一、内脏弓弦力学解剖系统

人类在进化过程中，为了生存，形成了类似弓箭形状的力学解剖系统。脊柱是人体的中轴线，在脊柱的矢状面上逐渐形成了一个曲线形状，这就是脊柱弓弦力学系统，也就是我们常说的脊柱的生理曲度。脊柱弓弦力学系统由多个单关节弓弦力学子系统组成，即由颈段、胸段、腰段、骶尾段弓弦力学子系统组成。脊柱弓弦力学解剖系统通过肩胛骨和髋骨与四肢弓弦力学解剖系统连接，所以以脊柱骨、肩胛骨、髋、四肢骨为弓，通过软组织将其连接起来就形成了脊-肢弓弦力学解剖系统。内脏位于颅腔、胸腔、腹腔和盆腔内，它们通过弦即软组织（肌肉、韧带、筋膜等）与颅骨、脊柱骨、肩胛骨、髋骨连接一起构成内脏弓弦力学解剖系统。后者的作用是保证各内脏的正常位置，并维持各内脏的运动功能，从而保证内脏器官的正常生理功能。

二、内脏弓弦力学解剖系统力平衡失调是引起慢性内脏疾病的直接原因

通过前面章节的阐述，我们已经知道，脊柱位置的异常常可导致依靠脊柱来维持自身稳定的内脏的位置发生改变，从而引起相应的慢性内脏疾病。脊柱的位置异常包括脊柱生理曲度的改变、脊柱各关节的错位。下面我们就来具体分析脊柱位置的异常是如何引起慢性内脏疾病的。

脊柱的生理曲度在数学中属于曲线的范畴，所以它的变化也是按照数学曲率的变化规律而变化的。数学曲率的变化规律：当一段曲线弧长一定时，这段曲线其中任何一段曲度的变化，都会由另外两个（或以上）曲度的变化来代偿和调节。也就是说，一段曲线的曲率变小，另外两个（或以上）曲线的曲率会相应增大。

内脏的位置也必须适应脊柱的曲度，所以当各种原因引起脊柱周围的软组织或者脊柱损伤后，受损部位的脊椎的应力平衡失调，人体就会按照曲线的变化方式对受损脊椎进行代偿和修复，从而引起脊柱生理曲度的变化，如这种变化发生在胸段脊柱，就会导致胸廓变形，从而导致胸腔中的内脏器官（心、肺等）错位，心、肺等器官长期在异常位置，必然引起内脏功能的异常，从而引起内脏疾病的发生；同理，这种变化发生在胸腰结合部和腰段脊柱，就会牵拉膈肌，导致胸腹腔内脏器官的错位，胸腹腔器官长期在异常位置，必然引起内脏功能的异常，从而引起内脏疾病的发生。针刀整体松解调节了脊柱周围软组织力平衡失调所形成的粘连、瘢痕和挛缩，进而纠正脊柱的错位，使脊柱的生理曲度恢复，也使错位的内脏恢复到正常位置，这样内脏的生理功

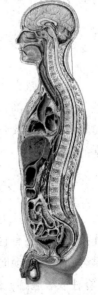

图7-1　脊柱生理曲度示意图

能也就恢复正常。

　　比如，临床上慢性支气管炎的病人多为驼背，除了慢性气管炎的临床表现外，在脊柱影像学上可发现颈段或胸段或腰段生理曲度发生改变，以及脊柱小关节错位的表现。这就是脊柱弓弦力学系统变形引起胸廓变形，导致肺脏弓弦力学解剖子系统力平衡失调，肺不能正常扩张收缩，痰液积聚在肺及支气管中不能排除，严重者引起肺部感染。针刀整体松解术通过松解颈段、胸段、胸腰段弓弦结合部的软组织，调节了脊柱的生理曲度和胸廓的错位，从而使肺脏能够重新扩张，残气量减少，痰液顺利排除，为慢性支气管炎的治疗开辟了一条绿色通道，避免滥用抗生素所造成的严重后遗症，使慢性支气管炎的治愈率显著增加。

　　再如，痛经一直是妇科临床疑难病症，当经期来临时引起腰腹部疼痛。通过影像学可发现腰骶段脊柱生理曲度改变或者小关节错位。针刀医学认为，痛经是由于腰骶段脊柱弓弦力学解剖系统力平衡失调，引起脊柱生理曲度的变化或者脊柱错位，导致固定子宫等内脏的弦（子宫主韧带、子宫圆韧带、子宫骶骨韧带）受到牵拉，使子宫错位所致。针刀整体松解术通过松解腰腹部弓弦结合部的粘连、瘢痕和挛缩，调节了固定子宫的韧带所承受的异常拉力，再通过人体的自我代偿和自我调节，恢复子宫的正常位置，从而使痛经这一临床疑难杂症在短时间内就能被彻底治愈。

　　同样，其他内脏器官的慢性疾病也是由于各自内脏弓弦力学解剖系统的力平衡失调所致。

　　综上所述，脊柱弓弦力学解剖系统、脊－肢弓弦力学解剖系统的粘连瘢痕和挛缩导致脊柱生理曲度的变化、脊柱小关节错位、骨盆错位，随着病情发展，最终导致内脏弓弦力学解剖系统的力平衡失调，造成内脏器官的错位，从而引起慢性内脏疾病。因此，内脏弓弦力学解剖系统的力平衡失调是引起慢性内脏疾病的根本原因。

第三节　常见慢性内脏疾病的病理机制

　　内脏弓弦力学解剖系统力平衡失调后，人体通过自我代偿和自我调节，对受害的内脏弓弦力学解剖系统进行修复，在弓弦结合部（骨与软组织的附着部）产生粘连、瘢痕和挛缩，导致弦的拉应力失调，引起弓的变形，最终导致内脏错位，出现内脏功能异常的临床表现。

一、心律失常的病理机制

　　在心脏弓弦力学解剖子系统中，心包是固定心脏的重要装置，心包与膈肌通过韧带连接，两者还有直接融合部分。膈肌附着在胸骨、肋骨、脊柱上，所以，当脊柱弓弦力学解剖系统受损时，首先引起弦（软组织）的应力异常，随着病情发展，最终导致弓（脊柱或者胸廓）的变形，弓的变形就会引起膈肌的拉力异常，牵拉心包，导致心脏出现单向或者多向错位，错位的心脏超过人体自身的调节和代偿限度，就会引起心脏的功能异常。其中，最常见的就是心律失常（如阵发性心律失常、心动过缓等），如果病情继续发展，必然引起心脏器质性损害。

二、慢性支气管炎的病理机制

肺脏的弓弦力学解剖子系统以胸廓为弓，以连接肺脏和胸廓的软组织（肌肉、韧带、筋膜、关节囊）为弦。它的功能是保持肺脏正常位置，并完成肺脏的生理功能。胸背部软组织慢性损伤（如棘上韧带损伤、斜方肌损伤、胸大肌损伤等），引起这些软组织及周围软组织（弦）的应力异常，最终导致脊柱或者胸廓（弓）的变形，弓的变形就会引起膈肌的拉力异常，使胸腔变形、驼背，影响肺的呼吸功能，并发展成为肺气肿和肺心病，牵拉心包。

慢性支气管炎的病理机制过程分为三个阶段：

第一阶段慢性支气管炎的病理机制：各种原因导致连接胸廓的软组织损伤，会通过在弓弦结合部及弦的应力集中部位出现粘连、瘢痕和挛缩进行代偿，如果超过人体的代偿和调节能力时，就会引起胸段脊柱曲度发生改变或者错位，进而引起胸廓变形，导致肺脏弓弦力学解剖子系统力平衡失调，使肺不能正常扩张收缩，残气量增加，痰液积聚在肺及支气管中不能排除，严重者引起肺部感染，影响肺的正常功能。

第二阶段肺气肿的病理机制：随着慢性支气管炎病情的发展，逐渐引起肺通气、换气功能障碍。人体为了获得足够的氧气供应，就会通过膈肌收缩、增加胸段脊柱的曲度来改变胸廓的形态，以增加肺的扩张，吸进更多的氧气。这就是临床上桶状胸形成的机制。

第三阶段肺心病的病理机制：桶状胸虽然改善了肺的通气功能，但由于胸廓由卵圆形变成圆形，必然引起膈肌受到异常牵拉，而膈肌上面就是心包，膈肌的移位又会引起心脏移位，最终导致心脏产生功能性及器质性损害。这就是临床上肺心病形成的机制。

三、慢性胆囊炎的病理机制

肝脏、胆囊的弓弦力学解剖子系统以脊柱、肋骨为弓，以连接肝脏、胆囊和胸廓的软组织（肌肉、韧带、筋膜、关节囊）为弦。它的功能是保持肝脏、胆囊正常位置，并完成肝脏、胆囊的生理功能。

西医学认为本病多发生于胆石症的基础上，先有胆石症再继发慢性胆囊炎。针刀医学研究认为，慢性胆囊炎是由于肝、胆弓弦力学解剖子系统力平衡失调所致。从肝、胆弓弦力学解剖子系统可以看出，肝、胆都不是悬空的，而是被多条韧带及结缔组织固定于脊柱及肋骨上。其中，多条韧带（如镰状韧带、冠状韧带等）都与膈肌有直接的关系。所以，肝脏的位置不是固定不变的，它会受到韧带的牵拉而发生位置变化，而韧带本身的拉力变化与其附着处骨骼的变化是一致的。比如，当体位变化后，会引起膈肌的变化，肝脏的位置也会随之变化，而膈肌附着在胸骨、肋骨、脊柱上。所以，当脊柱弓弦力学解剖系统受损时，首先引起弦（软组织）的应力异常，随着病情发展，最终导致弓（脊柱）的变形，弓的变形就会引起膈肌的拉力异常，牵拉肝脏，导致肝脏单向或者多向错位，肝脏错位又引起胆囊的错位。人体会通过在弦（如镰状韧带、冠状韧带、肝胃韧带等）的应力集中部位形成粘连、瘢痕和挛缩来调节和代偿弦上的异常应力，这时不会出现临床表现。但由于胆囊颈狭窄而细长，先向前上方弯曲，然后急转弯向后下方成为胆囊管，所以在胆囊颈与胆囊管之间相互延续处有一狭窄部。如果弦的异常拉力继续增加，就会引起原本胆囊颈与胆囊管狭窄处进一步狭窄，限制胆汁的排泄。此时，人体又会启动代偿机制，通过在胆囊壁形成粘连和瘢痕来增加胆囊壁的厚度，加速胆汁的排泄。这就是 B 超影像上所显示的胆囊肿大、积液、胆囊周围渗出性改变。如果肝、胆的错位没有得到纠正，胆汁排泄进一步受限，胆汁中的胆固醇沉淀，就形成胆石症。

四、慢性盆腔炎的病理机制

从子宫的弓弦力学解剖子系统（图 7-2）可以看出，子宫前有膀胱、后有直肠，周围有多条韧带将子宫固定在盆腔中，并保持子宫的前倾前屈位。子宫的位置对膀胱及直肠的位置也有影响。如果固定子宫的韧带受到异常应力的牵拉，就会引起子宫的错位，导致子宫的功能异常，又由于子宫前邻膀胱、后邻直肠，子宫的错位必然会引起膀胱及直肠的错位，出现膀胱及直肠的功能异常。各种原因引起骶骨或者骨盆的错位和变形，就会牵拉骶骨及骨盆壁上固定子宫诸韧带的附着部，导致其应力异常出现韧带错位。

慢性盆腔炎一直是临床上的疑难病症，发病率居高不下。西医学认为慢性盆腔炎是女性内生殖器及其周围结缔组织、盆腔腹膜的慢性炎症，严重者引起不孕。其病因一是急性盆腔炎未能彻底治疗迁延而成，二是由外生殖器的炎症向上蔓延而来，三是邻近器官的炎症或身体其他部位的感染传播引起，四是不注意经期卫生，经期下水田劳动或游泳，长期少量病菌不断侵入，久而久之引起慢性盆腔炎。临床表现为月经紊乱、白带增多、腰腹疼痛、尿频、尿急、尿痛、大便异常及不孕等，临床检查子宫常呈后位，

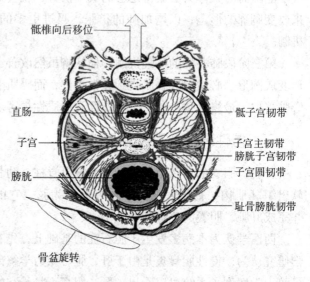

图 7-2　子宫弓弦力学解剖子系统示意图

（图中标注：骶椎向后移位；直肠；子宫；膀胱；骨盆旋转；骶子宫韧带；子宫主韧带；膀胱子宫韧带；子宫圆韧带；耻骨膀胱韧带）

活动受限或粘连固定。以抗生素治疗为主，但临床上常常发现众多的患者找不到致病的细菌和病毒。目前大部分患者处于久治不愈的局面。通过分析子宫弓弦力学解剖子系统可知，当各种原因引起腰骶段脊柱弓弦力学解剖系统异常，会引起腰骶段脊柱或（和）骨盆的错位。从腰骶段 X 线上可以发现腰椎生理前曲异常，或者骨盆倾斜，表现为腰腹疼痛；腰骶段脊柱错位或者骨盆倾斜导致固定子宫的韧带受到异常牵拉，从而使子宫错

位，不能保持在前倾前屈位，表现为月经紊乱、白带增多、不孕；而且子宫的错位又引起相邻的膀胱和直肠错位，表现为尿频、尿急、尿痛、大便异常。通过针刀整体松解腰骶段脊柱弓弦力学系统的粘连和瘢痕，恢复腰骶段脊柱弓弦力学系统及骨盆的力学平衡，消除固定子宫韧带的异常应力，使子宫、膀胱、直肠恢复正常，此病即可在短时间内彻底治愈。

通过本节的论述，可以理解到慢性软组织损伤的病理因素广泛存在于各个系统的慢性疾病当中，包括慢性内脏疾病这一疑难病症。这对于认识慢性内脏疾病的本质是极为重要的。

第四节　慢性内脏疾病病因病理学理论对针刀治疗的指导作用

由于对慢性内脏疾病的病因及病理机制不清楚，目前临床上对慢性内脏疾病可选择的治疗方法非常有限，疗效普遍不佳。针刀医学关于慢性内脏疾病的病因病理学理论明确了慢性内脏疾病的发生发展规律，为针刀治疗奠定了形态病理学基础。针刀治疗就是通过松解相关弓弦结合部的粘连、瘢痕，调节连接内脏的软组织的力学性能，恢复内脏的正常位置和功能。

下面以慢性盆腔炎为例，介绍慢性内脏疾病力平衡失调理论对针刀治疗的指导作用。

依据人体弓弦力学系统理论及疾病病理构架的网眼理论，子宫前有膀胱、后有直肠，被4条韧带（即子宫主韧带、子宫阔韧带、子宫圆韧带和子宫骶骨韧带）固定在骶骨及骨盆上。当腰骶部软组织慢性损伤后引起腰骶段脊柱弓弦力学系统力平衡失调，脊柱错位，就会导致子宫失去正常的位置，继而使膀胱、直肠失去正常的位置，形成网络状病理构架，引起子宫、膀胱、直肠的功能紊乱。

针刀治疗慢性盆腔炎时，第一次针刀整体松解腰部棘上韧带、棘间韧带、第三腰椎横突、骶棘肌起始部的粘连、瘢痕和挛缩。第二次针刀整体松解腹直肌起止点的粘连和瘢痕。

通过针刀整体松解腰骶段脊柱及骨盆弓弦结合部（软组织在脊柱及骨盆的附着处）软组织的粘连和瘢痕，纠正脊柱的错位，调节腰骶段脊柱的生理曲度，进而调节连接子宫的韧带的拉力，纠正子宫、膀胱及直肠的错位，使子宫、膀胱、直肠的功能得到恢复。

第八章　经络理论与针刀医学

经络学说是研究人体经络系统的组织结构、生理功能、病理变化及其与脏腑形体官窍、气血津液等相互关系的学说，是中医理论体系的重要组成部分。经络学说不仅是针灸、推拿、气功等学科的理论基础，而且对指导中医临床各科均有重要意义。作为一门新兴的医学学科，针刀医学与经络学说同样有着密切的关系。首先，从理论上，针刀医学关于人体弓弦力学解剖系统的理论与经络循行分布理论有相似性和可比性。它们都强调人体的整体性，强调点、线、面、体的有机结合，而不是只注重局部。其次，从器械上，针刀和针刺工具有相似性和可比性。针刀器械在形状上与古代某些"九针"针具暗合，是将针灸的"针"和西医外科的"刀"两者融为一体的产物，这样不仅发挥了腧穴的刺激作用，也起到了外科手术"刀"的作用。再者，从治疗原理上，针刀治疗的整体松解与经络的整体调节有相似性和可比性。最后，从治疗部位上，二者有相似性和可比性。针刀治疗常选取多处应力集中部位产生的粘连瘢痕和挛缩，而经络辨证选穴强调腧穴的远近相配。因此，深入研究针刀医学与经络学说的关系，对促进针刀医学的发展和完善具有重要作用。

第一节　经筋理论在针刀治疗慢性软组织损伤中的应用

一、概述

十二经筋是古人运用当时的解剖学知识，运用当时的医学术语，以 12 条运动力线为纲，对人体韧带学、肌学及其附属组织生理和病理规律的概括和总结。十二经筋包括：足太阳经筋、足少阳经筋、足阳明经筋、足太阴经筋、足少阴经筋、足厥阴经筋、手太阳经筋、手少阳经筋、手阳明经筋、手太阴经筋、手少阴经筋、手厥阴经筋。

（一）经筋与经脉

十二经筋分布特点是向心性、不入脏腑、结聚关节、伏行经脉，均起于四肢末端，上行于头面胸腹部。每遇骨节部位则结于或聚于此，遇胸腹壁或入胸腹腔则散于或布于该部而成片，但与脏腑无属络关系。三阳经筋分布于项背和四肢外侧，三阴经筋分布于胸腹和四肢内侧。

十二经脉的循行走向是：手三阴经从胸走手，手三阳经从手走头，足三阳经从头走足，足三阴经从足走腹（胸）。十二经脉的交接规律是阴经与阳经在手足交接；阳经与阳经在头面部交接；阴经与阴经在胸部交接（图 8 - 1）。

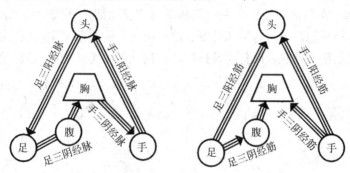

图 8 - 1　十二经脉和十二经筋循行规律示意图

（二）筋与骨骼肌

经筋的"筋"是会意字，从竹、从力、从月（肉）旁，意为随着筋出现竹节样外形变化的同时，可以产生力量，是肌肉性组织。筋是可随人的意志伸缩变形并产生力量，牵拉肢体产生相应活动的组织，相当于解剖学中的骨骼肌。

在肌组织中，受到主动收缩力或被动牵拉力时，其应力点一般在肌的起止点（即肌在骨骼的附着点，《灵枢》所称"尽筋"处），可称作筋结点。筋结点正是劳损并引起关节痹痛的重要部位。反复损伤，尤其是有"横络"形成时，则称为结筋病灶点。神经纤维管、骨性纤维管、腱鞘、滑液囊、滑车、籽骨、脂肪垫等作为保护筋结点的附属组织，是更容易出现结筋病灶点的部位。

（三）经筋与韧带

《素问·痿论》提出："宗筋主束骨而利机关者也。"束者约束也，束骨即指骨的关节连结。关节的主要组织有关节面、关节囊和关节腔。关节的辅助结构有滑膜皱襞、韧带、关节盂、关节盂缘等。同样，在关节韧带受到被动牵拉力时，其应力点即韧带在骨骼的附着点出现结筋病灶点。

（四）经筋与运动力线

经筋主束骨而利机关，即主人体百骸的连接与关节运动。非生理范围的运动可以造成肌肉及其相关组织的损伤，使肌肉两端受力点受伤，两端受力点和该肌肉的运动力线构成一条痛点连线（牵拉应力线）。

1. 点线规律　某一骨骼肌的运动损伤一般都会影响相关的其他肌肉，甚至累及参与这一运动的所有肌群，从而出现极长的损伤线。生理上参与同项运动的肌肉组在病理发展过程中，又是病痛传变的潜在扩延线。

2. 线面规律　人的主动运动，不仅有主动肌及其相应力线上的肌肉组参与，而且有固定、协同肌参与协助。固定肌的作用是固定原动肌起或止点附着于骨骼，协同肌损伤的痛点就分布于主动肌力线的两旁，故经筋的损伤范围会进一步扩大。将这些病痛点与主动肌力线上的痛点相连，则往往形成一个"面"。

3. 面体规律　关节活动尚有与主动肌相对的"拮抗肌"参与，拮抗肌主动弛缓或伸展，使主动运动平稳，节制其运动过度，防止出现急跳或痉挛运动。不协调的运动和劳损性伤害不仅损伤主动肌，而且伤及拮抗肌，症状会出现在肢体对侧，使经筋病向立体方向发展。

二、十二经筋走向及主病

（一）足太阳经筋

走向：起于足小趾，向上结于外踝，斜上结于膝部，在下者沿外侧结于足跟，向上沿跟腱结于腘部；其分支结于小腿肚（腨外），上向腘内侧，与腘部另支合并上行结于臀部，向上夹脊到达项部；分支入结于舌根；直行者结于枕骨，上行至头顶，从额部下，结于鼻；分支形成"目上纲"（即上睑），向下结于鼻旁。背部的分支从腋后外侧结于肩髃；一支进入腋下，上出缺盆，结于耳行乳突（完骨）。又有分支从缺盆出，斜上结于鼻旁（图8-2）。

病症：经筋循行所过处僵滞不适、痉挛抽搐、肿胀疼痛、活动障碍，如腘窝挛急、脊背反张等。

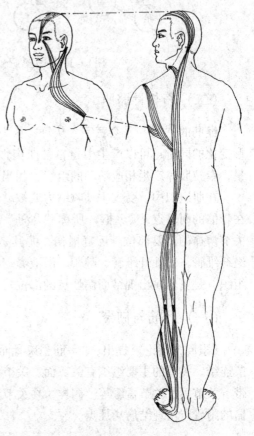

图8-2　足太阳经筋分布示意图

（二）足少阳经筋

走向：起于第四趾，向上结于外踝，上行沿胫外侧缘，结于膝外侧；其分支起于腓骨部，上走大腿外侧，前边结于"伏兔"，后边结于骶部。直行者，经季胁，上走腋前缘，系于胸侧和乳部，结于缺盆。直行者，上出腋部，通过缺盆，行于太阳筋的前方，沿耳后、上额角，交会于头顶，向下走向下颌，上结于鼻旁。分支结于目外眦，成"外维"（图8-3）。

病症：可见足第四趾僵滞不适、掣引转筋，并牵连膝外侧转筋，膝部不能随意屈伸，腘部经筋拘急，前面牵连髀部，后面牵引尻部，向上牵及胁下空软处及胁部作痛，向上牵引缺盆、膺乳、颈部所维系的筋发生拘急。如果从左侧向右侧维络的经筋拘急时，则右眼不能张开。因为此筋上过右额角与跷脉并行，阴阳跷脉在此互相交叉，左右之筋也相互交叉，左侧的经筋维络右侧，所以左侧的额角受伤会引起右足不能活动，称"维筋相交"。

（三）足阳明经筋

走向：起于第二、三、四趾，结于足背；斜向外上沿腓骨，上结于膝外侧，直上结于大转子部，向上沿胁肋，连系脊椎。直行者上沿胫骨，结于膝部。分支结于腓骨部，并合足少阳经筋。直行者沿伏兔向上，结于大腿，而聚集于阴部，向上分布于腹部，结于缺盆，再上至颈部，夹口旁，会合于鼻旁，向上方合于足太阳经筋，太阳经筋为"目上纲"（下睑），阳明经筋为"目下纲"（下睑）。另一分支从面颊结于耳前部（图8-4）。

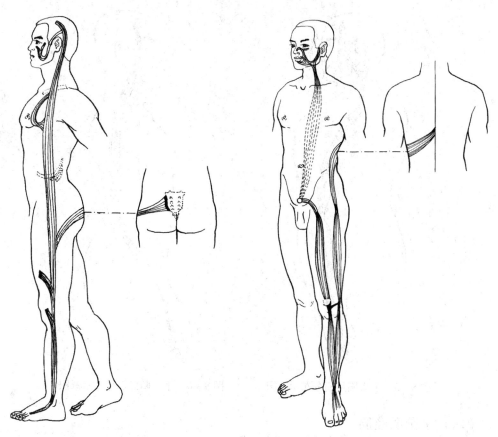

图8-3 足少阳经筋分布示意图　　　图8-4 足阳明经筋分布示意图

病症：经筋循行所过处出现筋肉拘急、痉挛或弛缓，如胫部、股前、腹部筋肉拘急、痉挛，疝气，眼睑开合失司，口喎等。

（四）手太阳经筋

走向：起于手小指上边，结于腕背，向上沿前臂内侧缘，结于肘内锐骨（肱骨内上髁）的后面，进入并结于腋下；其分支向后走腋后侧缘，向上绕肩胛，沿颈旁出走足太阳经筋的前方，结于耳后乳突；分支进入耳中；直行者，出耳上，向下结于下颌，上方连属目外眦。还有一条支筋从颌部分出，上下颌角部，沿耳前，连属目外眦，上额，结于额角（图8-5）。

病症：经筋循行所过部位拘急、疼痛、僵滞不适，如小指僵滞不适、肘内锐骨后缘疼痛、绕肩胛牵引颈部作痛、颈筋拘急等。

（五）手少阳经筋

走向：起于无名指末端，结于腕背，向上沿前臂结于肘部，上绕上臂外侧缘上肩，走向颈部，合于手太阳经筋。其分支当下颌角处进入，联系舌根；另一支从下颌角上行，沿耳前，连属目眦，上额，结于额角（图8－6）。

病症：经筋循行所过处出现僵滞不适，转筋掣引，舌卷缩。

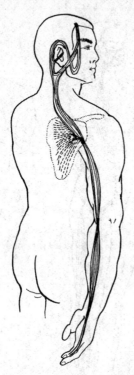 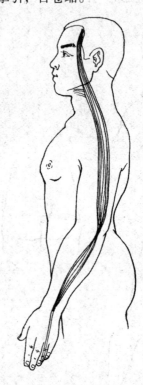

图8－5　手太阳经筋分布示意图　　图8－6　手少阳经筋分布示意图

（六）手阳明经筋

走向：起于食指末端，结于腕背，向上沿前臂外侧，结于肩髃；其分支，绕肩胛，夹脊旁；直行者，从肩髃部上颈；分支上面颊，结于鼻旁；直行者上出手太阳经筋的前方，上额角，络头部，下向对侧下颌（图8－7）。

病症：经筋所过之处可出现牵扯不适、酸痛及痉挛，肩关节不能高举，颈不能向两侧转动。

（七）足太阴经筋

走向：起于大足趾内侧端，向上结于内踝；直行者，络于膝内辅骨（胫骨内踝部），向上沿大腿内侧，结于股骨前，聚集于阴部，上向腹部，结于脐，沿腹内，结于肋骨，散布于胸中；其在里者，附着于脊椎（图8－8）。

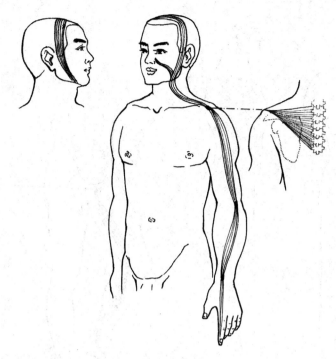

图 8 - 7　手阳明经筋分布示意图

病症：可出现足大趾僵滞不适，内踝部痛，转筋，膝内侧骨痛，股内侧牵引髀部作痛，阴部扭转疼痛，并向上引脐及两胁作痛，牵引胸中和脊内疼痛。

（八）足少阴经筋

走向：起于足小趾的下边，并足太阳经筋斜行内踝下方，结于足跟；与足太阳经筋会合，向上结于胫骨内侧髁下；并足太阴经筋一起向上，沿大腿内侧，结于阴部，沿脊里，夹膂，向上至项，结于枕骨，与足太阳经筋会合（图 8 - 9）。

病症：经筋经过或结聚的部位疼痛、转筋，如足下转筋、痫证、抽搐、项背反张、腰背不能俯仰等。

（九）足厥阴经筋

走向：起于足大趾上边向上结于内踝之前。沿胫骨向上结于胫骨内侧髁之上，向上沿大腿内侧，结于阴部，联络各经筋（图8 - 10）。

病症：经筋循行所过处出现僵滞、痉挛、疼痛，甚至引起阴器功能异常，如阳痿、阴缩或阳强不倒。

（十）手太阴经筋

走向：起于手大拇指上，结于鱼际后，行于寸口动脉外侧，上沿前臂，结于肘中；再向上沿上臂内侧，进入腋下，出缺盆，结于肩髃前方，上面结于缺盆，下面结于胸里，分散通过膈部，到达季胁（图 8 - 11）。

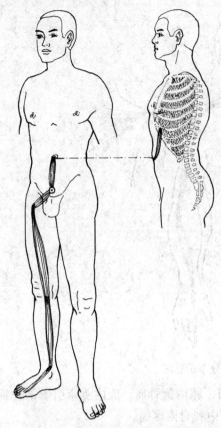

图 8-8　足太阴经筋分布示意图

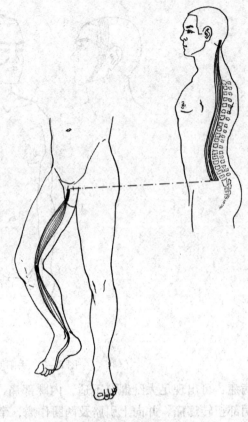

图 8-9　足少阴经筋分布示意图

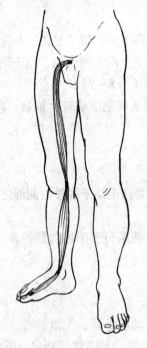

图 8-10　足厥阴经筋分布示意图

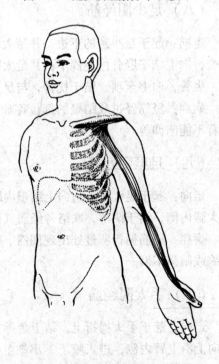

图 8-11　手太阴经筋分布示意图

病症：经筋循行所过处出现僵滞、痉挛、疼痛；若形成"息贲"可见胁肋拘急，气逆吐血。

（十一）手少阴经筋

走向：起于手小指内侧，结于腕后锐骨（豆骨），向上结于肘内侧，再向上进入腋内，交手太阴经筋，行于乳里，结于胸中，沿膈向下，系于脐（图8-12）。

病症：经筋循行部位支撑不适、转筋和疼痛，如胸内拘急、心下积块如承受横木（名为伏梁）、肘部牵扯不适。

（十二）手厥阴经筋

走向：起于手中指，与手太阴经筋并行，结于肘内侧，上经上臂内侧，结于腋下，向下散布于胁的前后；其分支进入腋内，散布于胸中，结于膈（图8-13）。

病症：经筋循行部位僵滞不适、转筋，以及胸痛或形成气息急迫之症。

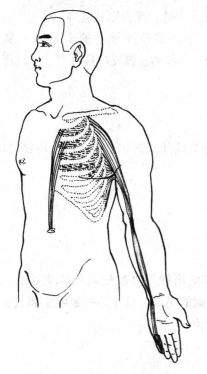 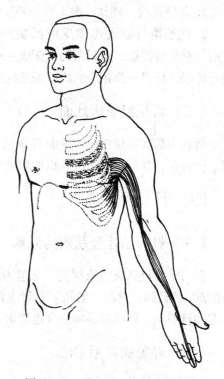

图8-12　手少阴经筋分布示意图　　　　图8-13　手厥阴经筋分布示意图

三、常见经筋病灶表现特点

经筋病变的体征在经筋学科中称为"经筋病灶"，是指经筋体系所属的肌筋膜带及结缔组织等软组织病变所形成的临床表现。机体的动态活动产生具有十二经筋的牵拉线力作用。当这些线力群"超阈限"地作用于应力点时，便可导致应力点发生病理性筋结点（病灶点），而后由点到线、由线到面，再由面的一维向多维化演进，最终导致经筋病变的点、线、面及多维系列病变的形成。

（一）常见经筋病灶点

1. 肌筋的起点及终止附着点（古称左右经筋头）。
2. 肌筋的交汇点。例如，腓肠肌肌筋的承山交汇点；髂肌与腰大肌肌筋于腹股沟（冲脉处）的交汇点等。
3. 肌筋的力学受力点。例如，肩胛提肌肌筋第二至四颈椎横突点、颈侧受力点及肩胛骨内上角点。
4. 游离骨质点。例如，腰3横突、颈2横突、第十二游离肋端、剑突尖端点等。
5. 骨粗隆。例如，肱骨粗隆、肱骨内上髁、肱骨外上髁及股骨内外髁等。

（二）常见经筋病灶线

1. 骨缝沟线。例如，颞上线、项上线、颅骨人字缝、颅骨冠状缝等。
2. 经筋循行径线连锁反应型病灶。例如，手太阳经筋循经的头颈侧–肩背–臂肘–腕部线性灶；足阳明的下侧腹–中腹–胸–颈部的连锁反应病灶等。十二经筋的循行路径，皆可查到相应的线性型反应病灶。

（三）常见经筋病灶面

面性型病灶系指在同一平面可查到多经并病的病灶。例如，手三阳经所循经的颈、肩、臂部位，常可查到三经并病的阳性病灶。

四、针刀治疗经筋病

（一）针刀治疗经筋病的原则

针刀治疗经筋病的原则是"刀至病所"，即应用针刀直接松解经筋病灶点，达到"解结"的目的。所谓"解结"是针灸治疗经筋病的用语，具体是指解除引起气血痹阻的器质性原因，使脉道通畅、气血周流、障碍排除。

（二）经筋病常用刀法

1. 纵行疏通法 针刀刀口线与重要神经血管及肌腱走行一致，针刀经过皮肤、皮下组织，直刺腱末端结筋病灶点的浅层，刀刃端在腱末端浅层做纵向的弧形运动。其运动距离以厘米为单位，范围根据病情而定，一般为 0.5～1cm。

2. 横行剥离法 横行剥离法是在纵行疏通法的基础上进行的，针刀刀口线与重要神经血管及肌腱走行一致，针刀经过皮肤、皮下组织，直刺腱末端结筋病灶点的浅层，刀刃端在腱末端浅层做横向的弧形运动。其运动距离以厘米为单位，范围根据病情而定，一般为 0.5～1cm。

纵行疏通法与横行剥离法是针刀手术操作的最基本和最常用的刀法。临床上常将纵行疏通法与横行剥离法相结合使用，简称纵疏横剥法，纵疏横剥 1 次为 1 刀。

3. 提插切割法　针刀刀口线与重要神经血管及肌腱方向一致，刀刃到达腱末端结筋病灶点以后，切开第一刀，然后将针刀提至病变组织外，再向下插入，切开第二刀，一般以提插 1~2 刀为宜。用同样的方法再松解腱另一侧的粘连，以达到对腱周经筋病灶进行解结治疗的目的。

4. 骨面铲剥法　针刀直接到达骨面，刀刃沿骨面或者骨嵴切开与骨面连接的软组织的方法称为骨面铲剥法，以达到近骨"横络"松懈减压的治疗目的。

第二节　经络腧穴在针刀治疗慢性内脏疾病中的应用

经络是运行全身气血、联络脏腑形体官窍、沟通上下内外、感应传导信息的通路，是人体结构的重要组成部分。经络系统是由经脉与络脉相互联系、彼此衔接而构成的体系。在正常的生理情况下，机体处于经络疏通、气血畅达、脏腑协调、阴阳平秘的状态。而在病理情况下，则经络壅滞，气血不畅，脏腑失调，阴阳失衡。

一、经络系统的组成与分布特征

（一）十二经脉

十二经脉是指十二脏腑所属的经脉，是经络系统的主体，故又称为"正经"。十二经脉命名是根据其阴阳属性，所属脏腑、循行部位综合而定的。其分别隶属于十二脏腑，各经用其所属脏腑的名称，结合循行于手足、内外、前中后的不同部位，并依据阴阳学说，给予不同的名称。

1. 体表的分布特征　十二经脉在体表左右对称地分布于头面、躯干和四肢，纵贯全身。以正立姿势、两臂下垂、拇指向前的体位为标准。十二经脉中凡属六脏（心、肝、脾、肺、肾和心包）的阴经分布于四肢的内侧和胸腹部，其中分布于上肢内侧的为手三阴经，分布于下肢内侧的为足三阴经。凡属六腑（胆、胃、大肠、小肠、膀胱和三焦）的阳经，多循行于四肢外侧、头面和腰背部，其中分布于上肢外侧的为手三阳经，分布于下肢外侧的为足三阳经。手足三阳经的排列顺序是："阳明"在前，"少阳"居中，"太阳"在后；手足三阴经的排列顺序是："太阴"在前，"厥阴"在中，"少阴"在后（内踝上 8 寸以下为"厥阴"在前，"太阴"在中，"少阴"在后）。

2. 十二经脉的表里关系　手足三阴、三阳，通过经别和别络互相沟通，组成六对"表里相合"的关系。其中，足太阳与足少阴为表里，足少阳与足厥阴为表里，足阳明与足太阴为表里；手太阳与手少阴为表里，手少阳与手厥阴为表里，手阳明与手太阴为表里。

3. 十二经脉循行

（1）**手太阴经脉** 手太阴肺经起于中焦，向下联络大肠，上行经胃口，穿过膈，属于肺脏。从肺系（气管及喉咙）横走浅出侧胸上部（中府），下循沿上肢内侧前缘、手少阴心经和手厥阴心包经之前，经过肘关节、腕后寸口部（太渊），沿手掌大鱼际缘，止于拇指桡侧端（少商）。分支从腕后分出，止于食指桡侧端（图8-14）。

（2）**手阳明经脉** 手阳明大肠经起于食指桡侧端，沿食指桡侧缘，出第一、二掌骨间进入两筋（拇长伸肌腱和拇短伸肌腱）之间，沿前臂桡侧进入肘外侧，经上臂外侧前缘，上肩，出肩峰部前边，下入缺盆，络肺属大肠。缺盆部支脉：上走颈部，通过面颊，进入下齿龈，回绕至上唇，交叉于人中，左脉向右，右脉向左，止于对侧鼻旁（迎香）（图8-15）。

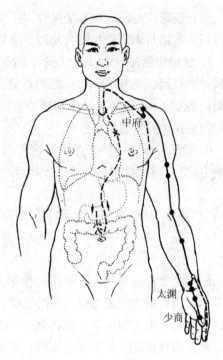

图8-14 手太阴肺经循行示意图

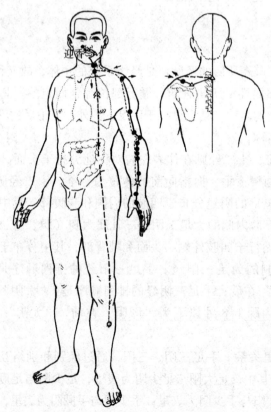

图8-15 手阳明大肠经循行示意图

（3）足阳明经脉 足阳明胃经起于鼻翼两侧（迎香），上行到鼻根部，与旁侧足太阳经交会，向下沿鼻外侧（承泣）进入上齿龈内，回出环绕口唇，向下交会于颏唇沟处。再向后沿着口腮后下方，出于下颌大迎处，沿下颌角（颊车）上行耳前，沿发际到达前额（神庭）。面部支脉：从大迎前下走人迎，沿着喉咙，进入缺盆部，向下通过横膈，属于胃，联络脾脏。胸腹部直行的脉：经乳头，向下夹脐旁，进入少腹两侧气冲。胃下口部支脉：沿着腹里向下到气冲会合，再由此下行至髀关沿着胫骨外侧前缘，下经足跗，进入第二足趾外侧端（厉兑）。小腿部支脉：从膝下3寸（足三里）处分出，进入足中趾外侧端。足跗部支脉：从跗上（冲阳）分出，进入足大趾内侧端（隐白），与足太阴脾经相接（图8-16）。

（4）足太阴经脉 足太阴脾经起于足大趾末端（隐白），沿大趾内侧赤白肉际，经过大趾本节后的第一跖趾关节后面，上行至内踝前面，再上小腿，沿胫骨后面交出足厥阴经的前面，经膝股部内侧前缘进入腹部，属于脾脏，联络胃，通过横膈上行，夹咽部两旁，连系舌根，分散于舌下。胃部支脉：向上通过横膈，流注于心中，与手少阴心经相接（图8-17）。

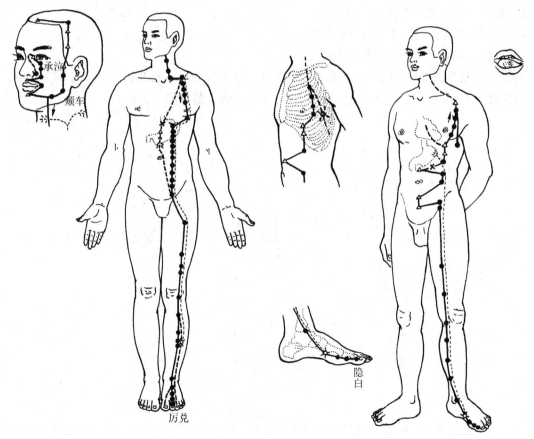

图8-16 足阳明胃经循行示意图　　　图8-17 足太阴脾经循行示意图

（5）手少阴经脉 手少阴心经起于心中，出属"心系"（心与其他脏器相联系的部位），通过横膈，联络小肠。"心系"向上的脉：夹咽喉上行，连系于"目系"（眼球连系于脑的部位）。"心系"直行的脉：上行于肺部，再向下出于腋窝部（极泉），沿上臂内侧后缘、手太阴经和手厥阴经的后面，到达肘窝，沿前臂内侧后缘，至掌后豌豆骨部进入掌内，沿小指内侧至末端（少冲），与手太阳小肠经相接（图8－18）。

（6）手太阳经脉　手太阳小肠经起于手小指外侧端（少泽），沿手背外侧至腕部，出于尺骨茎突，直上沿前臂外侧后缘，经尺骨鹰嘴与肱骨内上髁之间，沿上臂外侧后缘，出于肩关节，绕行肩胛部，交会于大椎（督脉），向下进入缺盆部，联络心脏，沿着食管，通过横膈，到达胃部，属于小肠。缺盆部支脉：沿着颈

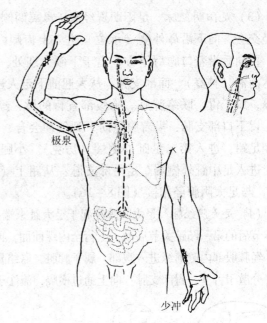

图8－18　手少阴心经循行示意图

部，上达面颊，至目外眦，转入耳中（听宫）。颊部支脉：上行目眶下，抵于鼻旁，至目内眦（睛明），与足太阳膀胱经相接，而又斜行络于颧骨部（图8－19）。

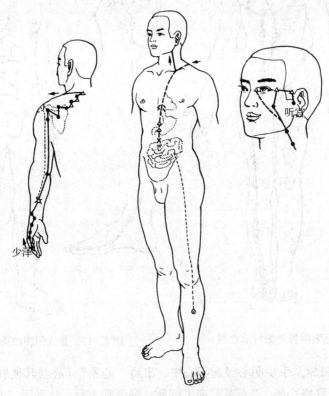

图8－19　手太阳小肠经循行示意图

（7）足太阳经脉 足太阳膀胱经起于目内眦（睛明），上额，交于颠顶（百会）。颠顶部支脉，从头顶到耳上角。颠顶部的支脉：从头顶入络脑，向下至项部，沿着肩胛内侧，夹脊柱，抵达腰部，进入体内，络肾，属膀胱。腰部的支脉：向下经过臀部，进入腘窝中。后项部的支脉：通过肩胛骨内侧缘下行，经臀部，沿着大腿外侧后缘，与腰部支脉在腘窝相合，从此向下，通过腓肠肌，经外踝后，沿着第五跖骨粗隆，至小指外侧端（至阴），交足少阴肾经（图8-20）。

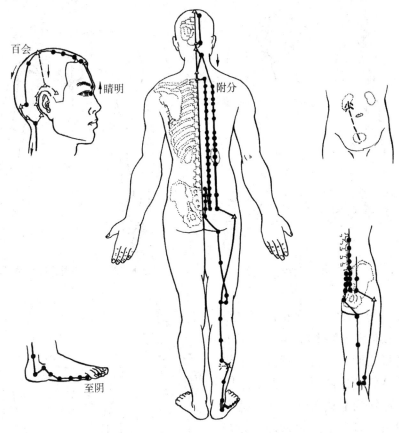

图8-20 足太阳膀胱经循行示意图

（8）足少阴经脉 足少阴肾经起于足小趾之下，斜向足心（涌泉），出于舟骨粗隆下，沿内踝后，进入足跟，再上行于小腿内侧，出腘窝内侧，向上行股内后缘，通向脊柱，属于肾，络于膀胱。其直行的支脉，从肾向上通过肝和横膈，入肺中，循着喉咙，上夹舌本；其支者从肺出来络心，注入心中，与手厥阴心包经相交接（图8-21）。

（9）手厥阴经脉 手厥阴心包经起于胸中，出属心包络，向下通过横膈，从胸至腹依次联络上、中、下三焦。胸部支脉沿着胸中，出于胁部，至腋下3寸处（天池），上行抵腋窝中，沿上臂内侧，行于手太阴和手少阴之间，进入肘窝中，向下行于前臂两筋之间，进入掌中，沿中指到指端（中冲）。掌中支脉从劳宫分出，沿无名指到指端（关冲），与手少阳三焦经相接（图8-22）。

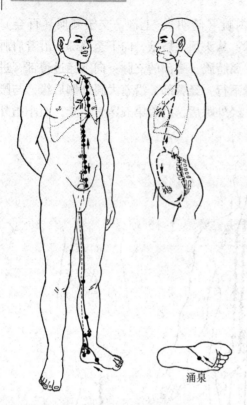

图 8-21　足少阴肾经循行示意图

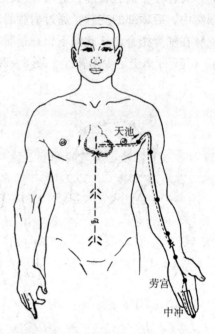

图 8-22　手厥阴心包经循行示意图

（10）手少阳经脉　手少阳三焦经起于无名指末端（关冲），向上行于小指与无名指之间，沿着手背，出于前臂外侧桡骨和尺骨之间，向上通过肘尖，沿上臂外侧上达肩部，交出足少阳经的后面，向上进入缺盆部，分布于胸中，散络于心包，向下通过横膈，从胸至腹，属上、中、下三焦。胸部支脉，从胸向上，出于缺盆部，上走颈旁，联系耳后，沿耳后直上，出于耳部上行额角，再屈而下行至面颊部，到达目外眦（丝竹空），与足少阳胆经相接（图 8-23）。

（11）足少阳经脉　足少阳胆经起于目外眦（瞳子髎），上行额角部，下行至耳后，沿颈项部至肩上，下入缺盆。耳部分支，从耳后入耳中，经耳

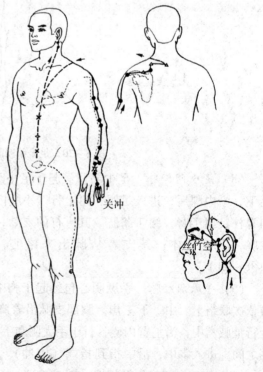

图 8-23　手少阳三焦经循行示意图

前到目外眦后方；外眦部分支，从目外眦下走大迎，再向上到达目眶下，下行经颊车，行颈部，会合前脉于缺盆，内行进入胸中，通过横膈，络肝，属胆，沿胁肋内下达腹股沟动脉部，经过外阴部毛际横入髋关节部。主干脉从缺盆下行经腋部、侧胸、胁肋部，下合前脉于髋关节部，再向下沿着大腿外侧、膝外缘，行腓骨之前，达外踝前，沿足背部，止于第四趾外侧端（足窍阴）。足背部分支，从足背上分出，沿第一、二跖骨间，止于大趾端，接足厥阴肝经（图8-24）。

（12）足厥阴经脉 足厥阴肝经起于足大趾背上丛毛部（大敦），上沿足跗到内踝前，至内踝上8寸处交到足太阴经之后，上经膝、股内侧，入阴毛中，环绕阴器，达小腹，夹胃，属肝，络胆，上过横膈，分布于胁肋（期门），经喉咙的后面，上入鼻咽部，连目系，上出额部，与督脉会于颠顶。目系分支，从目系下循颊里，环绕唇内。肝部分支，从肝分出，通过横膈，流注于肺，与手太阴肺经相接（图8-25）。

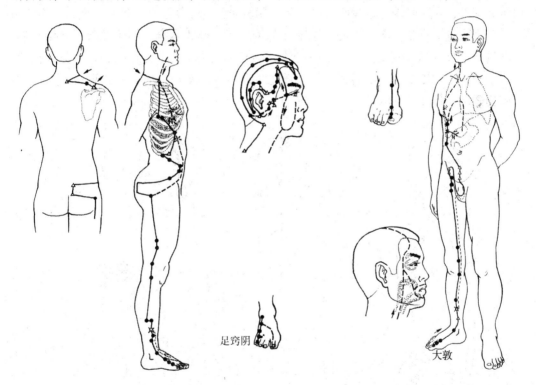

足窍阴

大敦

图8-24 足少阳胆经循行示意图　　　　　　图8-25 足厥阴肝经循行示意图

（二）奇经八脉

奇经八脉是别道奇行的经脉。共同特点：①与十二正经不同，不直接隶属于十二脏腑，也无阴阳表里配偶关系。②与奇恒之腑即脑、髓、骨、脉、胆、女子胞有密切关系。③除督脉、任脉外无自己所专属穴位，督、任脉因为有各自所属穴位与十二经相提并论为十四经。④奇经八脉中除带脉外，其主干均由下向上循行。

1. 奇经八脉的循行分布特征 督、任、冲脉皆起于胞中，同出会阴，而分别循行于人体的前后正中线和腹部两侧，称为"一源三歧"。督脉行于腰背正中，上至头面。任脉循行于腹胸正中，上抵颏部。冲脉与足少阴肾经相并上行，环绕口唇。带脉起于胁下，绕行腰间一周，状如束带。阴维脉起于小腿内侧，沿腿股内侧上行，至咽喉与任脉会合。阳维脉起于足跗外侧，沿腿膝外侧上行，至项后与督脉相会。阴跷脉起于足跟内侧，随足少阴等经上行，至目内眦与阳跷脉会合。阳跷脉起于足跟外侧，伴足太阳等经上行，至目内眦与阴跷脉会合，再沿足太阳经上额，于项后会合足少阳经。

2. 奇经八脉的循行分布

（1）督脉 起于小腹内，下出会阴，向后至尾骶部的长强穴，沿脊柱上行，经项部至风府穴，进入脑内，属脑，沿头部正中线，上至颠顶的百会穴，经前额下行鼻柱至鼻尖的素髎穴，过人中，至上齿正中的龈交穴。第一分支，与冲、任二脉同起于胞中，出于会阴部，在尾骨端与足少阴肾经、足太阳膀胱经的脉气会合，贯脊，属肾。第二分支，从小腹直上贯脐，向上贯心，至咽喉与冲、任二脉相会合，到下颌部，环绕口唇，至两目下中央。第三分支，与足太阳膀胱经同起于眼内角，上行至前额，于颠顶交会，入络于脑，再别出下项，沿肩胛骨内、脊柱两旁，到达腰中，进入脊柱两侧的肌肉，与肾脏相联络（图8－26）。

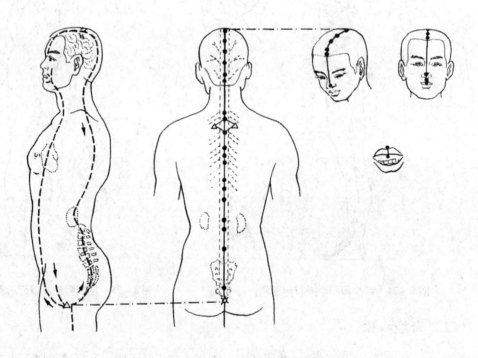

图8－26 督脉循行示意图

（2）任脉 起于胞中，下出于会阴，经阴阜，沿腹部正中线上行，经咽喉部（天突穴），到达下唇内，左右分行，环绕口唇，交会于督脉之龈交穴，再分别通过鼻翼两旁，上至眼眶下（承泣穴），交于足阳明经（图8－27）。

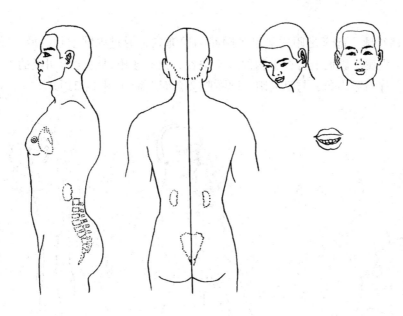

图 8 - 27　任脉循行示意图

（3）冲脉　起于胞宫，下出于会阴，并在此分为两支。上行支：其前行者（冲脉循行的主干部分）沿腹前壁夹脐（脐旁五分）上行，与足少阴经相并，散布于胸中，再向上行，经咽喉，环绕口唇；其后行者沿腹腔后壁，上行于脊柱内。下行支：出会阴下行，沿股内侧下行到大趾间（图 8 - 28）。

（4）带脉　起于季胁，斜向下行，交会于足少阳胆经的带脉穴，绕身一周，并于带脉穴处再向前下方沿髋骨上缘斜行到少腹（图 8 - 29）。

（5）阳跷脉　起于足跟外侧足太阳经的申脉穴，沿外踝后上行，经下肢外侧后缘上行至腹部。沿胸部后外侧，经肩部、颈外侧，上夹口角，到达眼内角。与足太阳经和阴跷脉会合，再沿足太阳经上行与足少阳经会合于项后的风池穴（图

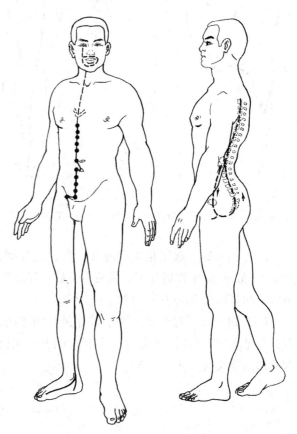

图 8 - 28　冲脉循行示意图

8－30）。

（6）阴跷脉　起于足跟内侧足少阴经的照海穴，通过内踝上行，沿大腿的内侧进入前阴部，沿躯干腹面上行，至胸部入于缺盆，上行于喉结旁足阳明经的人迎穴之前，到达鼻旁，连属眼内角，与足太阳、阳跷脉会合而上行（图8－31）。

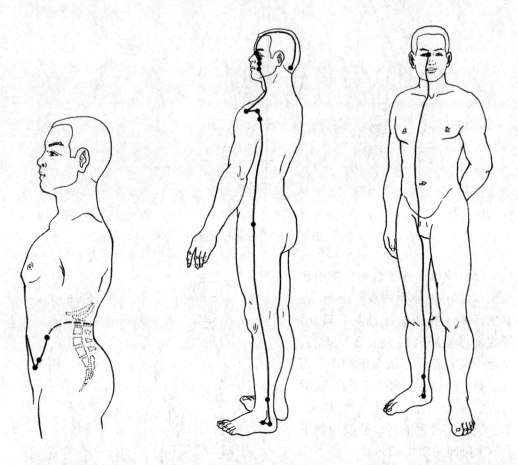

图8－29　带脉循行示意图　　　图8－30　阳跷脉循行示意图　　　图8－31　阴跷脉循行示意图

（7）阳维脉　起于足太阳的金门穴，过外踝，向上与足少阳经并行，沿下肢外侧后缘上行，经躯干部后外侧，从腋后上肩，经颈部、耳后，前行到额部，分布于头侧及项后，与督脉会合（图8－32）。

（8）阴维脉　起于足内踝上五寸足少阴经的筑宾穴，沿下肢内侧后缘上行，至腹部，与足太阴脾经同行到胁部，与足厥阴肝经相会合，再上行交于任脉的天突穴，止于咽喉部的廉泉穴（图8－33）。

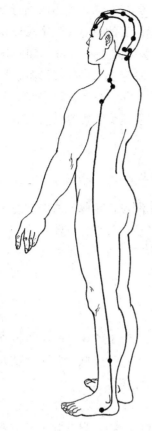 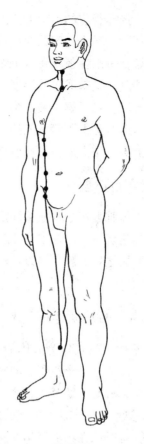

图 8-32　阳维脉循行示意图　　　　图 8-33　阴维脉循行示意图

二、经络的作用

首先，经络是沟通内外、网络全身的系统。中医学认为，这种表里内外的相互联系、与脏腑功能的相互配合，主要是依靠经络的沟通作用来实现的。经络循行分布于全身，纵横交错，通达内外上下，使人体的脏腑组织器官有机地联系在一起。其次，经络具有运行气血、协调阴阳的功能。气血是人体生命活动的物质基础，必须依赖经络的传输，才能布于周身，以温养濡润全身脏腑组织器官，维持机体的正常功能。所以，调整经络的同时可以令气血通达、阴阳协调，从而对某些慢性疾病起到良好治疗作用。第三，经络起着抗御病邪、反应病症的作用。在正虚邪乘的情况下，经络又是病邪传注的途径。外邪从皮毛腠理通过经络内传于脏腑，脏腑病变通过经络传注而相互影响，内脏病变又可通过经络反映到体表组织器官。当经络营内卫外的功能发生障碍时，可在其相应的经络循行部位，或相应的脏腑组织器官出现各种病症。

三、经络辨证

经络辨证是以经络学说为主要依据的辨证方法。主要是根据经络的循行分布（包括经脉的交接、交叉、交会）、属络脏腑、联系器官、生理功能、病候特点等来确定疾病的经络归属，选择相应的治疗方法。与脏腑相比，经络有深入浅出的循行方式，分布于肢体的一定部位，联系一定的组织器官，具有浅行体表的特点。经络可以反应病候，如果有内脏疾病，可以在经络的循行路径上或者某些腧穴上有反应，如明显的压痛、结节、条索、凹陷、隆起或皮肤温度、电阻改变等，临床上采用循经诊察、扪穴诊察和经络电测定等方法，可了解有关经络、腧穴及脏腑的变化，作为诊断参考。如慢性胃病的患者，经常可以在足太阳膀胱经的脾俞、胃俞上扪及压痛；慢性肾盂肾炎患者，可以在肾俞、大肠俞等穴位上扪及压痛或结节。

四、腧穴基本理论

腧穴是人体脏腑经络气血输注出入体表的特殊部位，是脉气所发的空隙，既是疾病的反应点，又是疾病的治疗点。腧有转输、输注之意，言经气转输之意。穴是孔隙的意思，言经气所居之处。腧穴可以输注气血、反应病候，对于内脏疾病主要表现在诊断和治疗两大方面。

（一）腧穴的诊断作用

1. 反映病候　腧穴作为人体的一个特殊部位，通过经络与机体的内脏、器官有着密切的联系，因此某一个组织、器官发生疾病时，可通过经脉在其相关腧穴上出现异常反应，如压痛、酸楚、结节、肿胀、瘀血、丘疹、虚陷等。

2. 协助诊断　由于腧穴具有反应病症的作用，如胃肠疾患者常在足三里、地机等穴出现压痛，有时可在第五至第八胸椎附近触到软性异物；患有肺脏疾患者，常可在肺俞、中府等穴出现压痛及皮下结节。因此，临床上常用指压腧穴，如指压背俞穴、募穴、郄穴、原穴的方法，察其压痛、过敏、肿胀、硬结、凉、热，以及局部肌肉的坚实虚软程度，并审其皮肤的色泽、瘀点、丘疹、脱屑，肌肉的隆起、凹陷等来协助诊断。

（二）腧穴的治疗作用

腧穴不仅是气血输注、邪气所客的处所，同时又是防治疾病、治疗施术的具体部位。运用各种治疗性刺激作用于腧穴，补虚泻实，扶正祛邪，可以预防和治疗疾病。近年来，运用针刺足三里能提高机体免疫功能的特点预防感冒，针刺合谷穴预防痄腮，按摩中脘、建里帮助消化，按摩眼区周边腧穴恢复眼肌疲劳、防止近视等，都是应用腧穴预防疾病的具体体现。而针刀对腧穴的刺激相对强烈，因此，在治疗上疗效更加显著。

腧穴的作用如下：

1. 近治作用　是所有腧穴所具有的共同作用，即腧穴所在，主治所及。凡是腧穴均能治疗该穴所在部位及邻近组织器官的病症，如太阳穴治偏头痛，面目浮肿取水沟穴，耳聋气闭取听会穴等；上肢病可取肩髃、曲池、合谷，下肢病可取环跳、委中等穴；治疗肺部疾患取肺俞、风门、天突等穴；治疗心脾胸胁疾患取心俞、巨阙、章门等穴；治疗胃肠疾患取中脘、天枢、大肠俞等穴；治疗泌尿生殖疾患取肾俞、关元、中极、维道等穴。

2. 远治作用 是十四经腧穴主治作用的基本规律。在十四经腧穴中，尤其是十二经脉在四肢肘膝关节以下的腧穴，不仅能治局部病症，而且能治本经循行所涉及的远端部位的组织、器官、脏腑的病症，甚至具有治疗全身病患的作用。

3. 特殊作用 是指穴位之间、穴位与非穴位在治疗上所具有的不同特点，也就是每个腧穴对不同脏腑与部位所发生的各种病变所具有的特异作用。

（1）**特定腧穴，特定主治** 是特定穴所具有的自身主治特点。如募穴与下合穴的主治以六腑疾患为主；背俞穴与原穴的主治以五脏疾患为主；郄穴多主治急性病、疼痛病；八会穴多主治慢性病、虚弱病；络穴和交会穴主治表里经和与其交会经脉的病证；八脉交会穴主治奇经病；五输穴中的井穴主急救，荥穴主热病。

（2）**不同经穴，相同主治** 是指某一经脉所属的腧穴均可治疗该经循行部位及其相应脏腑的病变。如：肺经上的腧穴均能治疗肺系的咳嗽、哮喘等。这也说明了"经络所通，主治所及"。

（3）**同一腧穴，双向主治** 腧穴还具有双向调节作用，它与机体的功能状态密切相关。如胃肠痉挛时，取足三里穴能解痉止痛；胃肠蠕动弛缓时，取足三里穴能增强蠕动，使其功能恢复正常。泄泻时，取天枢穴能止泻；便秘时，取天枢穴能通便。心动过速时，针内关能减慢心率；心动过缓时，针内关又可以增加心率，使之恢复正常等。

（4）**主治相同，疗效有别** 在诸多的腧穴中有不少腧穴可以治疗相同的病证，但临床实践证明各穴之间疗效并不等同，而是有着相对的特异性。如艾灸隐白、太白、三阴交、少商、至阴等穴，均可使孕妇腹部松弛、胎动活跃，具有不同程度的转胎效果，但以至阴穴的疗效最好。手阳明大肠经的二间、三间、合谷、阳溪等穴都有治疗牙痛的作用，而以合谷疗效最好。荥穴都可以治疗热病，但肺热当取鱼际，胃热应取内庭，心火当取少府，肝火应取行间等。

五、经络腧穴理论对针刀治疗慢性内脏疾病的指导作用

（一）开阔视野，丰富诊疗思路

经络腧穴的内脏疾病治疗理论为针刀医学在疾病的诊断和治疗方面开阔了视野，丰富了诊疗思路，使我们对疾病的认识更加全面，对传统中医的腧穴有了更高层次的理解。在针刀治疗各种疾病时，运用腧穴理论的思路来指导临床，不但要准确地找到腧穴，更重要的是我们还要运用现代解剖学、诊断学的知识，通过针刀医学特有的触诊方法，去找阳性反应点，并精确穴位的具体组织和层次，来达到治疗疾病的目的，这才是真正意义上的对腧穴的运用。

（二）整体观念，辨证施治

腧穴的内脏疾病治疗理论不是简单的头痛医头、脚痛医脚的局部治疗理论，而是中医整体观念、辨证施治的体现，在针刀临床诊疗疾病过程中具有广泛的指导意义。如膝关节骨性关节炎的治疗，除了对膝关节局部软组织进行诊治（当然包括膝关节内外前后

左右的软组织损伤）以外，首先不要放过对臀部、髋部、大腿内侧软组织的检查，要检查与膝关节相连接的肌肉另一端有无损伤。其次，检查腰骶部软组织损伤点（腰部软组织由腰神经后支支配，膝关节受腰神经的前支支配）。再有肾主骨生髓，骨关节的问题不要忽视肾俞穴的选取，特别是肾俞穴周围之腰3横突部位的检查与治疗。辅助药物治疗宜使用补钙及调理肝肾之品。这样，从局部到整体系统检查治疗才可取得较好较持久的疗效，并且不易复发。

（三）诊断治疗快捷准确

由于腧穴既是疾病的反应点，又是疾病的治疗点，这对于针刀医学的指导作用在临床应用上更为突出，对疾病的诊断和治疗更加简单方便、快捷准确。如腧穴的四总穴歌："肚腹三里留，腰背委中求，头项寻列缺，合谷面口收。""肚腹三里留"提示我们，如果足三里穴有压痛或阳性反应物，应想到有肚腹方面的疾病。反过来，如果有肚腹方面的疾病，可直接在足三里穴位上进行治疗。这是腧穴理论给我们的启示。

（四）配伍组合应用

腧穴配伍是将两个或两个以上的腧穴，在辨证论治理论的指导下，根据临床需要并按一定规律进行配伍组合。腧穴配伍得当可起到事半功倍、增加疗效的作用。常说"病有增减，穴有抽添，方随证移，效从穴转"。腧穴配伍为针刀医学在临床治疗方面又开辟了新的天地，在与疾病相关的不同部位进行治疗。目前临床治疗讲究靶点治疗，单一疾病单靶点治疗；腧穴配伍组合应用体现了对复杂疾病的多靶点治疗。下面是临床常用的配穴方法：

1. 远近配穴法　是近部选穴和远端选穴相配合使用的一种配穴法，其根据是腧穴具有局部作用和远部作用。远近配穴法是临床医生较常用的一种配穴方法。

2. 前后配穴法　前指胸腹，后指腰背，即选取前后部位腧穴配伍成方的配穴方法。

3. 表里配穴法　是以脏腑、经脉的阴阳表里关系为配穴依据，即阴经病变，可同时在其相表里的阳经取穴；阳经病变，可同时在其相表里的阴经取穴。

4. 上下配穴法　是取人身上部腧穴与下部腧穴配合应用（上，指上肢和腰部以上；下，指下肢和腰部以下）。

5. 左右配穴法　也叫同名经配穴，是根据病邪所犯经络的不同部位，以经络循行交叉特点为取穴依据。

6. 五输穴配穴法　是根据虚则补其母、实则泻其子的原则取穴治疗。一般有两种方法：一是根据本经井、荥、输、经、合的五行关系进行补泻，例如肺经气虚，取本经的输穴太渊，因太渊穴属土，土为金之母，即"虚则补其母"；若肺经气实取本经合穴尺泽，因尺泽穴属水，水为金之子，即"实则泻其子"。二是根据十二经所属脏腑的五行关系进行补泻。若肺经气虚，按虚者补母法，肺金之母为脾土，当取足太阴脾经穴位，或取脾经的输穴太白（属土）。若肺经气实，按实者泻子法，取肾经合穴阴谷（属水）治疗。

六、针刀操作的注意事项

（一）掌握局部解剖结构

针刀对穴位的刺激与针灸针对穴位的刺激完全不同。后者是"点"的刺激，其针尖是圆形的，没有方向性，可以顺时针或者逆时针捻转。但针刀则不同。从"针刀"的字面上可以理解，针刀为"如针之刀"，定语是针，主语是刀。既然是刀，就有方向，即刀口线。针刀进入人体后的作用为切割和分离。如果刀口线错误，就可能切断重要神经、血管、肌腱，造成医疗事故。所以，在穴位上的针刀操作必须遵循针刀的操作要领，即刀口线必须与重要的神经、血管、肌腱方向一致。这就要求针刀操作者熟悉施术部位的解剖结构，以及重要神经、血管、肌腱的走行方向。

（二）掌握取穴方法

每个穴位都有一定的位置，寻找穴位位置的方法称为取穴方法。针刀通过一定的刺激，准确地施术于一定的经络穴位上，才能更好地发挥出经络系统的调节作用。如果穴位定位不准，会严重影响治疗效果。如施术于足三里、合谷穴可使白细胞吞噬能力加强，而施术于邻近非穴位或其他穴位上，就没有作用或产生其他作用。有的穴位相配有协调作用，如神门、大敦穴相配有协同降压效果。而有的穴位相配就没有协调作用，或产生拮抗作用。

所以，在施术之前准确的定位取穴是十分必要的。常用的取穴方法有以下三种。

1. 自然标志取穴法 利用自己身上的自然标志取穴，如两眉之间取印堂、两乳头之间取膻中等。

2. 同身寸取穴法 所谓同身寸取穴法就是以自己的手测量本人身上的穴位。如拇指指间关节的宽度为 1 寸；中指屈曲时，中指中节两横纹末梢之间为 1 寸；四指并拢时中指近节指间关节平面的宽度约为 3 寸。

3. 骨度取穴法 规定自己身体某两点间的距离为若干寸的取穴方法为骨度取穴法。如前发际与后发际之间规定为 12 寸，脐的中心与耻骨联合上缘为 5 寸。

总之，经络腧穴理论是几千年来前辈智慧的积累，博大精深，我们要认真学习探索，博采众长，与针刀医学理论相结合，创新诊治思路和技术，找出临床应用规律，提高疗效，不断完善针刀医学理论。